2018 欧洲手外科学会联盟指导教程
FESSH 2018 Instructional Course Book

手与腕部骨折

Fractures of the Hand and Carpus

主　编（美）　米歇尔·E. H. 贝克斯丁
Michel E. H. Boeckstyns

（美）　马丁·里斯特
Martin Richter

主　译　　　陈　宏　王　欣
副主译　　　李学渊　王晓峰　戚建武　徐吉海

U0251529

北方联合出版传媒（集团）股份有限公司
辽宁科学技术出版社
·沈阳·

Copyright © 2018 of the original English edition by Georg Thieme Verlag KG, Stuttgart, Germany.
Original title:
Fractures of the Hand and Carpus
FESSH 2018 Instructional Course Book
by Michel E. H. Boeckstyns / Martin Richter

© 2020，辽宁科学技术出版社。
著作权合同登记号：第 06-2020-45 号。

图书在版编目（CIP）数据

手与腕部骨折：2018 欧洲手外科学会联盟指导教程 /
（美）米歇尔·E.H. 贝克斯丁（Michel E.H.Boeckstyns），（美）
马丁·里斯特（Martin Richter）主编；陈宏，王欣主译. —
沈阳：辽宁科学技术出版社，2021.1
ISBN 978-7-5591-1535-5

Ⅰ.①手… Ⅱ.①米…②马…③陈…④王… Ⅲ.①手—
骨折—外科手术—教材②腕骨—骨折—外科手术—教材
Ⅳ.① R683.41

中国版本图书馆 CIP 数据核字（2020）第 034227 号

出版发行：辽宁科学技术出版社
（地址：沈阳市和平区十一纬路 25 号　邮编：110003）
印　刷　者：辽宁新华印务有限公司
经　销　者：各地新华书店
幅面尺寸：210mm×285mm
印　　张：17.5
插　　页：4
字　　数：370 千字
出版时间：2021 年 1 月第 1 版
印刷时间：2021 年 1 月第 1 次印刷
责任编辑：王翊飞　吴兰兰
封面设计：晓　娜
版式设计：袁　舒
责任校对：尹　昭　王春茹

书号：ISBN 978-7-5591-1535-5
定价：228.00 元

联系电话：024-23284363
邮购热线：024-23284502
E-mail:lingmin19@163.com
http://www.lnkj.com.cn

译者名单

主　译　　陈　宏　王　欣

副主译　　李学渊　王晓峰　戚建武　徐吉海

译　者　（以姓氏拼音为序）

蔡利兵　柴益铜　陈　川　陈　邵　陈　益　丁文全　杜　朝　范学锴

方炫量　何凌锋　何信坤　洪锦炯　胡浩良　黄　剑　黄天翔　黄耀鹏

李基民　李俊杰　李斯宏　李　一　刘林海　陆陈林　毛维晟　潘佳栋

阮　健　孙斌鸿　滕晓峰　田敏涛　杨科跃　殷　杰　尹善青　俞　淼

袁辉宗　张　辉　张　健　张明华　周贤挺　周晓玲　竺　枫

前言

今年我们能够完成欧洲手外科学会联盟（FESSH）第23届大会《手与腕部骨折：2018欧洲手外科学会联盟指导教程》的编写，得益于许多杰出专家的贡献，对他们的工作我们表示深深的感谢。本书全面地总结了目前最先进的手部骨折处理方法。

本书由许多章节组成，其中包括解剖学和一般原则，以及各种特定骨折处理的方法。很明显，在任何特定的情况下都可能有不止一种方法可供选择。这包括非手术方法，如夹板或石膏固定、经皮克氏针固定、外固定架和钢板内固定等。对于任何特定的病例，最合适的方法取决于具体的骨折情况，外科医生的个人经验以及患者的需求。每个病例的处理重点都是恢复骨性解剖结构和手指的功能活动范围。在某些情况下，不太完美的复位可能会影响手功能发挥的最优化。早期和积极的术后康复治疗方案往往是最终效果的组成部分，怎么强调都不过分。

虽然这本书中所表达的任何观点不应被视为FESSH的官方指南，但我们确信这本书对刚入门和有经验的外科医生都是有用的。我们希望你会享受阅读这本书，就像我们享受编写这本书一样。

米歇尔·E.H.贝克斯丁（Michel E. H. Boeckstyns，MD，PhD）

马丁·里斯特（Martin Richter，MD）

编者名单

David Alvarez, MD
Hand and Upper Extremity Surgery Fellow
Department of Orthopaedic Surgery
University of Mississippi Medical Center
Jackson, MS, USA

Lambros Athanatos, MRCS (Ed)
Specialist Trainee in Trauma and Orthopaedic Surgery
University Hospitals of Leicester
Leicester General Hospital
Leicester, UK

Egemen Ayhan, MD
Hand Surgeon
Department of Orthopaedics and Traumatology
University of Health Sciences
Diskapi Yildirim Beyazit Training and Research Hospital
Ankara, Turkey

Maurizio Calcagni, MD
Vice Chairman
Division of Plastic Surgery and Hand Surgery
University Hospital Zurich
Zurich, Switzerland

Jing Chen, MD
Attending Surgeon
Department of Hand Surgery
Affiliated Hospital of Nantong University
Jiangsu, China

Kevin C. Chung, MD, MS
Professor of Surgery
Section of Plastic Surgery
Department of Surgery
Assistant Dean for Faculty Affairs
University of Michigan Medical School
Ann Arbor, MI, USA

Philippe Cuénod, MD
Specialist for Hand Surgery FMH
CH8 - Center for Hand Surgery and Therapy
Geneva, Switzerland

Ugo Dacatra, MD
Head of Clinic
Division of Hand Surgery
Gaetano Pini Orthopaedic Institute
Milan, Italy

Joseph J. Dias, MD, FRCS
Professor of Hand and Orthopaedic Surgery
University Hospitals of Leicester
Leicester General Hospital
Leicester, UK

Christoph Erling, MD
Senior Physician
Department of Plastic Surgery and Hand Surgery
University Hospital Zurich
Zurich, Switzerland

Sybille Facca, MD, PhD
Surgeon
Department of Hand Surgery
University Hospital of Strasbourg, FMTS
CNRS, University of Strasbourg
Strasbourg, France

Tüzün Fırat, PT, PhD
Associate Professor
Department of Physiotherapy and Rehabilitation
Faculty of Health Sciences
University of Hacettepe
Ankara, Turkey

William Geissler, MD
Alan E Freeland Chair of Hand Surgery
Professor and Chief
Division of Hand and Upper Extremity Surgery
Chief, Section of Arthroscopic Surgery and Sports Medicine
Director, Hand and Upper Extremity Fellowship
Department of Orthopaedic Surgery
University of Mississippi Medical Center
Jackson, MS, USA

Grey Giddins, FRCS (Orth), Dip Hand Surg (Eur)
Professor
Orthopaedic Department
Royal United Hospital
Bath, UK

Thomas Giesen, MD
Consultant Hand Surgeon
Free Lecturer of the University of Zurich
Swissparc AG
Zurich, Switzerland
Centro Manoegomito
Clinica Ars Medica
Lugano, Switzerland

Yuka Igeta, MD
Hand Surgeon
Department of Orthopaedic Surgery
Juntendo University Tokyo
Tokyo, Japan
Department of Hand Surgery
University Hospital of Strasbourg, FMTS
University of Strasbourg
Strasbourg, France

Peter Jørgsholm, MD, PhD
Head of Clinic, Hand Surgeon
Private Hospital Mølholm
Vejle, Denmark

Wissam El Kazzi, MD
Head
Hand Surgery Clinic
Erasme University Hospital
Brussels, Belgium

Sandra V. Kotsis, MPH
Research Associate
Section of Plastic Surgery
Department of Surgery
University of Michigan Medical School
Ann Arbor, MI, USA

Hermann Krimmer, MD
Hand Surgeon
Hand Center Ravensburg
Clinic St. Elisabeth Ravensburg
Ravensburg, Germany

Hebe Désirée Kvernmo, MD, PhD
Professor
Hand Unit, Orthopaedic Department
University Hospital of North Norway
Senior Consultant
Institute of Clinical Medicine
University of Tromsø - The Arctic University of Norway
Tromsø, Norway

Gürsel Leblebicioğlu, MD
Professor of Orthopaedic Surgery and Traumatology
Hand Surgeon
Division of Hand Surgery
Department of Orthopaedic Surgery and Traumatology
University of Hacettepe Medical School
Ankara, Turkey

Pernille Leicht, MD
Consultant
Orthopaedic Clinic, Hand Surgery Section
Copenhagen University
Rigshospitalet
Copenhagen, Denmark

Philippe A. Liverneaux, MD, PhD
Chairman
Department of Hand Surgery
University Hospital of Strasbourg, FMTS
University of Strasbourg
Strasbourg, France

Jürgen Mack
Physiotherapist, Hand and Manual Therapist
Private practice
Institute for Physiotherapy and Hand Therapy
Ulm, Germany

Jane Messina, MD
Specialist in Orthopaedics and Traumatology
Operative Surgery Unit
Hand Institute Gaetano Pini
Milan, Italy

Anuj Mishra, MD
Consultant Plastic, Reconstructive and Hand Surgeon
Manchester Hand Centre
University Hospital of South Manchester
NHS Foundation Trust
Manchester, UK

Fabian Moungondo, MD
Hand Surgeon
Erasme University Hospital
Brussels, Belgium

Lindsay Muir, MB, MCh Orth, FRCS (Orth)
Consultant Hand Surgeon
Manchester Hand Institute
Salford Royal NHS Foundation Trust
University of Manchester
Manchester, UK

Zafar Naqui, BDHS, EBHD, MSc Hand Surg.
Consultant Hand and Wrist Surgeon
Manchester Hand Centre
Salford Royal FT
University of Manchester
Manchester, UK

Simona Odella, MD
Hand Surgeon
Hand Surgery and Reconstructive Microsurgery Unit
ASST Orthopaedic and Trauma Center Pini-CTO
Milan, Italy

Emilio Pedrini, MD
Hand Surgeon
Hand Surgery and Reconstructive Microsurgery Unit
Orthopaedic Institute G. Pini-CTO
Milan, Italy

Olga Politikou, MD
Assistant Hand Surgeon
Department of Plastic and Hand Surgery
University of Zurich
Zurich, Switzerland

Adnan Prsic, MD
Hand and Microsurgery Fellow
Department of Orthopaedics and Sports Medicine
University of Washington
Seattle, WA, USA

Lisa Reissner, MD
Consultant
Department of Plastic Surgery and Hand Surgery
University Hospital Zurich
Zurich, Switzerland

Martin Richter, MD
Director
Department of Hand Surgery
Malteser Hospital Seliger Gerhard
Bonn, Germany

Susanne Roberts, MD
Assistant Professor
Department of Orthopaedic Surgery
Columbia University Medical Center
New York, NY, USA

János Rupnik, MD
Head
Department of Hand Surgery
Péterfy Hospital National Institute of Traumatology
Budapest, Hungary

Michael Schädel-Höpfner, MD
Head
Department of Orthopaedic and Hand Surgery
Lukas Hospital
Neuss, Germany

Frédéric Schuind, MD, PhD
Full Professor
Université libre de Bruxelles
Head
Department of Orthopaedics and Traumatology
Erasme University Hospital
Brussels, Belgium

**David J. Shewring, MB BCh, FRCS(Orth), Dip
   Hand Surg (Eur)**
Consultant Hand Surgeon
Department of Hand Surgery
University Hospital of Wales
Cardiff, Wales

Michael Solomons, MD, FCS (SA) Orth
Associate Professor
Department of Orthopaedics
University of Cape Town
Cape Town, South Africa

Jin Bo Tang, MD
Professor and Chair
Department of Hand Surgery
The Hand Surgery Research Center
Affiliated Hospital of Nantong University
Jiangsu, China

Pierluigi Tos, MD, PhD
Chief
Hand Surgery and Reconstructive Microsurgery Unit,
Orthopaedic Institute G. Pini-CTO
Milan, Italy

Lars S. Vadstrup, MD
Head
Hand Surgery Clinic
Gentofte Hospital
Copenhagen, Denmark

Scott W. Wolfe, MD
Professor
Department of Orthopaedic Surgery
Hospital for Special Surgery
Weill Medical College of Cornell University
New York, NY, USA

目 录

第一部分　总论

第一章　流行病学和具体的挑战 ·· 3

第二章　手部骨折治疗的依据 ·· 11

第三章　手部骨折的非手术治疗 ·· 15

第四章　克氏针、骨内钢丝、钢丝张力带固定 ·· 29

第五章　掌指骨骨折的髓内钉固定 ·· 41

第六章　指掌骨的钢板螺钉内固定 ·· 47

第七章　微型外固定架 ·· 63

第八章　腕关节镜在腕骨骨折与骨不连治疗中的作用 ······································ 71

第九章　手部复合性损伤的治疗策略 ·· 79

第十章　小儿手部骨折 ·· 89

第十一章　瘫痪患者的四肢骨折 ·· 99

第十二章　运动员手部损伤 ·· 107

第十三章　音乐家的特殊性 ·· 121

第十四章　手、腕骨折的并发症及处理 ·· 133

第十五章　手部和手指骨折的康复治疗 ·· 141

第二部分　指骨骨折

第十六章　近节指骨基底部骨折 ·· 155

第十七章　指骨关节外骨折 ·· 159

第十八章　近端指间关节的关节内骨折 ·· 171

第十九章　屈肌和伸肌腱的撕脱骨折·· 181

第三部分　掌骨骨折

第二十章　第二到第五掌骨的近端关节内骨折和脱位·································· 191

第二十一章　第一掌骨基底部的关节内骨折··· 201

第二十二章　掌骨干骨折·· 209

第二十三章　掌骨颈骨折·· 219

第二十四章　掌指骨骨折愈合不良的矫正··· 229

第四部分　腕关节骨折

第二十五章　急性舟状骨骨折··· 235

第二十六章　舟状骨骨折不愈合··· 245

第二十七章　其他腕关节骨折··· 257

第一部分 总论

1

第一章　流行病学和具体的挑战

Kevin C. Chung, Sandra V. Kotsis
译者：袁辉宗，李斯宏

摘要：通过分析骨折类型及影响各年龄段的受伤机制了解手部骨折的流行病学有助于临床诊疗。手部及腕部骨折的发病率持续增高，尤其在青少年中，因为他们参与了更多的竞技类运动项目。掌骨骨折在 10~20 岁人群中发病率最高，指骨骨折在 11~15 岁人群中发病率最高。在指骨骨折中，对大多数年龄段人群，拇指骨折发病率仅次于小指骨折。然而，在大于 65 岁的人群中，除外掌骨骨折，拇指骨折最常见。5~14 岁的儿童是腕骨骨折发病率最高的人群，其中腕骨骨折中又以舟状骨骨折发病率最高。未来协作研究的目标是减少运动相关手部骨折的发病率，同时加强工作中的安全防护以预防跌倒相关的骨折。

关键词：流行病学，发病率，病因学，儿科，掌骨，指骨，拇指，腕骨，舟状骨，Salter-Harris 分型

手、腕部骨折的发病率

手、腕部骨折的发病率较以前增高并将继续增长，这主要归因于高等学校及大学里的运动的竞技特性，以及不同年龄段的普通民众在体育运动参与度上的提高。2010 年，19 岁及以下的急诊患者中 15% 与骨折有关，且最常发生骨折的 3 个部位均位于上肢（前臂、手指和腕部）。2009—2010 学年，美国高校学生中大约有 46%的学生参与过一项体育运动。通过全国高校运动相关损伤监测系统发现，手掌和手指是全身最常发生骨折的部位（32%）。在诸如橄榄球、男子足球、排球、男 / 女篮球、摔跤、棒球及垒球等运动中确实如此。另外，还有很多的儿童及青少年参加非学校组织的活动，如滑板运动及踏板车导致手部损伤。尽管运动损伤是学龄儿童手部骨折的最常见原因，一项儿科手部骨折的研究发现挤压伤是 1~3 岁儿童最常见的病因。因此，骨折的发病率有 1~3 岁及 10~12 岁两个高峰。

了解手部骨折的流行病学有助于了解影响各个年龄段的骨折类型及导致不同骨折的机制。

（一）掌骨骨折

全美国损伤数据库一组连续 5 年的数据报道掌骨骨折占手部骨折的 33%，占全美急诊科手部、前臂骨折的18%。最常见的骨折地点为家中。在报道中，掌骨骨折最常发生于 15~24 岁（图 1.1）。一项儿科手部骨折研究发现，

第五掌骨骨折发病率第二高发，并且大多位于掌指关节附近。与其相似的是，挪威的一项包含所有年龄段的骨折患者的研究表明，最常见的两个骨折部位位于小指的掌指关节及第五掌骨。

男性较女性更容易发生掌骨骨折。年龄和性别间的相互影响明显，年轻男性发生掌骨骨折的风险最高。男性在 5 月和 9 月发生手、腕及前臂骨折的风险最高，分析认为这与参与运动有关。

掌骨骨折分为基底部、骨干部、头部及颈部骨折（图1.2）。由于掌骨颈部骨质薄弱，因此该部位最容易发生骨折。受伤原因通常是握拳时撞击硬物导致第五掌骨颈部骨折，被命名为"拳击手骨折"。全美国损伤数据库系统显示最常见的非运动损伤机制的掌骨骨折是"撞墙"。一项病例对照研究显示患有"拳击手骨折"的患者在自我挫败感、边缘人格及反社会人格障碍的平均得分明显要高于对照组患者。

（二）指骨骨折

指骨骨折发病率在上肢仅次于桡、尺骨骨折，掌骨骨折发病率紧随指骨骨折后（表 1.1）。Chung 和 Spilson报道 5~14 岁指骨骨折发病率最高（图 1.3），Immerman 等同样报道 11~15 岁指骨骨折发病率最高。荷兰一项为期23 年的回顾性研究分析发现，10~29 岁的男性在指骨骨折中占比最大。在该研究中，男性与女性的大多数指骨骨折均由运动损伤导致（分别为 22% 和 30%）。然而，在

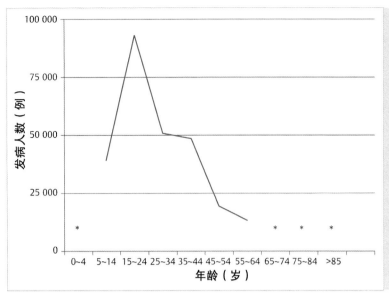

图 1.1 美国急诊科治疗的掌骨骨折患者各年龄段的发病人数
*年龄段 0~4 岁，65~74 岁，75~84 岁和＞85 岁由于数据不可靠而缺失

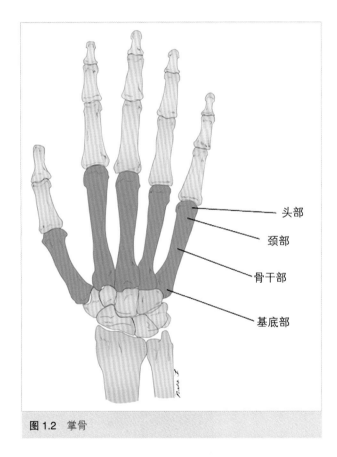

图 1.2 掌骨

40~69 岁的男性患者中，机械性损伤为主因。另外一项研究发现不戴手套的大学曲棍球运动员发生指骨骨折的比率［比率（OR）4.04（3.04，5.36）］是戴手套的持杆运动者的 4 倍（女子长曲棍球、男子冰曲棍球及男子长曲棍球）。目前在女子曲棍球运动中并不要求或建议戴手套。年龄

解剖部位	骨折数量（例）	百分比（%）	95% 可信区间（例）
桡骨和（或）尺骨	643 087	44	584 712~701 462
指骨 / 多发指骨	341 305	23	310 254~372 356
掌骨	264 642	18	240 533~288 751
腕骨	207 880	14	188 910~226 850
手部多发骨折	8 960	1	8 012~9 908
汇总	1 465 874	100	1 333 002~1 598 746

表 1.1 美国急诊科统计手部骨折发生率

0~5 岁的儿童易发生挤压伤导致的指骨骨折，比如被门夹伤，末节指骨粉碎性骨折是该年龄段最常见的。

指骨骨折可分为基底部、骨干部及髁部骨折（图 1.4），且以基底部骨折最为多见。在儿科手部骨折研究中，以小指或拇指近节指骨骨折发病率最高。累及骨骺板（生长板）的骨折，根据 Salter-Harris 分型系统描述分为 Ⅰ ~ Ⅴ 型（图 1.5）。手部指、掌骨骺板女性约 14.5 岁闭合，男性约 16.5 岁闭合。一项回顾性研究分析了 2 年内单一一家急诊及手外科门诊 354 例 18 岁以内儿童患者的掌骨和指骨骨折。研究人员发现 34% 的骨折与骺板有关。其中 7.4% 为 Salter Ⅰ 型，78.7% 为 Salter Ⅱ 型，13.1% 为 Salter Ⅲ 型，1.8% 为 Salter Ⅳ 型。另一项对 21 岁以下儿童的研究发现，Salter-Harris 骨折在指骨中的分布相似。大多数（37%）Salter Ⅱ 型骨折发生在小指且 69% 发生在近节指骨。

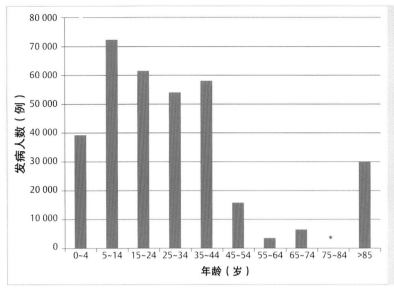

图 1.3　美国急诊科治疗的指骨骨折患者各年龄段的发病人数

*年龄段 75~84 岁由于数据不可靠而缺失

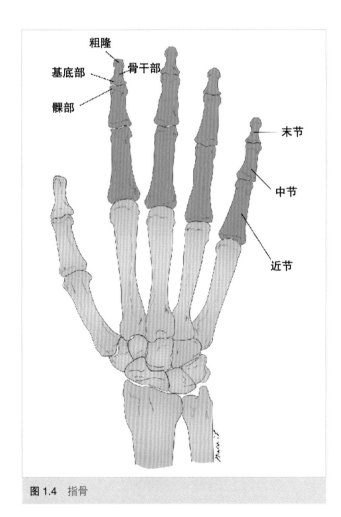

图 1.4　指骨

在指骨骨折中，对大多数年龄段而言，拇指发病率仅次于小指。然而，在 65 岁以上患者中，排除掌骨骨折，拇指是最多发生骨折的手指（占该年龄段手部骨折

的 33%）。累及第一掌骨干的骨折少见，因为作用于骨干的力通常会传导至基底导致掌骨基底骨折。在 10 岁以内的儿童之中，Salter Ⅱ 型骨折是拇指近节基底骨折中最常见的类型（72%）。一个针对 16 岁以内，包括 823 例手、腕部骨折的回顾性研究发现，Salter Ⅲ 型发病率为 1.3%。4/11 的骨折累及拇指且 91%（10/11）为运动损伤。Bennett 骨折是一种关节内骨折，掌骨基底的尺掌侧部与掌骨其余部分分离（图 1.6）。它被分为 3 种类型：1 型为尺侧单一较大骨折块伴随掌骨基底脱位；2 型为撞击性骨折不伴第一掌骨脱位；3 型为尺侧小块撕脱骨折伴掌骨脱位。在一项包含 71 例拇指基底骨折的病例回顾性研究中，Bennett 骨折占 63%（45/71）。其中绝大多数（96%）发生于男性。其余 37% 为基底斜形粉碎性骨折，同样主要发生于男性。Rolando 骨折描述了拇指掌骨基底粉碎性骨折包括 "Y" 形和 "T" 形骨折，其包括 Bennett 骨折中尺掌侧骨块另加桡背侧骨块。在一项包含 17 个病例的关于 Rolando 骨折的回顾性研究中，大多数（71%）发生在男性，受伤原因为跌倒时手部撑地（53%）、拇指撞击（35%）或手部挤压（12%）。

（三）腕部骨折

腕部骨折占美国急诊手和（或）前臂骨折的 14%。5~14 岁儿童是腕部骨折最常见的发病年龄组，紧随其后的是 15~24 岁年龄组（图 1.7）。女性（67%）较男性（33%）更易发生腕部骨折。大部分腕部骨折是由于跌倒时手腕过伸位撑地导致。

一些研究发现腕部骨折在儿科患者中的发病率有逐

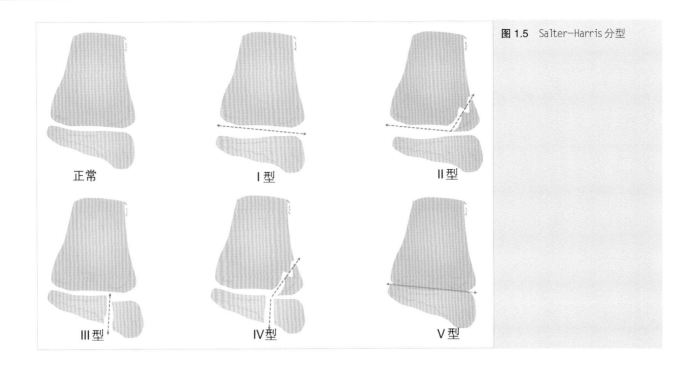

图 1.5　Salter-Harris 分型

正常　　Ⅰ型　　Ⅱ型

Ⅲ型　　Ⅳ型　　Ⅴ型

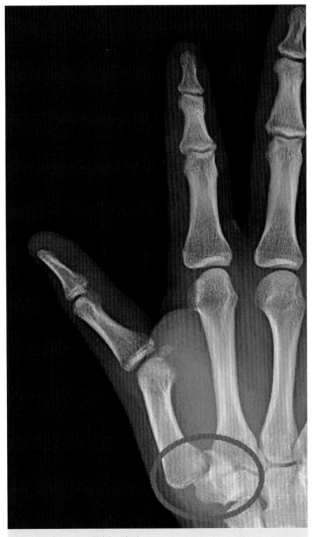

图 1.6　Bennett 骨折 X 线片

年增高的趋势，尤其是运动相关骨折。其中一项研究分析了全国电子危害监督系统（NEISS）数据库历时 16 年收集的儿童腕部骨折。该数据库从美国急诊患者中搜集信息，包括损伤情况及受伤时患者在从事的活动。该研究发现，冬天的几个月儿童发生腕部骨折最少，最常见的 3 个受伤原因是骑自行车、踢足球及操场设备致伤。在 16 年间，自行车及篮球运动相关的腕部骨折发病率下降，而足球相关的腕部骨折增多。荷兰一项回顾性研究分析 1997—2009 年住院及门诊的儿童及青少年腕部骨折数据，发现 5~9 岁及 10~14 岁儿童的发病率有上升趋势。5~9 岁儿童腕部骨折主要因家庭意外导致，而 10~14 岁儿童则主要为运动性损伤。男孩的运动性损伤主要是因为足球，女孩的运动性损伤则为足球及学校体操。

舟状骨骨折

研究一致认为舟状骨骨折发病率在腕骨骨折中是最高的，占腕部骨折的 58%~66%（图 1.8）。舟状骨骨折分为腰部、近极、远极及结节骨折。大部分骨折发生在腰部。舟状骨骨折的发病率因研究样本的不同而各异。在美国，NEISS 数据库系统统计的舟状骨年发病率为 1.5/100 000。该比率是通过对美国所有急诊损伤的加权评估获得，所占比例较低，仅占所有腕部骨折的 2%。在英国的一个创伤中心，其发病率则为 29/100 000。在美国军人中，年发病率为 121/100 000，但军人更易发生舟状骨骨折。新加坡一项回顾性研究发现，单独的舟状骨

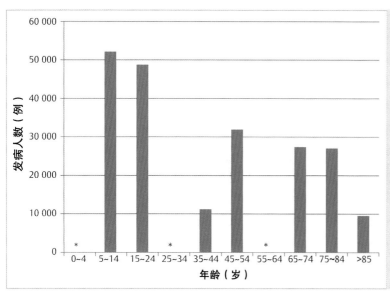

图1.7 美国急诊科治疗的腕骨骨折患者各年龄段的发病人数
* 年龄段 0~4 岁、25~34 岁和 55~64 岁由于数据不可靠而缺失

骨折发病率和其他腕骨骨折及年龄（20~29 岁）明显相关且和性别有关。其他研究也类似地发现舟状骨骨折在 15~30 岁的男性最多见。

舟状骨骨折最常见的原因是手伸直时摔倒，其他常见损伤机制为运动中损伤，如足球、篮球、自行车及滑板运动。其中一项研究发现舟状骨骨折发病率增加与"测力"拳击吊袋机器相关。另外一项评估认为大学足球运动员舟状骨骨折发病率为 1%。

三角骨骨折

文献报道三角骨骨折占所有腕部骨折少则 3%~5%，多则 15%~18%（图1.8）。三角骨骨折通常表现为背侧碎片（皮质骨骨折）或体部骨折。背侧碎片骨折据报道占所有三角骨骨折的比重接近 93%。最常见的临床表现为摔倒时腕部背伸尺偏。

大多角骨骨折

大多角骨骨折占所有腕部骨折的 3%~5%（图1.8）。大多角骨体部骨折分为水平劈裂、矢状面劈裂、经关节、桡背侧结节骨折及粉碎性骨折，其中矢状面劈裂最多见。许多大多角骨骨折是高能量损伤如车祸导致。骨折发生多由于跌倒时手腕过伸，轴向压应力沿拇指、第一掌骨传导导致。该骨折类型多伴有 Bennett 骨折。

钩骨骨折

钩骨骨折据报道占所有腕部骨折的 2%，但真正的发病率可能更高，因为此种骨折很容易漏诊（图1.8）。钩骨钩在"手掌受到撞击，腕部扭转导致邻近屈肌腱产生剪切应力"时有骨折的风险。这种应力多发生在主要用手的运动如网球或其他墙球运动中，当一只手承受冲击力时更容易受伤。非优势手骨折通常发生在需要双手晃动的运动如篮球或高尔夫。钩部骨折也见报道发生在曲棍球运动员身上，骨折是由于受到手持游标器的直接打击、反复性创伤或摔倒至曲棍柄上导致。钩骨体骨折较钩部骨折少见。受伤机制多样，包括剪切力、直接打击、高能量创伤及轴向负荷。

头状骨骨折

头状骨骨折占所有腕部骨折的 1%~2%（图1.8）。单独头状骨骨折少见，占所有腕部损伤不到 0.5%，且常伴有月骨周围损伤。单独头状骨骨折损伤机制尚存在争议。有人认为此种骨折是直接打击导致或是腕关节屈曲时通过第三掌骨的轴向应力导致。有人认为是腕关节背伸尺偏位时摔倒着地导致。骨折类型包括经体部的横形骨折（最多见）、横向两极骨折、纵向前部骨折及矢状面旁骨折。

豌豆骨骨折

豌豆骨骨折占所有腕部骨折的 1%~2%（图1.8），包括横形、矢状面旁、粉碎性及三角骨－豌豆骨撞击骨折。通常因直接暴力打击导致，多见于使用球拍的球类运动或棒球棒打击伤，也可因手枪射击时传导暴力导致。

月骨骨折

月骨骨折比较少见，只占腕部骨折的 0.5%~4.0%（图1.8）。月骨骨折分为 5 个亚型：掌侧极、背侧极、体部横形骨折、体部纵行劈裂和撕脱骨折。掌侧极骨折最多见。损伤机制通常是手部过伸位摔倒。运动中球沿前臂轴向撞击手部导致月骨骨折也见有报道。高危运动员包括体操及

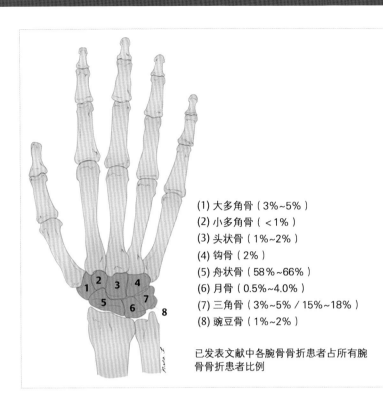

图 1.8 腕骨构成及发病概率

(1) 大多角骨（3%～5%）
(2) 小多角骨（＜1%）
(3) 头状骨（1%～2%）
(4) 钩骨（2%）
(5) 舟状骨（58%～66%）
(6) 月骨（0.5%～4.0%）
(7) 三角骨（3%～5% / 15%～18%）
(8) 豌豆骨（1%～2%）

已发表文献中各腕骨骨折患者占所有腕骨骨折患者比例

举重运动员，因为二者均需要伸腕位极度负重。

小多角骨骨折

小多角骨骨折少见，占腕部骨折不足 1%（图 1.8）。一个独立研究机构 10 年间仅有 11 例病例。骨折通常由高能量损伤导致。通常分为背侧缘或体部骨折两种类型，两种均常合并其他骨折或腕掌关节脱位。

（四）影响

大多数手部骨折患者为参与运动的青少年。推荐在运动中穿戴保护装置，如在曲棍球运动中戴手套。密歇根大学倡议发起了"跨密歇根大学、密歇根体育界和工业界，广泛总结经验以使所有年龄和行业的人都有更好的身体健康状况"。通过该倡议，一位机械工程教授发明了一种特别的棒球手套来辅助一名手部有骨折的大学棒球运动员。这种手套有助于缓冲压力及分散能量，使运动员在手术后可以继续运动生涯。类似的联合研究可以帮助降低未来相关运动损伤的发病率。

在成人中，跌倒和工作损伤是手及腕部骨折的常见原因。2015 年，因骨折（所有类型）导致不能正常工作的天数占职业性损伤的 9%。手、腕部损伤导致不能正常工作的中位数时间分别是 6 天和 13 天。工作时一定要强调避免机械性或跌倒性损伤。另外，建议孩子年龄较小父母及公共场所设施采取预防措施，如安装门铰链防护器预防儿童的手指夹伤。

参考文献

[1] Geissler WB, Burkett JL. Ligamentous sports injuries of the handand wrist. Sports Med Arthrosc Rev. 2014; 22(1):39–44.

[2] Naranje SM, Erali RA, Warner WC, Jr, Sawyer JR, Kelly DM.Epidemiology of pediatric fractures presenting to emergencydepartments in the United States. J Pediatr Orthop. 2016;36(4):e45–e48.

[3] Swenson DM, Henke NM, Collins CL, Fields SK, Comstock RD. Epidemiologyof United States high school sports-related fractures,2008–2009 to 2010–2011. Am J Sports Med. 2012; 40(9):2078–2084.

[4] Swenson DM, Yard EE, Collins CL, Fields SK, Comstock RD. Epidemiologyof US high school sports-related fractures, 2005–2009.Clin J Sport Med. 2010; 20(4):293–299.

[5] Zalavras C, Nikolopoulou G, Essin D, Manjra N, Zionts LE. Pediatricfractures during skateboarding, roller skating, and scooterriding. Am J Sports Med. 2005; 33(4):568–573.

[6] Liu EH, Alqahtani S, Alsaaran RN, Ho ES, Zuker RM, Borschel GH.A prospective study of pediatric hand fractures and review of theliterature. Pediatr Emerg Care. 2014; 30(5):299–304.

[7] Nakashian MN, Pointer L, Owens BD, Wolf JM. Incidence ofmetacarpal fractures in the US population. Hand (NY). 2012;7(4):426–430.

[8] Chung KC, Spilson SV. The frequency and epidemiology of handand forearm fractures in the United States. J Hand Surg Am.2001; 26(5):908–915.

[9] Immerman I, Livermore MS, Szabo RM. Use of emergency departmentservices for hand, wrist, and forearm fractures in theUnited States in 2008. J Surg Orthop Adv. 2014; 23(2):98–104.

[10] Mahabir RC, Kazemi AR, Cannon WG, Courtemanche DJ. Pediatrichand fractures: a review. Pediatr Emerg Care. 2001;17(3):153–156.

[11] Hove LM. Fractures of the hand. Distribution and relativeincidence. Scand

J Plast Reconstr Surg Hand Surg. 1993;27(4):317–319.

[12] Cotterell IH, Richard MJ. Metacarpal and phalangeal fractures inathletes. Clin Sports Med. 2015; 34(1):69–98.

[13] Mercan S, Uzun M, Ertugrul A, Ozturk I, Demir B, Sulun T. Psychopathologyand personality features in orthopedic patientswith boxer's fractures. Gen Hosp Psychiatry. 2005; 27(1):13–17.

[14] Karl JW, Olson PR, Rosenwasser MP. The epidemiology of upperextremity fractures in the United States, 2009. J Orthop Trauma.2015; 29(8):e242–e244.

[15] De Jonge JJ, Kingma J, van der Lei B, Klasen HJ. Phalangeal fracturesof the hand. An analysis of gender and age-related incidenceand aetiology. J Hand Surg [Br]. 1994; 19(2):168–170.

[16] Chew EM, Chong AK. Hand fractures in children: epidemiologyand misdiagnosis in a tertiary referral hospital. J Hand Surg Am.2012; 37(8):1684–1688.

[17] Lankachandra M, Wells CR, Cheng CJ, Hutchison RL. Complicationsof distal phalanx fractures in children. J Hand Surg Am.2017; 42(7):574.e1–574.e6.

[18] Rajesh A, Basu AK, Vaidhyanath R, Finlay D. Hand fractures:a study of their site and type in childhood. Clin Radiol. 2001;56(8):667–669.

[19] Hastings H, II, Simmons BP. Hand fractures in children. A statisticalanalysis. Clin Orthop Relat Res. 1984(188):120–130.

[20] Greulich W, Pyle P. Radiographic Atlas of Skeletal Developmentof the Hand and Wrist. 2nd ed. Stanford, CA: Stanford UniversityPress; 1959.

[21] Peterson HA, Madhok R, Benson JT, Ilstrup DM, Melton LJ, III.Physeal fractures: part 1. Epidemiology in Olmsted County, Minnesota,1979–1988. J Pediatr Orthop. 1994; 14(4):423–430.

[22] Stanton JS, Dias JJ, Burke FD. Fractures of the tubular bones of thehand. J Hand Surg Eur Vol. 2007; 32(6):626–636.

[23] Carlsen BT, Moran SL. Thumb trauma: Bennett fractures, Rolandofractures, and ulnar collateral ligament injuries. J Hand SurgAm. 2009; 34(5):945–952.

[24] Al-Qattan MM, Al-Zahrani K, Al-Boukai AA. The relative incidenceof fractures at the base of the proximal phalanx of thethumb in children. J Hand Surg Eur Vol. 2009; 34(1):110–114.

[25] Crick JC, Lemel MS. Salter-Harris type III epiphyseal fractures ofthe proximal phalanx. J South Orthop Assoc. 1998; 7(4):259–263.

[26] Edmunds JO. Traumatic dislocations and instability of thetrapeziometacarpal joint of the thumb. Hand Clin. 2006;22(3):365–392.

[27] Gedda KO. Studies on Bennett's fracture; anatomy, roentgenology,and therapy. Acta Chir Scand Suppl. 1954; 193:1–114.

[28] Griffiths JC. Fractures at the base of the first metacarpal bone. JBone Joint Surg Br. 1964; 46:712–719.

[29] Garcia-Elias M. Carpal bone fractures (excluding scaphoid fractures).In: Watson HK, ed. The Wrist. Philadelphia, PA: LippincottWilliams & Wilkins; 2001:174–181.

[30] Shah NS, Buzas D, Zinberg EM. Epidemiologic dynamics contributingto pediatric wrist fractures in the United States. Hand (NY).2015; 10(2):266–271.

[31] de Putter CE, van Beeck EF, Looman CW, Toet H, Hovius SE, SellesRW. Trends in wrist fractures in children and adolescents, 1997–2009. J Hand Surg Am. 2011; 36(11):1810–1815.e2.

[32] van Onselen EB, Karim RB, Hage JJ, Ritt MJ. Prevalence and distributionof hand fractures. J Hand Surg [Br]. 2003; 28(5):491–495.

[33] Hey HW, Chong AK, Murphy D. Prevalence of carpal fracture inSingapore. J Hand Surg Am. 2011; 36(2):278–283.

[34] Duckworth AD, Jenkins PJ, Aitken SA, Clement ND, Court-BrownCM, McQueen MM. Scaphoid fracture epidemiology. J TraumaAcute Care Surg.

[35] Van Tassel DC, Owens BD, Wolf JM. Incidence estimates and demographicsof scaphoid fracture in the U.S. population. J HandSurg Am. 2010; 35(8):1242–1245.

[36] Wolf JM, Dawson L, Mountcastle SB, Owens BD. The incidenceof scaphoid fracture in a military population. Injury. 2009;40(12):1316–1319.

[37] van der Molen AB, Groothoff JW, Visser GJ, Robinson PH, EismaWH. Time off work due to scaphoid fractures and other carpalinjuries in The Netherlands in the period 1990 to 1993. J HandSurg [Br]. 1999; 24(2):193–198.

[38] Sutton PA, Clifford O, Davis TR. A new mechanism of injury forscaphoid fractures: 'test your strength' punch-bag machines. JHand Surg Eur Vol. 2010; 35(5):419–420.

[39] Rettig A, Ryan R, Stone J. Epidemiology of hand injuries insports. In: Strickland J, Rettig A, eds. Hand Injuries in Athletes.Philadelphia, PA: WB Saunders; 1992:37–48.

[40] Bartone NF, Grieco RV. Fractures of the triquetrum. J Bone JointSurg Am. 1956; 38-A(2):353–356.

[41] Bryan RS, Dobyns JH. Fractures of the carpal bones other thanlunate and navicular. Clin Orthop Relat Res. 1980(149):107–111.

[42] Höcker K, Menschik A. Chip fractures of the triquetrum.Mechanism, classification and results. J Hand Surg [Br]. 1994;19(5):584–588.

[43] Bonnin JG. Fractures of the triquetrum. Br J Surg. 1944;31:278–283.

[44] Garcia-Elias M. Dorsal fractures of the triquetrum-avulsion orcompression fractures? J Hand Surg Am. 1987; 12(2):266–268.

[45] Levy M, Fischel RE, Stern GM, Goldberg I. Chip fractures of the ostriquetrum: the mechanism of injury. J Bone Joint Surg Br. 1979;61-B(3):355–357.

[46] Marchessault J, Conti M, Baratz ME. Carpal fractures in athletesexcluding the scaphoid. Hand Clin. 2009; 25(3):371–388.

[47] Putnam M, Meyer N. Carpal fractures excluding the scaphoid. In:Trumble T, ed. Hand Surgery Update 3: Hand, Elbow, and Shoulder.Rosemont, IL: American Society for Surgery of the Hand; 2003:175.

[48] Garcia-Elias M, Henríquez-Lluch A, Rossignani P, Fernandez deRetana P, Orovio de Elízaga J. Bennett's fracture combined withfracture of the trapezium. A report of three cases. J Hand Surg [Br]. 1993; 18(4):523–526.

[49] Cordrey LJ, Ferrer-Torells M. Management of fractures of thegreater multangular. Report of five cases. J Bone Joint Surg Am.1960; 42-A:1111–1118.

[50] Palmer AK. Trapezial ridge fractures. J Hand Surg Am. 1981;6(6):561–564.

[51] Razemon J. Fractures of the carpal bones. In: R T, ed. The Hand. Philadelphia, PA: WB Saunders; 1985:821.

[52] Walker JL, Greene TL, Lunseth PA. Fractures of the body of thetrapezium. J Orthop Trauma. 1988; 2(1):22–28.

[53] McGuigan FX, Culp RW. Surgical treatment of intra-articularfractures of the trapezium. J Hand Surg Am. 2002; 27(4):697–703.

[54] Suh N, Ek ET, Wolfe SW. Carpal fractures. J Hand Surg Am. 2014; 39(4):785–791, quiz 791.

[55] Geissler WB. Carpal fractures in athletes. Clin Sports Med. 2001; 20(1):167–188.

[56] Papp S. Carpal bone fractures. Hand Clin. 2010; 26(1):119–127.

[57] Walsh JJ, IV, Bishop AT. Diagnosis and management of hamatehook fractures. Hand Clin. 2000; 16(3):397–403, VIII.

[58] Husband JB. Hook of hamate and pisiform fractures in basketballand hockey players. Hand Clin. 2012; 28(3):303.

[59] Rand JA, Linscheid RL, Dobyns JH. Capitate fractures: a long-termfollow-up. Clin Orthop Relat Res. 1982(165):209–216.

[60] Sabat D, Arora S, Dhal A. Isolated capitate fracture with dorsaldislocation

of proximal pole: a case report. Hand (NY). 2011;6(3):333–336.

[61] Apostolides JG, Lifchez SD, Christy MR. Complex and rare fracturepatterns in perilunate dislocations. Hand (NY). 2011;6(3):287–294.

[62] Vance RM, Gelberman RH, Evans EF. Scaphocapitate fractures.Patterns of dislocation, mechanisms of injury, and preliminaryresults of treatment. J Bone Joint Surg Am. 1980; 62(2):271–276.

[63] Helal B. Racquet player's pisiform. Hand. 1978; 10(1):87–90.

[64] Teisen H, Hjarbaek J. Classification of fresh fractures of the lunate.J Hand Surg [Br]. 1988; 13(4):458–462.

[65] Cetti R, Christensen SE, Reuther K. Fracture of the lunate bone.Hand. 1982; 14(1):80–84.

[66] Kaewlai R, Avery LL, Asrani AV, Abujudeh HH, Sacknoff R,Novelline RA. Multidetector CT of carpal injuries: anatomy,fractures, and fracture-dislocations. Radiographics. 2008;28(6):1771–1784.

[67] Teisen H, Hjarbaek J, Jensen EK. Follow-up investigation of freshlunate bone fracture. Handchir Mikrochir Plast Chir. 1990;22(1):20–22.

[68] Slade JF, III, Milewski MD. Management of carpal instability inathletes. Hand Clin. 2009; 25(3):395–408.

[69] Kain N, Heras-Palou C. Trapezoid fractures: report of 11 cases.J Hand Surg Am. 2012; 37(6):1159–1162.

[70] University of Michigan Exercise & Sport Science Initiative. http://essi.umich.edu/. Accessed June 22, 2017.

[71] Science in Sport. http://research.umich.edu/news-issues/michigan-research/science-sport. Accessed June 22, 2017.

[72] Bureau of Labor Statistics, US Department of Labor. NonfatalOccupational Injuries and Illnesses Requiring Days Away fromWork, 2015; https://www.bls.gov/news.release/pdf/osh2.pdf.Accessed June 22, 2017.

第二章　手部骨折治疗的依据

János Rupnik
译者：袁辉宗，徐吉海

摘要：本章将根据循证相关性及近期文献从以下方面回顾手部骨折的治疗：手部解剖定位的研究分布，根据研究课题、研究证据水平以及实际有效性的角度进行研究。本章不对手部不同骨折的治疗做任何结论性的评价（因在其他章节有详细的介绍），而是致力于对问题是否可以找到答案及其是否在手部骨折的处理中有使用价值进行分析。

关键词：手部骨折，证据等级，证据角色，骨折治疗

一、简介

循证医学（EBM）这一门跨学科的科学已经成为过去 20 年医学及研究的明确概念。医学知识的广泛传播，科学文献的几何级增长需要一种能够恰当评估大量数据的方法。在科研工作中评估文献的质量非常重要。在彻底重构科学出版物的同时，EBM 成为一门独立的科学。研究人员在 PubMed 数据库中输入 "evidence-based medicine"后检索到 74 989 篇文献。1996 年时，包含该术语的文献为 241 篇，而 2017 年则为 4605 篇。研究结果的增加始于 1996 年，研究人员可以认为 EBM 从那时开始出现。与 EBM 相关，同样需要提及的是除了它明确的正面作用之外，它可能也有一些潜在或明确的副作用，诸如令基础知识及临床积累性经验贬值，且在某特定病例中可能无法提供有用的引导。

人类的手包括长骨及短骨，从根本上有不同的功能、生物力学及愈合特征。因此，才会有大量的保守及手术治疗方法选择，且很难找到最佳的治疗方法。有许多处理的原则、指南及协定需要遵循。而问题是如何将科学证据和临床实践相关联。近期的一项研究回顾了手外科手术文献的证据等级。该研究评价了 1993—2013 年发表的 993 篇原始文献。结果显示文献的证据等级持续增高，但是研究人员认为，高证据等级的文献仍然较少。当制订指南时，除了教科书，研究人员需要查阅当前有明确指导性的文献。A 级推荐直接基于 1 级证据，B 级推荐基于 2 级证据，以此类推。然而，在临床应用中，医生应当注意，不是所有的随机对照研究都是恰当的，因此研究结果需要审核评价。

需要基于一个新的前瞻性随机对照研究来决定治疗的情况并不会发生在每天的临床工作中。骨折的治疗主要决策取决于外科医生的知识、训练及经验。骨折治疗的基本原则为骨科医生提供了一个精准的指南。然而，对于简单的决定性问题通常没有统一的答案，如手术治疗还是保守治疗，不同内植物的选择（克氏针、螺钉、加压螺钉、钢板还是外固定支架），植骨还是带血管的骨移植，以及性价比问题。这项研究是根据这些考虑进行的。在循证医学数据库中按不同的组合检索以下术语："指骨、掌骨、拇指、腕骨、舟状骨及骨折、性价比和治疗"。并仅限定在 2012—2016 年的文献。通过这个例子，研究人员试图证明数据在指导临床工作中的有效性。

二、文献的质量和分布

（一）指骨骨折

检索结果为 16 篇文献，其中没有系统性综述。2012—2016 年有 5 篇文献，4 篇为前瞻性随机对照研究，1 篇为尸体生物力学研究。临床研究的课题如下：①近节指骨关节外骨折保守治疗的功能对照；②末节指骨保守及手术治疗对比；③近节指骨骨折固定后两种不同理疗治疗方法；④近节指骨钢板固定后抗变性纤维素的应用；⑤分析在尸体标本上用 4 种不同固定方法固定近节指骨远端关节内固定的稳定性。

（二）掌骨骨折

当前仅分析了最近 5 年发表的文献。在循证医学数据库中检索到 1 篇综述及 Meta 分析的文献，6 篇临床试

验及 1 篇生物力学研究。综述分析了第五掌骨颈部骨折用顺行髓内钉技术和其他手术方法的对比研究。6 篇中有 5 篇文献的临床试验对象为第五掌骨颈骨折。1 篇前瞻性研究对比髓内钉和低轮廓钢板治疗不稳定掌骨颈骨折。2 篇前瞻性研究分析了顺行髓内钉技术。2 篇对比夹板固定和石膏固定保守治疗第五掌骨颈部骨折。一个多中心随机对照研究关注第五掌骨颈部骨折保守治疗和手术治疗的对比。尸体的生物力学研究对比单皮质和双皮质钢板螺钉固定横形掌骨骨折模型。

（三）舟状骨骨折

检索腕骨和舟状骨骨折查阅到 3 篇综述和 10 篇前瞻性研究，内容均与舟状骨相关。其中一篇综述是对不同手术和保守治疗急性腕舟状骨骨折的不同随机对照试验的系统回顾和 Meta 分析。第二篇综述的目的是明确及对比两种不同的游离带血管的骨移植治疗舟状骨骨不连的有效性，该文献中包含了 245 例病例。第三篇综述是 Meta 分析舟状骨腰部移位骨折处理的对比研究。10 项研究与舟状骨骨折治疗相关，一项为注册的正在进行的前瞻性随机对照研究，对比成人轻微移位骨折手术与非手术治疗。另外一项研究对比急性轻微移位或无移位的舟状骨骨折保守治疗与关节镜辅助顺行螺钉固定，这是一项历时较长的研究（6 年）。两项研究对比舟状骨骨不连的血管化与非血管化植骨。另外一项研究，对比掌侧和背侧微创技术治疗无移位急性舟状骨骨折，发现两种方法无显著差异。一篇尸体生物力学研究中，比较了两种经皮掌侧入路：标准掌侧入路和经大多角骨入路。关于保守治疗有两篇文献：一篇比较拇指包括肘部以下铸件在内，另外一篇拇指不包括肘部以下铸件。一篇前瞻性随机双盲对照研究对比脉冲电磁治疗急性舟状骨骨折的疗效，结果采用 CT 扫描评估。两项研究集中在术中导航，并测试了新的治疗技术，在尸体标本上应用计算机辅助导航从背侧经皮舟状骨固定，以及利用体外模型评估计算机辅助 3D 导航系统。

三、结果

（一）分布

- 末节指骨
- 近节指骨
- 掌骨
- 腕骨（舟状骨）

4 篇为系统性综述，其他为前瞻性随机研究。研究的

推荐等级根据证据等级分为"A"或"B"。

（二）推荐

在结论中，基于生物力学研究可得出如下建议和证据。

保守治疗

- 复位良好、轻度成角或移位的近节指骨骨折可用不固定腕关节的功能位石膏进行治疗
- 第五掌骨颈骨折应用软胶带粘贴或复位与石膏固定组在疼痛、掌指关节活动度、外观满意度及握力方面无统计学差异
- 基于手部热塑形夹板治疗儿童第五掌骨颈骨折较传统尺侧沟形夹板在早期关节活动度及握力上有所提高
- 治疗急性舟状骨骨折长臂石膏与短臂石膏无显著差异
- 保守治疗无移位或轻度移位的舟状骨腰部骨折时没有必要将拇指固定
- 脉冲电磁在保守治疗急性舟状骨骨折时并不会加速骨愈合

保守治疗同手术治疗比较

- 保守治疗第五掌骨颈骨折同克氏针固定组比较在简易 DASH 评分、疼痛、满意度、手指活动度、握力及生活质量上没有统计学差异
- 顺行髓内克氏针固定较传统尺侧沟形夹板可减轻功能丧失及更早恢复日常活动
- 手术治疗无移位舟状骨骨折不会提高骨愈合率
- 保守治疗无移位及轻度移位舟状骨腰部骨折更有益
- 手术治疗无移位舟状骨骨折在术后 26 周内改善了功能性结果，但在术后 6 年的随访中，影像学关节炎征象较保守治疗更为常见

手术治疗

- 近节指骨骨折钢板固定后植入变形纤维素黏附屏障对功能无益
- 顺行髓内钉治疗移位的第五掌骨颈骨折较经皮逆行髓内钉治疗在早期恢复期间（术后 3 周时）关节活动度及握力恢复更好
- 顺行髓内钉治疗不稳定掌骨颈骨折同低切迹钛板对比，低切迹钛板可更早地恢复手部强大的功能，而髓内钉则有利于更好的手指活动范围
- 掌侧经皮入路治疗无移位或轻度移位舟状骨骨折同背侧有限切开入路相比并非更有效

非血管化同血管化植骨比较

- 髂嵴（游离带血管）植骨在治疗舟状骨骨不连时较桡骨远端（非血管）植骨无优势
- 桡骨远端背侧带血管骨移植与非血管化植骨在治疗舟状骨骨不连时，愈合率无显著差异

生物力学结果

- 在主动屈－伸 ROM 模型中，尸体模型的生物力学稳定性在近侧指骨非髁突骨折的固定方法（1.1mm 克氏针、2 枚 1.1mm 克氏针、埋头空心钉和拉力螺钉）上无显著差异
- 掌骨骨折钢板固定时双皮质螺钉生物力学稳定性优于单皮质螺钉
- 在尸体截骨模拟舟状骨腰部骨折模型中，经大多角骨入路优于标准掌侧入路，因为螺钉在远极可置于正中位置

术后治疗

- 近节指骨骨折切开复位内固定术后锻炼时，限制掌指关节屈曲同不限制掌指关节效果相同

四、结论

关于保守治疗，目前的治疗趋势为有限固定及更多的活动。保守治疗和手术治疗相比较，手术治疗在处理无移位骨折甚至是舟状骨腰部无移位骨折时并无优势。在治疗舟状骨骨不连时，血管化植骨同非血管化植骨比较并无优势。在治疗第五掌骨颈骨折时，顺行髓内克氏针固定在功能及外观上是最好的。

参考文献

[1] Greenhalgh T, Howick J, Maskrey N; Evidence Based Medicine Renaissance Group. Evidence based medicine: a movement in crisis? BMJ. 2014; 348:g3725.

[2] Sugrue CM, Joyce CW, Sugrue RM, Carroll SM. Trends in the level of evidence in clinical hand surgery research Hand (NY). 2016; 11(2):211–215.

[3] Shekelle PG, Woolf SH, Eccles M, Grimshaw J. Developing clinical guidelines. West J Med. 1999; 170(6):348–351.

[4] Burns PB, Rohrich RJ, Chung KC. The levels of evidence and their role in evidence-based medicine. Plast Reconstr Surg. 2011; 128(1):305–310.

[5] Franz T, von Wartburg U, Schibli-Beer S, et al. Extra-articular fractures of the proximal phalanges of the fingers: a comparison of 2 methods of functional, conservative treatment. J Hand Surg Am. 2012; 37(5):889–898.

[6] Apic G, Mentzel M, Röhm A, Schöll H, Gülke J. [Distal phalangeal fractures of the finger. Results of conservative and surgical treatment] Unfallchirurg. 2014; 117(6):533–538.

[7] Miller L, Crosbie J, Wajon A, Ada L. No difference between two types of exercise after proximal phalangeal fracture fixation: a randomised trial. J Physiother. 2016; 62(1):12–19.

[8] Kappos EA, Esenwein P, Meoli M, Meier R, Grünert J. Implantation of a denatured cellulose adhesion barrier after plate osteosynthesis of finger proximal phalangeal fractures: results of a randomized controlled trial. J Hand Surg Eur Vol. 2016; 41(4):413–420.

[9] Sirota MA, Parks BG, Higgins JP, Means KR, Jr. Stability of fixation of proximal phalanx unicondylar fractures of the hand: a biomechanical cadaver study. J Hand Surg Am. 2013; 38(1):77–81.

[10] Yammine K, Harvey A. Antegrade intramedullary nailing for fifth metacarpal neck fractures: a systematic review and meta-analysis. Eur J Orthop Surg Traumatol. 2014; 24(3):273–278.

[11] Fujitani R, Omokawa S, Shigematsu K, Tanaka Y. Comparison of the intramedullary nail and low-profile plate for unstable metacarpal neck fractures. J Orthop Sci. 2012; 17(4):450–456.

[12] Kim JK, Kim DJ. Antegrade intramedullary pinning versus retrograde intramedullary pinning for displaced fifth metacarpal neck fractures. Clin Orthop Relat Res. 2015; 473(5):1747–1754.

[13] Cepni SK, Aykut S, Bekmezci T, Kilic A. A minimally invasive fixation technique for selected patients with fifth metacarpal neck fracture. Injury. 2016; 47(6):1270–1275.

[14] Davison PG. . Boudreau N, Burrows R, Wilson KL, Bezuhly M. Forearm-based ulnar gutter versus hand-based thermoplastic splint for pediatric metacarpal neck fractures: a blinded, randomized trial. Plast Reconstr Surg. 2016; 137(3):908–916.

[15] van Aaken J, Fusetti C, Luchina S, et al. Fifth metacarpal neck fractures treated with soft wrap/buddy taping compared to reduction and casting: results of a prospective, multicenter, randomized trial. Arch Orthop Trauma Surg. 2016; 136(1):135–142.

[16] Sletten IN, Hellund JC, Olsen B, Clementsen S, Kvernmo HD, Nordsletten L. Conservative treatment has comparable outcome with bouquet pinning of little finger metacarpal neck fractures: a multicentre randomized controlled study of 85 patients. J Hand Surg Eur Vol. 2015; 40(1):76–83.

[17] Afshar R, Fong TS, Latifi MH, Kanthan SR, Kamarul T. A biomechanical study comparing plate fixation using unicortical and bicortical screws in transverse metacarpal fracture models subjected to cyclic loading. J Hand Surg Eur Vol. 2012; 37(5):396–401.

[18] Alshryda S, Shah A, Odak S, Al-Shryda J, Ilango B, Murali SR. Acute fractures of the scaphoid bone: systematic review and meta-analysis. Surgeon. 2012; 10(4):218–229.

[19] Al-Jabri T, Mannan A, Giannoudis P. The use of the free vascularised bone graft for nonunion of the scaphoid: a systematic review. J Orthop Surg. 2014; 9:21.

[20] Singh HP, Taub N, Dias JJ. Management of displaced fractures of the waist of the scaphoid: meta-analyses of comparative studies. Injury. 2012; 43(6):933–939.

[21] Clementson M, Jørgsholm P, Besjakov J, Thomsen N, Björkman A. A conservative treatment versus arthroscopic-assisted screw fixation of scaphoid waist fractures—a randomized trial with minimum 4-year follow-up. J Hand Surg Am. 2015; 40(7):1341–1348.

[22] Goyal T, Sankineani SR, Tripathy SK. Local distal radius bone graft versus iliac crest bone graft for scaphoid nonunion: a comparative study. Musculoskelet Surg. 2013; 97(2):109–114.

[23] Caporrino FA, Dos Santos JB, Penteado FT, de Moraes VY, Belloti JC, Faloppa F. Dorsal vascularized grafting for scaphoid nonunion: a comparison of two surgical techniques. J Orthop Trauma. 2014; 28(3):e44–e48.

[24] Drac P, Cizmar I, Manak P, et al. Comparison of the results and complications of palmar and dorsal minIInvasive approaches in the surgery

of scaphoid fractures. A prospective randomized study. Biomed Pap Med Fac Univ Palacky Olomouc Czech Repub. 2014; 158(2):277–281.

[25] Meermans G, Van Glabbeek F, Braem MJ, van Riet RP, Hubens G, Verstreken F. Comparison of two percutaneous volar approaches for screw fixation of scaphoid waist fractures: radiographic and biomechanical study of an osteotomy-simulated model. J Bone Joint Surg Am. 2014; 96(16):1369–1376.

[26] Buijze GA, Goslings JC, Rhemrev SJ, et al; CAST Trial Collaboration. Cast immobilization with and without immobilization of the thumb for nondisplaced and minimally displaced scaphoid waist fractures: a multicenter, randomized, controlled trial. J Hand Surg Am. 2014; 39(4):621–627.

[27] Hannemann PF, van Wezenbeek MR, Kolkman KA, et al. CT scan-evaluated outcome of pulsed electromagnetic fields in the treatment of acute scaphoid fractures: a randomised, multicentre, double-blind, placebo-controlled trial. Bone Joint J. 2014; 96-B(8):1070–1076.

[28] Kam CC, Greenberg JA. Computer-assisted navigation for dorsal percutaneous scaphoid screw placement: a cadaveric study. J Hand Surg Am. 2014; 39(4):613–620.

[29] Smith EJ, Al-Sanawi H, Gammon B, Pichora DR, Ellis RE. Volume rendering of three-dimensional fluoroscopic images for percutaneous scaphoid fixation: an in vitro study. Proc Inst Mech Eng H. 2013; 227(4):384–392.

第三章　手部骨折的非手术治疗

Grey Giddins

译者：洪锦炯，毛维晟

摘要： 在历史上，大多数手部骨折都是非手术治疗的。尽管手术技术得到了相当大的提升，但是大多数骨折通过非手术治疗仍可以得到很好的效果，而这些效果通过手术是不能保证的。在已发表的关于某些手部骨折治疗的文献中存在完全冲突的观点。本章旨在调和那些观点并突出可能会曲解的观点。

对相关文献进行综述；螺旋或长斜形掌骨骨折和掌骨颈骨折治疗，横形掌骨干骨折采用原始的夹板固定或石膏托固定，都可以获得很好的效果。而手术不能可靠地改善治疗效果，所以手术风险大于预期的收益。

拇指和手指掌指（MP）关节骨性撕脱伤似乎需要手术固定以避免不稳。已述的许多技术可以防止骨不愈合，但似乎对疗效影响甚微，而非手术治疗疗效良好。

骨性槌状指损伤和中节指骨基底骨折的治疗主要不是为了恢复骨的外形，而是为了指骨滑动区别于过伸应力位时以指骨基底为轴旋转。这种为骨性槌状指损伤所建立的模式，亦可适用于近侧指间（PIP）关节损伤。骨性槌状指损伤和屈曲状 PIP 关节损伤的伸指应力试验似乎能够可靠地预测结果以及手术的必要性。对于其中的一些损伤而言，可能有一小部分会受益于手术。这些损伤需要去确认以提高治疗效果，并使外科医生严重冲突的观点达成共识。

关键词： 手骨折，掌骨，螺旋，横形，撕脱，槌状指，滑动，转动

一、简介

从历史上看，大多数手部骨折采用非手术治疗（保守治疗）。近年来很多手部骨折的外科手术治疗变得流行。这包括用克氏针或内固定进行闭合或切开复位固定，后者由 AO 协会主导。虽然可以使用闭合克氏针固定或切开复位内固定（ORIF）及其多种治疗形式治疗几乎所有的手部骨折，但这并不意味着这样做绝对正确。临床医生和患者很容易被所谓的手术优势所误导。一系列治疗效果良好的病例报道可能会发表出来，外科医生可能会说服患者去接受采用新的治疗技术，尽管其疗效及有关风险的信息有限。然而，非手术治疗在大多数手部骨折的治疗上良好。甚至相对不成功的手术治疗，如克氏针或 ORIF 治疗后的畸形愈合，非手术治疗或许能给出手术治疗无法取得的优良结果。

是否推荐手术取决于诸多因素，不仅是客观的医学依据。康复、外科医生和患者对手术效果的预期、费用、目标、工作量、未知性、相关近期病例的偏倚以及其他因素会影响临床医生如何指导患者及患者的反应。理想情况下，医生给出的建议应该是全面和客观的，但它是由医生给予患者的，因此受到许多因素的影响；这是医学艺术的一部分。这些建议应得到最有效的证据的支持，尽管这通常不是最理想的。重要的是，由于手术风险、社会和个人负担的增加，在通过手术提高治疗效果之前，医生需要明确非手术治疗的疗效。

本文旨在确定那些通过非手术治疗仍可以获得很好疗效的骨折。其次是尝试去建立那些骨折的亚型，或许能使不同治疗方法同样受益，例如手术治疗。

二、方法与资料

2015 年研究人员对已发表的文献进行了多次电子检索和随后的手工检索，以确定那些目前手术治疗未见显著优势，且非手术治疗效果良好的骨折。

该文献综述更新于 2017 年。纳入标准均为成人（>16 岁）手部骨折，即不包括腕骨损伤；文章中至少有 5 个病例；以及最少 2 年随访时间。这是不切实际的，因为很少有充分的随访时间，所以最小随访时间为 6 周的所有论文都被包括进来。即使这样，报道中通常也有 16 岁以下的

患者无法被剔除出来。排除标准是明确需要手术并且证明手指愈后效果更好的骨折：开放性骨折，断指再植，挤压伤（图3.1），移位的关节内骨折（不包括骨性槌状指损伤和韧带撕裂骨折），小儿骨折。

三、结果

（一）螺旋形或长斜形掌骨骨折

螺旋形或长斜形掌骨骨折很常见（图3.2）。它们可以通过外科手术治疗。多种技术已经被描述且疗效显著。

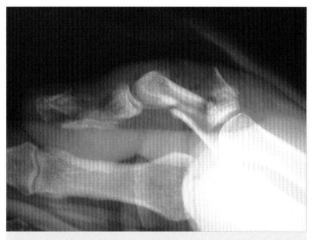

图3.1　拇指粉碎性骨折

非手术治疗也有类似的好疗效被报道。Khan和Giddins（2015年）的报道显示所有的螺旋形掌骨骨折，甚至最初有旋转的掌骨骨折，都能通过非手术治疗获得令人满意的治疗结果以及最少的并发症（表3.1）。这同样可应用于双段螺旋形骨折以及三段的螺旋形骨折，但是这很少见，因此相关数据并不可靠。在研究中，所有患者都采用了早期制动，不使用夹板或石膏固定。同时患者被鼓励在首次就诊时"握拳锻炼"，以纠正任何旋转不良并确保早期制动。30例患者中有25例患者在受伤后6个月进行了复查，活动后无明显痛感，并且握力至少为健侧手的90%。其中1例患者掌骨旋转不良，1例患者出现轻度不适。

有学者强调非手术治疗后有掌骨短缩引起手部功能障碍的风险；一项2013年的生物力学研究认为缩短5mm以内并不具有生物力学差别。这与Khan和Giddins的研究结果相符合。在患者和尸体中证实，掌骨通过收紧掌骨间韧带而减少掌骨旋转。这将缩短限制在2~5mm。研究结果进一步证实，缩短2~5mm通常在临床上没有关系。

螺旋形掌骨骨折后的旋转不良一般可通过屈指来矫正。如果不能复位，那么鼓励在局部麻醉下进行操作（非常少），以避免骨折畸形愈合。在几乎所有患者中，非手术治疗都能得到较好的疗效，因此推荐手术治疗似乎是不合理的。

最新的研究中为了在伤后1~2周避免患者不适，对其行腕部夹板固定。部分研究人员担心腕部夹板固定会完

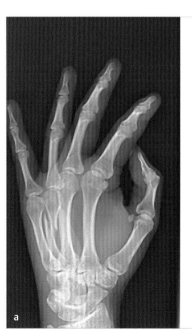
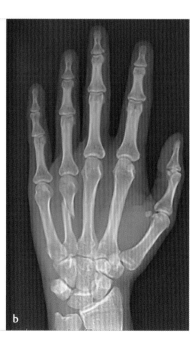

图3.2　螺旋形掌骨骨折

表 3.1　螺旋形或长斜形掌骨骨折的治疗结果

文献	治疗方式	患者人数（患指数）（例）	平均随访时间（范围）（月）	平均年龄（范围）（岁）	运动范围	握力	并发症
Al-Qattan,2008 年	环扎或骨间环形捆扎	24（25）	2.5（1.5~7.0）	32（20~42）	23 例满分	—	1 例 CRPS[*]
Al-Qattan,2008 年	夹板和外固定	42（54）	最少 1.5 最多 12	29（20~48）	—	随访 1 年时握力为健侧的 94%	—
Al-Qattan 和Al-Lazzam,2007 年	环扎	19	2（1.5~3.0）	35（18~45）	满分	—	无
Khan 和 Giddins,2015 年	早期外固定	25（28）	最少 6（6~14）	27（17~60）	满分	均大于 90%	1 例轻度旋转不良，1 例拳击手轻度不适

[*]：复杂性局部痛综合征（Complex Regional Pain Syndrome，CRPS）

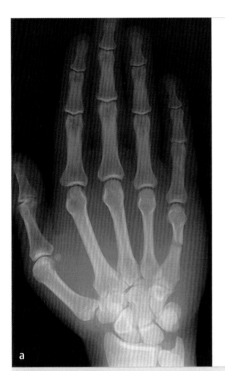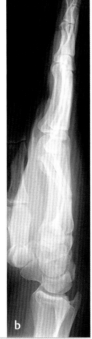

图 3.3　横形掌骨干骨折

全限制手指屈曲，但这并不是问题，这些骨折后的第 1~2 周内，一些患者通常会非常疼痛。

（二）手部横形掌骨骨折 - 掌骨干和掌骨颈

在过去，几乎所有横形掌骨干（图 3.3），尤其是掌骨颈骨折（拳击手）的患者都可自由活动；骨折有一些畸形愈合，但大多总是具有良好的功能。在英国，Barton 展示了采用小型石膏或夹板支撑以维持和改善的角度，表明治疗掌骨干横形骨折所取得的很好的疗效。最近越来越多

的报道显示外科治疗具有同样良好的结果。

一个至关重要的问题是多大角度的掌骨畸形是可以接受的？答案并不明确。对于掌骨颈（拳击手）骨折，不同研究人员认为可接受的屈曲角度分别为 50°~60°、30° 和 20°。值得注意的是，可接受的角度随着时间而增加。专家认为对于小指的掌骨干骨折，30° 的屈曲是可接受的。

非手术治疗的疗效已被广泛报道，除了一些轻度的外观异常外，功能恢复良好［Cochrane 于 2005 年的回顾性研究（更新于 2009 年）］。Cochrane 的综述还指出，目前没有很好的证据证明很多明显的畸形愈合会导致手部功能丢失或造成不可接受的残疾。

外科手术中应用许多治疗方式，包括髓内钉、髓内螺钉固定、克氏针固定、骨内线圈固定以及外固定。这些技术的治疗效果并不比非手术治疗更可靠，并且它们产生了非手术治疗所没有的并发症。非手术治疗的并发症是畸形愈合，其他并发症极为罕见。

比较研究，特别是随机对照研究（RCT）能提供评估不同治疗方法的优劣。在手外科，优秀的随机对照研究很少见，但有一些有用的比较研究。Westbrook 等在一项回顾性研究中比较了掌骨颈和掌骨干骨折的非手术和手术治疗方法。

非手术治疗掌骨颈骨折 105 例，手术治疗 18 例（13 例髓内克氏针和 5 例钢板内固定）；非手术治疗掌骨干骨折 113 例，手术治疗 26 例（4 例采用克氏针固定、22 例采用钢板固定）。在至少 2 年的随访中，非手术组和手术组之间的手功能丧失量表（DASH）评分、握力和外观没有显著差异。然而，与非手术治疗相比，手术治疗患者的

并发症发生率明显更高。这些患者典型的随访率较低（非手术治疗为 17%，手术治疗为 54%）。

Strub 等对掌骨颈骨折进行的一项随机研究表明手术可能比非手术治疗效果略好，主要是由于畸形愈合较少，因而有更好的外观。他们研究了两组患者，每组患者 20 例，这些患者在非手术治疗和髓内克氏针之间进行伪随机分组。对照组中每个患者至少需要两个外科操作：一是植入克氏针，二是拆克氏针。此次研究中唯一发生的并发症来自于对照组，但对照组中同样存在不满意和非常满意的患者。这项研究没有衡量给患者和医保系统带来的不便和医疗费用，因此这种可能的较小的获益的花费是未知的。在这项研究以及许多其他手部骨折手术研究中特别值得注意的是，目前尚不清楚有多少患者需要从"满意"改善到"非常满意"以补偿一例"不满意"患者对研究中满意度的影响。

总的来说，对于环指、小指的横形掌骨干和掌骨颈

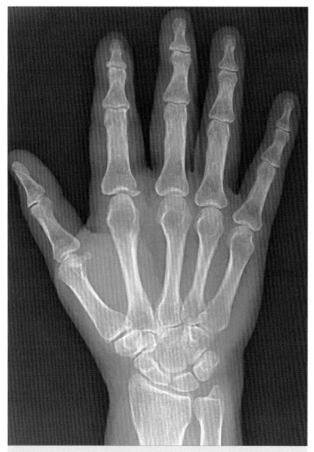

图 3.4 示指尺侧侧副韧带骨性撕脱伤

骨折，通过手术可能会获得一些小的外观改善，但对于大多数患者尤其是医保系统而言，这些小的潜在的改善，相比承受的花费和手术风险而言或许是不值得的。由于术后腕掌（CMC）关节僵硬，食指和中指对掌骨干和掌骨颈骨折的不愈合耐受性较差，因此手术指征较大。然而，极少数研究认为横形掌骨干和掌骨颈骨折最佳治疗的结论不可靠。

（三）手指近节指骨侧副韧带撕脱性骨折

Bekler 等指出指骨基底部撕脱性骨折的治疗充满挑战性（图 3.4）；他们同时还指出"根据骨折的轮廓外形，（指骨基底部）撕脱性骨折是关节内的骨折，撕脱性骨折需要解剖复位"，但是没有证据支持这种观点。尽管有这种说法，但手指近节指骨撕脱骨折仍然引发了各种各样的"被证实的"治疗建议。许多研究人员建议，所有的手指基底部撕脱性骨折都应该通过外科手术治疗，因为有症状性的骨折不愈合或延迟愈合的概率很高。特别是 Shewring 和 Thomas 报道，非手术治疗的 8 例患者均延迟愈合；7 例采用切开复位内固定和骨移植的治疗，他们出院后至术后 3 个月随访取得了很好的治疗结果。相比之下，Sawant 等报道，在正位 X 线片上高达 25% 的手指近节指骨撕脱骨折累及关节面，通过早期保护性的康复训练，如紧密包扎并避免持重 4~6 周，可以获得非常好的疗效。甚至这种强度的保护可能没有必要或没有必要固定这么久，但尚未确定。总的来说，似乎对于撕脱性骨折，保护性的活动能得到手术无法轻易达到的疗效（表 3.2），但数据有限。与 Sawant 等的优异疗效天壤之别的是，Shewring 和 Thomas 报道连续 8 例患者出现有症状的延迟愈合，这或许因为这些损伤不累及骨（如拇指掌指关节尺侧侧副韧带撕脱）但通过充分的固定后治愈，不需要手术。对于中央腱和末节包括食指桡侧副韧带（RCL）止点的损伤，保守治疗似乎是正确的。

正如手部骨愈合经常出现的那样，相比其他部位长骨愈合就显得不那么重要，但这是一个明显的衡量标准以促进那些在功能恢复上不合理的治疗。

（四）骨性槌状指

在骨性槌状指的治疗上，有多篇论文报道了减少背侧撕脱骨块移位和维持撕脱骨块稳定的种种技术。然而，这是公认并发症风险很高的手术。研究人员将最新的技术用于治疗骨性槌状指，报道并发症较少，特别是皮肤破损。一般来说，在背侧骨块累及关节面 1/3 或更多的情况

表 3.2　手指近节指骨撕脱性骨折的结果（无法从许多论文中获取数据）

文献	治疗方式	患者数量（手指数量）（例）	平均随访时间（范围）（月）	平均年龄（范围）（岁）	疼痛 VAS 评分（0~10）分	DASH 功能评分（分）	活动度	握力
Sawant 等，2007 年	早期外固定	7（7）	57（8~94）	39（16~68）	0.6（0~2）	1.3（0~4.2）	满分	大于 90%
Mikami 等，2011 年	克氏针固定	4（5）	43（30~72）	21（11~57）	未记录	3.0（0.8~10.8）	85%	未记录
Shewring 和 Thomas，2003 年	切开复位内固定	33	3	26（15~44）	未记录	未记录	满分	未记录

表 3.3　拇指掌指关节尺侧副韧带骨性撕脱伤

文献	治疗方式	患者数量（拇指数量）（例）	平均随访（范围）（月）	平均年龄（范围）（岁）	MP 关节活动度	握力	说明
Kozin 和 Bishop[*]，1994 年	张力带钢丝	9	26	20（15~41）	77%	96%	
Kuz 等，1999 年	石膏或夹板固定 4 周	30	3.1（1~5.2）	30	一样	未记录	30 例中的 19 例没有疼痛；20 例中的 2 例存在不稳定；20 例中的 5 例骨不愈合
Landsman 等，1995 年	拇指人字形夹板固定 8~12 周	12	38（17~48）	30（17~48）	84%（60%~100%）	92%（80%~100%）	全部愈合包括肌腱损伤，但活动度和力量的数据，总体上比撕脱伤更差
Sorene 和 Goodwin，2003 年	石膏固定	28	30（12~48）	34（17~62）	未记录	97%	26 例没有疼痛；17 例骨不愈合

[*]：Kozin 和 Bishop 的两个病史是桡侧侧副韧带损伤

下，据报道骨性槌状指的各种外科治疗能取得很好的疗效（表 3.3）。许多研究人员特别是 Stark 等认为，当背侧骨折块达到 1/3 或更多时推荐手术治疗。这些研究人员一直致力于达到骨折的解剖复位和防止远节指骨半脱位。多少角度的半脱位需要治疗仍未经证实，但已知有些病例确实进展成有症状的脱位。在一篇被广泛引用的论文中，Wehbe 和 Schneider 报道，在背侧骨块超过 1/3 的患者中，平均随访时间为 3.2 年，非手术治疗的 15 例患者与 6 例手术治疗的患者疗效相同。他们得出结论是手术没有比非手术疗效更好。同样，另一系列随访 5 年的病例显示，非手术治疗的腱性槌状指和骨性槌状指损伤均达到良好的客观结果和非常好的主观结果。在骨性槌状指损伤中，有些骨折块大于 1/3 的骨折，没有被单独报道出来。他们还报道了有大骨折块的患者，在 5 年内 11 例患者中的 10 例出现了远侧指间（DIP）关节退变的证据。Wehbe 和 Schneider 指出，在手术和非手术治疗两者间，X 线显示 DIP 关节骨性关节炎（OA）的发生率没有差异。其他部分研究人员报道发病率高达 50%，但有些报道为 0（表 3.3）。几乎可以肯定的是，他们的标准（很少被报道出来）有所不同，因此比较起来困难。X 线片上 OA 征象的风险将是一个潜在的关注点，除了在那些罹患骨性槌状指损伤且长期有症状的 DIP 退变性骨关节炎的患者没有被广泛报道，也就是说，手外科医生很少看到那些几十年前就罹患骨性槌状指损伤的有症状 DIP 关节骨关节炎患者需要治疗。看来大多数骨性槌状指损伤的患者不需要手术治疗。

一项关于骨性槌状指的综述称，疗效好的病例较少，并且没有证据表明对于各种类型的槌状指损伤的手术治疗优于非手术（以夹板为典型）治疗。但他们证实可能会有一些受伤的亚组受益于手术。

末节指骨的掌侧半脱位是重要关注点（图 3.5）。最近几篇论文阐明了半脱位的更深远的风险：Kim 表明，超过 50% 的在侧位 X 线片上末节指骨基底骨块大于 1/3 的患者并没有进展到半脱位。他们注意到骨块大小为指骨基底大小的 48% 是临界值，当高于此值时，半脱位更可能发生。这也与 Giddins 的研究结果类似，他们指出稳定性损伤的平均骨折碎片大小为 49%。Kim 也提出了夹板在迟发性槌状指患者中的应用，特别是应用在延迟超过 12 天的槌状指患者。Moradi 等回顾了 392 例骨性槌状指损伤。他们表明，当 X 线侧位片上骨折块小于 39% 时，不会发生半脱位。半脱位的风险随着骨块大小、骨块移位、伤后就医时间的增加而增加。虽然如此，大多数患者(68%) 骨块甚至大于 39% 的，也没有发生半脱位。Giddins 已经表明，半脱位的风险可以通过在伤后 1~2 周的过伸位 X 线侧位片进行评估。如果转动关节（图 3.6），当关节转到伸指位与原来一致，那么这是一个稳定的关节。可以推测由于掌侧及侧副韧带损伤较少导致半脱位。如果存在绕轴转动（图 3.7），那么通常会出现半脱位，尽管这可能只是轻度的。还有一种损伤亚型描述为倾斜型（图 3.8），通常与典型的半脱位不相关。究竟什么程度的半脱位需要治疗尚不清楚。

一些最近的文献共同证实，对于骨块大于 1/3 的末节指骨骨折基底骨折，在半脱位时进行基底骨折治疗是不可靠的。它会导致大量的过度治疗，因此应该摒弃。相反，当基底骨块大于 39% 合并骨折位移、特别是对过伸试验阳性时，应该表明这一小部分患者需要手术以防止可预见的长期有症状的半脱位。绝大多数患有这些损伤的患者应该夹板固定约 4 周（必要时甚至时间更长）。最新关于这种损伤的研究通过明确指出需要手术的亚组来帮助定义治疗，并帮助排除更多不需要手术的患者。

（五）中节指骨基底损伤

中节指骨基底部骨折很常见，但很难治疗。两种常见损伤是背侧骨折半脱位 / 脱位和 Pilon 骨折。有许多推荐的治疗方法：制动、早期制动和克氏针固定，静态外固定，动态外固定，切开复位内固定和直接半钩关节成形术。对于稳定性损伤，特别是骨折半脱位，在 X 线侧位片上中节指骨基底部不到 1/3 的骨折，或没有太多位移的 Pilon 骨折，非手术治疗似乎疗效很好。通常，其余的中节指骨基底骨折采用手术治疗。虽然许多患者在手术治疗中取得了良好的效果，但也有一些非常糟糕的结果，特别是发生术后感染。最近的研究表明，屈曲侧位 X 线片上（与评估槌状指损伤稳定性的伸指位侧位 X 线片上相比）可以预示需要手术的损伤和不需要手术的损伤。患者

第一次门诊预约就诊（受伤后 10 天内）时，鼓励患者尽可能屈曲受伤的 PIP 关节，理想状态是 PIP 关节屈曲至少 40°。然后行屈指下 X 线侧位片检查。如果是滑动（图 3.9、图 3.10），而非转动，那么手指可以通过早期康复训练治疗以期减少疼痛，及活动范围至少 10° ~90° 这样一个好的治疗结果。也就是说，与已报道的外科治疗结果一样好。随着手指屈曲，如果中节指骨以中节指骨大部基底掌侧缘为轴转动，这种情况可能愈后不佳并建议手术治疗（这些患者通常难以弯曲超过 20°）。笔者不认为为了评估是否需要手术，去那样转动手指是不合乎"伦理的"。笔者仅会报道滑动的手指。笔者治疗了 10 个滑动的手指并有一致的结果，发现甚至当骨折类型包括中节指骨基底矢状面宽度增加（图 3.11），也被认为是手术指征之一。建议在伤后至少 3 周内进行仔细复查，并重复 X 线检查以确保骨折不再进一步塌陷，并确保良好的早期活动。到目前为止，没有看到任何迟发性塌陷或其他任何不好的结果。

维护和恢复指间关节滑动得到良好的结果，这并不奇怪。治疗关节内手骨折的目的不仅仅是将骨折复位到一定角度，而且是在可接受的骨折对位的前提下修复滑动。研究人员认为在骨性槌状指上这种理论已证实，并将在近侧指间关节损伤上证实，这与临床经验相符合。因此，在指间关节的髁部骨折，不需要复位去修复滑动，而是通过成角的畸形愈合维持滑动以获得良好的活动范围，然而这需要手术复位以维持受伤指体的整体排列。

（六）掌指关节撕脱性骨折

拇指掌指关节撕脱骨折（图 3.12）的非手术治疗也存在争议。

Stener 损伤（尺侧侧副韧带损伤），无论是否有骨性撕脱，非手术治疗几乎总是会带来长期不良后果。对于没有 Stener 损伤的较少移位的骨折，一些研究人员报道了撕脱骨折非手术治疗的不良结果。Dinowitz 等报道了 9 例微小移位骨折（最多 2mm）在 6 天内用石膏治疗的情况。他们发现，所有患者都有持续性疼痛，手术固定则很大程度上解决了疼痛问题。

Kuz 等报道了 30 例非手术治疗的拇指掌指关节撕脱骨折患者：30 例采用问卷，其中 20 例当面观察。完成问卷调查的 30 例患者中有 19 例没有疼痛；据报道，30 例患者对他们的治疗全部感到满意，无一例患者必须去更换工作。在当面评估的 20 例患者中，夹捏或握力在统计学上没有显著降低，但是有 2 例患者在应力测试中有一些不

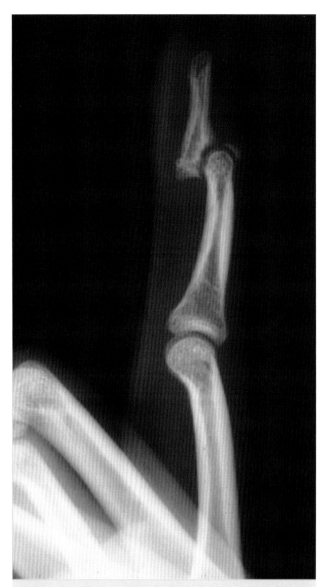

图 3.5　槌状指损伤继发慢性远侧指间关节半脱位

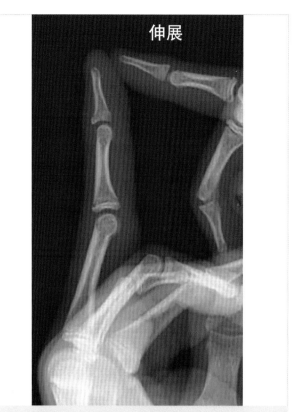

图 3.6　延伸应力试验中滑动骨性槌状指

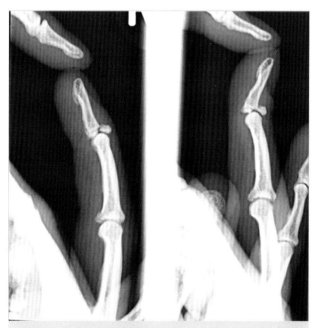

图 3.7　延伸应力试验中转动骨性槌状指

稳定性。研究人员回顾了 20 例患者的 X 线片，他们报道提示的骨折不愈合率为 1/4（20 人中有 5 人）。

　　Sorene 和 Goodwin（2003 年）报道了 28 例患有拇指尺侧侧副韧带（UCL）撕脱骨折、初始评估稳定的患者。患者用石膏固定 6 周，然后随访平均 2.5 年（1~4 年不等）。28 例患者中的 26 例在休息或运动时没有疼痛，所有 28 例患者具有与健侧相同的夹捏和握力，但 60% 有影像学证据表明撕脱性骨块持续不愈合。与已系列报道的许多手术治疗相比，保守治疗的结果非常好。总体而言，即使不能达到影像学上的骨愈合，稳定的拇指 UCL 骨性撕脱伤也可以通过石膏固定以期获得非常好的临床结果（表 3.4）。

　　不稳定的拇指掌指关节 UCL 撕脱伤的治疗不太明确；目前默认为手术治疗，但通常情况下，手术治疗的数据不

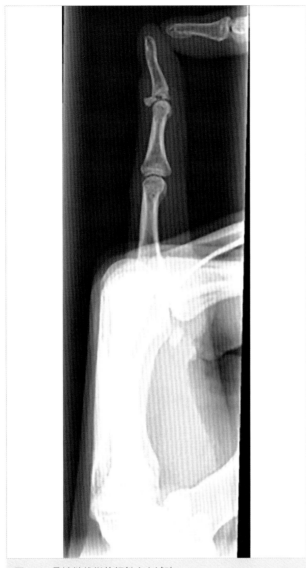

图 3.8　骨性槌状指的倾斜应力试验

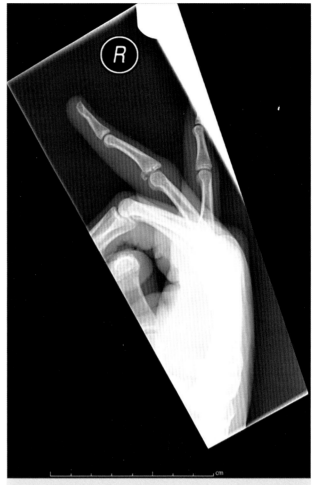

图 3.9　近侧指间关节骨折半脱位

足。从小的骨性撕脱来分，拇指 UCL 撕脱伤有许多不同类型，从大的旋转撕脱骨块看来，这似乎主要是软组织问题。很可能是不同亚型损伤对应需要不一样的治疗；这些损伤中的一些损伤可能手术后能得到明显改善，而大多数可能不会。这仍未得到证实，但部分解释了非手术治疗和手术治疗之间的分歧。一项充分的足够有力的（可能是相当大的研究才能确定亚型）多中心 RCT 研究是需要的。虽然非手术治疗仍是拇指掌指关节的治疗选择，但治疗 UCL 骨性撕脱骨折的外科医生需要意识到这是一系列损伤，目前每个亚型的最佳治疗方法尚不清楚。

有关拇指掌指关节桡侧侧副韧带（RCL）损伤治疗的报道较少（图 3.13）。对没有内收肌覆盖造成的 Stener 型损伤，非手术治疗有良好的效果，也就是用石膏或夹板固定 4~6 周。尽管如此，这些损伤的手术治疗已经争论了很长时间。也有桡侧"Stener"损伤的罕见报道。

Köttstorfer 等表明，非手术治疗轻度移位的 RCL 撕脱骨折通常可获得非常好的结果。手术对广泛移位或不稳定的损伤的作用尚不清楚。Köttstorfer 等也指出，许多外科医生认为对于不稳定性损伤手术是必要的，因为"相当多的末端骨折移位会妨碍 RCL 愈合"。据报道，对于很多不稳定的损伤，手术固定的疗效好。但是韧带不会因显著位移或不稳定而不能愈合，这些尚未得到证实。此外，手上相当多的韧带断裂通常可以通过身体自身的机制来修复并避免不稳定，并且有很多例子表明在骨端之间的较大的间隙能与骨一起愈合，例如，骨性槌状指。治疗上差异的原因可能是拇指掌指关节 RCL 和 UCL 撕脱伤有一个很长

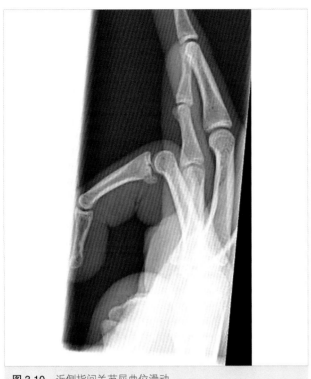

图 3.10　近侧指间关节屈曲位滑动

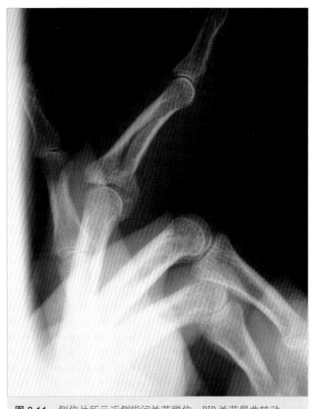

图 3.11　侧位片所示近侧指间关节脱位、PIP 关节屈曲转动

的恢复期。这可能会在短期评价中影响治疗效果的判断。RCL 损伤不应视为需要治疗的单一问题。对于每个亚组的最佳治疗尚未确定，但应再次推定非手术治疗是大多数这些损伤的治疗选择。

（七）Bennett 骨折

Bennett 骨折半脱位的治疗（图 3.14）已从 30 年前或更久以前便倾向非手术治疗，转变为几乎统一的手术固定，部分原因是基于已出版物声称保守治疗不如手术治疗的疗效好。尚不清楚是否已被发表的文献证明。

最近的一项系统综述（2016 年）研究了 Bennett 骨折治疗的证据。回顾了 38 个不同的回顾性研究；它们发表于 1958—2015 年。从仅制动 1 周到切开复位内固定，有 11 种不同类型的治疗方法，数据报道并不一致，无法进行 Meta 分析。尽管如此，仍可能对数百例患者的结果进行比较，疼痛见于 31 项研究报道，重返工作岗位见于 28 项研究，OA 的影像学证据见于 31 项研究中（表 3.5）。对 645 例患者的疼痛行长期评估：非手术治疗的 224 例患者中有 75 例（33%）在最终复查时有疼痛（平均时间 12 年，范围为 6~26 年），而手术治疗组中 421 例患者中有 73 例（17%）（平均时间 5 年，范围为 2~11 年）（$P<0.0001$）。

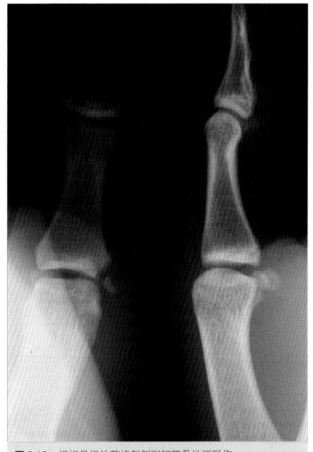

图 3.12　拇指掌指关节桡侧侧副韧带骨性撕脱伤

数据显示重返工作岗位可以比较的患者有 474 例。122 例非手术治疗的患者中有 120 例（98%）恢复到以前的工作能力，平均时间为 11 年（范围为 2~26 年），而在手术治疗的 352 例患者中有 351 例（99%）恢复到以前的工作能力，平均 6 年（范围为 1~12 年）。839 例患者报告中涉及骨关节炎的影像学证据：非手术治疗的 299 例患者中有 99 例（33%）患有骨关节炎，平均为 8 年（范围为 2~26 年），而在手术治疗的 540 例患者中有 182 例（33%），平均为 4 年（范围为 1~12 年）。可得到的治疗并发症的数据的患者有 956 例。非手术治疗的 287 例患者中只有 2 例（<1%）出现并发症，而手术治疗的 669 例患者中有 88 例（13%）出现并发症；手术治疗的 56 例患者需要进行第二次手术以拆除内植物，主要是张力带（$P=0.0001$）。

病例数据的质量并不高，尽管如此，患者在非手术治疗后似乎更有可能遭受长期疼痛，且手术治疗的患者似乎更可能遭受并发症。然而，重返工作和长期骨关节炎的病例数量几乎相同。

随访时间最长的综述（平均 26 年）来自于 Livesley。它经常被引用作为支持手术治疗这些损伤而不是非手术治疗的证据。然而，在 Livesley 的队列研究中的 17 例患者，在治疗开始时的骨折复位质量的评估是没有的，并且采用 3 种不同的治疗方法：2 例无固定，4 例有牵引，11 例是手法复位和石膏固定。治疗的持续时间在为 1~6 周。尽管

按目前标准，治疗效果相对较差，但 17 例患者中有 11 例没有或仅有轻微疼痛，17 例中的 16 例在最后一次复查时恢复了以前的工作。此外，虽然本文的随访时间最长，当退行性改变可能会导致症状发生时，这些结果在疼痛和功能方面与保守治疗的研究相比无显著差异，也许更重要的是对一些手术的研究。

四、讨论

已发表的关于常见手部骨折治疗的文献较少；RCT 研究更少；在许多研究中存在偏倚：通常是不完整、研究结果过时的报道，特别是研究方法的描述不充分，尤其是在非手术技术的描述上。我们认识到闭合复位和经皮克氏针固定与切开复位内固定相比有很大不同，但描述非手术治疗的文献通常不能明确区分不受限制的活动、定期随访下指导活动，以及固定并随访。此外，术后管理的质量很少描述，例如定期检查 X 线片，尽管这对于伤后的最初几周评估和维持骨折排列很重要。

已获得的数据表明，对于上述骨折，手术治疗不能可靠地获得优于非手术治疗所给予的良好的效果，也没考虑到某些指间关节损伤比如滑动/转动能进一步减少所需手术。对于一些损伤而言，很少需要手术，例如螺旋形的掌骨骨折。对于其他骨折，应首先尝试非手术治疗，尽管通常需要手术，例如 Bennett 骨折半脱位。

表 3.4 骨折块 ≥ 1/3 的骨性槌状指最短随访时间为 12 个月的治疗结果

文献	治疗方式	患者人数（例）	平均随访时间（范围）（月）	平均年龄（范围）（岁）	DIP 关节活动度（%）	侧位片上骨累及百分比（%）	Crawford 评分（或其评分）E 优秀 G 良好 F 一般	骨关节炎的影像学评估（例）
Damron 和 Engber，1994 年	穿线和克氏针	18	92（24~147）	23（17~32）	1~69（15）	51（38~67）	10 例无痛，13 例无功能	7/15
Darder-Prats 等，1998 年	克氏针	22	25（18~48）	23（14~34）	未记录	> 33	18 例 E，3 例 G，1 例 F	0
Fritz，2005 年	克氏针	24	> 12	31（15~53）	1~72	> 33	19 例无痛	—
Okafor 等，1997 年	夹板固定平均 7 周（范围 6~12 周）	11	66	未记录	9~51	未记录	未记录	10/11
Hofmeister 等，2003 年	闭合克氏针固定	23（24）	> 12	24	4~77	40	22 例 E/G，2 例 F	—
Takami 等，2000 年	切开复位克氏针固定	33	29	32（19~63）	4~67	> 33	未记录	—
Tetik 和 Gudemez，2002 年	闭合克氏针固定	18	27	29（22~47）	2~81	40	未记录	—

由于手术通常会增加患者的治疗风险和医疗护理花费，因此在绝大多数这些损伤治疗上，应该优先考虑选择非手术治疗，并接受对个别病例进行临床鉴定的需求。

这篇文献综述也强调了不同研究人员对同一损伤的一系列不同治疗方法的建议（有时非常大）的分歧。有许多可能的原因：外科医生的倾向性／偏见；对损伤的解剖学和病理学的误解；过分强调可能并不适用于临床实践的生物力学或尸体研究；过分强调骨愈合，骨愈合与否可能不会影响结果；过分强调关节内骨折的解剖复位，这可能对结果的影响并不确切；并且最重要的可能是，损伤的易变性使得每种损伤类型的一个亚型在一种类型的治疗中表现不佳，而这些治疗通常是非手术治疗，这曲解了那些已报道的或被注意到的结果。该偏误需要更全面的观察／更大的系列研究以避免误治。

研究中应该努力将工作集中在可能产生重大影响的领域。不同类型移位的指骨骨折和 PIP 关节骨折半脱位或 Pilon 骨折是手部骨折治疗的两个重要领域，其中最佳治疗方法非常不明确，研究可能会产生相当大的意义。

这不是对这些骨折的外科治疗的抨击，也不是反对创新。期待的是新的更小创伤的技术，比如髓内钉固定（见第五章）和更可靠的技术，以提高患者的疗效。在此之前，文献显示大多数此类骨折的非手术治疗效果是如此之好，以至于需要有一个强有力的论据以证明手术干预的风险和成本是合理的。此外，综述强调确定某些亚型的必要性，比如通过做非手术治疗的大型队列研究或者确定新的观点，例如在骨性槌状指损伤上，滑动或转动的作用以阐明此类损伤需要手术，确定那些非手术治疗疗效很差的亚型（如果存在的话）。此外，未来任何关于这些损伤的研究，这些研究结果手术疗效显著提高的话，理想情况下应将其与已明确阐述的非手术治疗进行随机对照试验。因为手术治疗的队列研究或者病例系列研究不太可能提高已发表的数据。

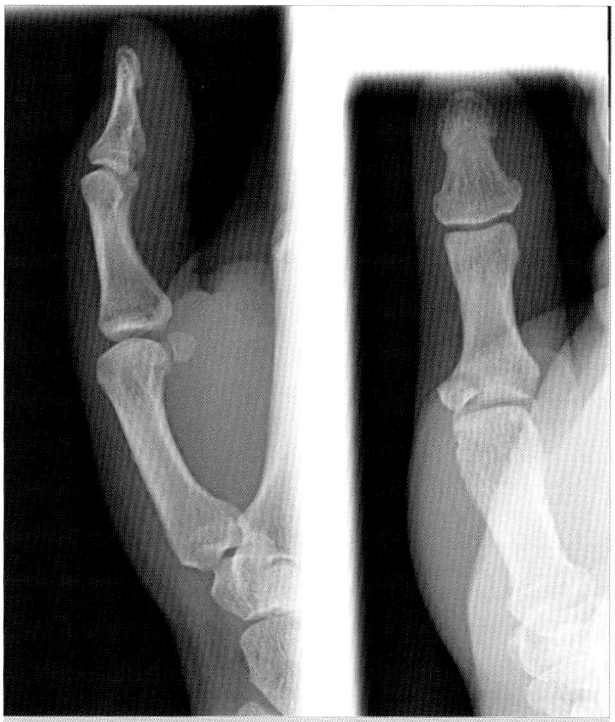

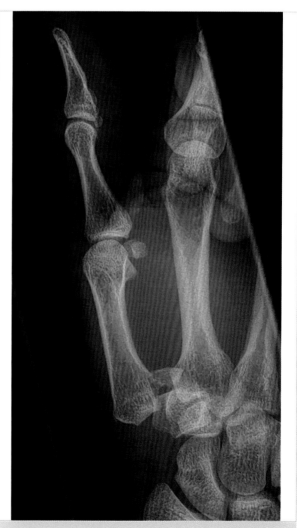

图 3.13　拇指掌指关节桡侧侧副韧带骨性撕脱伤

图 3.14　Bennett 骨折半脱位

表 3.5　Bennett 骨折的治疗结果

文献	可查阅的患者数量（例）	平均最终评估时间（年）	治疗方式 1	治疗方式 2	治疗方式 3
Blaskova，1958 年	48（48）	2	麻醉下石膏固定（48 例）	—	—
Spangberg，1963 年	34（34）	4	牵引（34 例）	—	—
Griffiths，1964 年	45（21）	6.8	未复位石膏固定（8 例）	部分复位石膏固定（3 例）	复位和石膏固定（10 例）
Ziffko，1980 年	100（100）	2~22	麻醉下石膏固定（100 例）	—	—
Wang，1981 年	40（31）	2.8	鸭嘴式夹板固定 40 例（31 例）	—	—
Livesley，1990 年	33（17）	26.4	没有治疗 5 例（2 例）	牵引 4 例（4 例）	麻醉下石膏固定 1~6 周 24 例（11 例）
Oosterbos，1995 年	22（20）	13	麻醉下石膏固定（20 例）	—	—
Milosevic，2005 年	50（50）	9	麻醉下石膏固定（50 例）	—	—

总之，通过对许多手部骨折的自然病史的仔细研究发现非手术治疗的结果很好，很少需要手术，例如螺旋形和长斜形掌骨骨折，掌骨颈骨折和各指 MP 关节骨性侧副韧带撕脱损伤。在其他方面，非手术治疗也有明显的作用，例如 Bennett 的骨折半脱位和大多数骨性槌状指损伤。显然也有其他明确的损伤，通常需要（但不总是需要）手术固定。

作为临床医生，我们的目标之一应该是更好地定义亚组，以便更可靠地建议手术可能有益的地方和无效的地方。未来的新技术可能会彻底改变治疗方式。

参考文献

[1] Diwaker HN, Stothard J. The role of internal fixation in closedfractures of the proximal phalanges and metacarpals in adults. JHand Surg [Br]. 1986; 11(1):103–108..

[2] Barton NJ. Fractures of the hand. J Bone Joint Surg Br. 1984;66(2):159–167.

[3] Al-Qattan MM. Metacarpal shaft fractures of the fingers: treatmentwith interosseous loop wire fixation and immediate postoperativefinger mobilisation in a wrist splint. J Hand Surg [Br].2006; 31(4):377–382.

[4] Al-Qattan MM. The use of a combination of cerclage and unicorticalinterosseous loop dental wires for long oblique/spiral metacarpalshaft fractures. J Hand Surg Eur Vol. 200 8; 33(6):728–731.

[5] Al-Qattan MM, Al-Lazzam A. Long oblique/spiral mid-shaftmetacarpal fractures of the fingers: treatment with cerclagewire fixation and immediate post-operative finger mobilisationin a wrist splint. J Hand Surg Eur Vol. 2007; 32(6):637–640.

[6] Al-Qattan MM. Outcome of conservative management of spiral/long oblique fractures of the metacarpal shaft of the fingersusing a palmar wrist splint and immediate mobilisation of thefingers. J Hand Surg Eur Vol. 2008; 33(6):723–727.

[7] Khan A, Giddins GEB. The outcome of conservative treatment ofspiral metacarpal fractures and biomechanical proof of the roleof the intermetacarpal ligaments in stabilising these injuries. JHand Surg Eur Vol. 2015; 40:59–62.

[8] Low CK, Wong HC, Low YP, Wong HP. A cadaver study of the effectsof dorsal angulation and shortening of the metacarpal shafton the extension and flexion force ratios of the index and littlefingers. J Hand Surg [Br]. 1995; 20(5):609–613.

[9] Meunier MJ, Hentzen E, Ryan M, Shin AY, Lieber RL. Predicted effectsof metacarpal shortening on interosseous muscle function.J Hand Surg Am. 2004; 29(4):689–693.

[10] Strauch RJ, Rosenwasser MP, Lunt JG. Metacarpal shaft fractures:the effect of shortening on the extensor tendon mechanism. JHand Surg Am. 1998; 23(3):519–523.

[11] Wills BP, Crum JA, McCabe RP, Vanderby R, Jr, Ablove RH. Theeffect of metacarpal shortening on digital flexion force. J HandSurg Eur Vol. 2013; 38(6):667–672.

[12] Stern PJ. Fractures of the metacarpals and phalanges. In: GreenDP, Hotchkiss RN, Pederson WC, Wolfe SW, eds. Green's OperativeHand Surgery. 5th ed. New York, NY: Elsevier, Churchill Livingstone;2005:277–341.

[13] Ali A, Hamman J, Mass DP. The biomechanical effects of angulatedboxer's fractures. J Hand Surg Am. 1999; 24(4):835–844.

[14] Smith RJ, Peimer CA. Injuries to the metacarpal bones and joints.Adv Surg. 1977; 11:341–374.

[15] Bloem JJAM. The treatment and prognosis of uncomplicated dislocatedfractures of the metacarpals and phalanges. Arch ChirNeerl. 1971; 23(1):55–65.

[16] Kilbourne BC, Paul EG. The use of small bone screws in the treatmentof metacarpal, metatarsal, and phalangeal fractures. J BoneJoint Surg Am. 1958; 40-A(2):375–383.

[17] Diao E, Welbourn JH. Extraarticular fractures of the metacarpals.In: Berger R, Weiss A, eds. Hand Surgery. New York, NY: LippincottWilliams & Wilkins; 2004:139–151.

[18] Poolman RW, Goslings JC, Lee JB, Statius Muller M, Steller EP,Struijs PA. Conservative treatment for closed fifth (small finger)metacarpal neck fractures. Cochrane Database Syst Rev.2005(3):CD003210.

[19] Orbay JL, Touhami A. The treatment of unstable metacarpal andphalangeal shaft fractures with flexible nonlocking and lockingintramedullary nails. Hand Clin. 2006; 22(3):279–286.

[20] Borbas P, Dreu M, Poggetti A, Calcagni M, Giesen T. Treatmentof proximal phalangeal fractures with an antegrade intramedullaryscrew: a cadaver study. J Hand Surg Eur Vol. 2016;41(7):683–687.

[21] del Piñal F, Moraleda E, Rúas JS, de Piero GH, Cerezal L. Minimallyinvasive fixation of fractures of the phalanges and metacarpalswith intramedullary cannulated headless compression screws. JHand Surg Am. 2015; 40(4):692–700.

[22] Giesen T, Gazzola R, Poggetti A, Giovanoli P, Calcagni M. Intramedullaryheadless screw fixation for fractures of the proximaland middle phalanges in the digits of the hand: a review of 31consecutive fractures. J Hand Surg Eur Vol. 2016; 41(7):688–694.

[23] Downing ND, Davis TRC. Intramedullary fixation of unstablemetacarpal fractures. Hand Clin. 2006; 22(3):269–277.

[24] Faraj AA, Davis TRC. Percutaneous intramedullary fixation ofmetacarpal shaft fractures. J Hand Surg [Br]. 1999; 24(1):76–79.

[25] Foucher G. "Bouquet" osteosynthesis in metacarpal neck fractures:a series of 66 patients. J Hand Surg Am. 1995; 20(3)(p)(t2):S86–S90.

[26] Margić K. External fixation of closed metacarpal and phalangealfractures of digits. A prospective study of one hundred consecutivepatients. J Hand Surg [Br]. 2006; 31(1):30–40.

[27] Westbrook AP, Davis TR, Armstrong D, Burke FD. The clinical significanceof malunion of fractures of the neck and shaft of the littlefinger metacarpal. J Hand Surg Eur Vol. 2008; 33(6):732–739.

[28] Strub B, Schindele S, Sonderegger J, Sproedt J, von CampeA, Gruenert JG. Intramedullary splinting or conservativetreatment for displaced fractures of the little finger metacarpalneck? A prospective study. J Hand Surg Eur Vol. 2010;35(9):725–729.

[29] Bekler H, Gokce A, Beyzadeoglu T. Avulsion fractures from thebase of phalanges of the fingers. Tech Hand Up Extrem Surg.2006; 10(3):157–161.

[30] Bischoff R, Buechler U, De Roche R, Jupiter J. Clinical results oftension band fixation of avulsion fractures of the hand. J HandSurg Am. 1994; 19(6):1019–1026.

[31] Teo CG, Pho RWH. Avulsion-fracture at the proximal attachmentof the radial collateral ligament of the fifth metacarpophalangealjoint—a case report. J Hand Surg Am. 1982; 7(5):526–527.

[32] Gross DL, Moneim M. Radial collateral ligament avulsion fractureof the metacarpophalangeal joint in the small finger. Orthopedics.1998; 21(7):814–815.

[33] Mikami Y, Takata H, Oishi Y. Kirschner wire stabilization of collateralligament avulsion fractures of the base of the proximalphalanx. J Hand Surg Eur Vol. 2011; 36(1):78–79.

[34] Schubiner JM, Mass DP. Operation for collateral ligament rupturesof the metacarpophalangeal joints of the fingers. J BoneJoint Surg Br. 1989; 71(3):388–389.

[35] Shewring DJ, Thomas RH. Avulsion fractures from the base ofthe proximal phalanges of the fingers. J Hand Surg [Br]. 2003;28(1):10–14.

[36] Sawant N, Kulikov Y, Giddins GEB. Outcome following conservativetreatment of metacarpophalangeal collateral ligamentavulsion fractures of the finger. J Hand Surg Eur Vol. 2007;32(1):102–104.

[37] Sorene ED, Goodwin DR. Non-operative treatment of displacedavulsion fractures of the ulnar base of the proximal phalanxof the thumb. Scand J Plast Reconstr Surg Hand Surg. 2003;37(4):225–227.

[38] Auchincloss JM. Mallet-finger injuries: a prospective, controlledtrial of internal and external splintage. Hand. 1982;14(2):168–173.

[39] Badia A, Riano F. A simple fixation method for unstable bonymallet finger.

[40] Bauze A, Bain GI. Internal suture for mallet finger fracture. JHand Surg [Br]. 1999; 24(6):688–692.

[41] Cheon SJ, Lim JM, Cha SH. Treatment of bony mallet finger usinga modified pull-out wire suture technique. J Hand Surg Eur Vol.2011; 36(3):247–249.

[42] Damron TA, Engber WD. Surgical treatment of mallet fingerfractures by tension band technique. Clin Orthop Relat Res.1994(300):133–140.

[43] Darder-Prats A, Fernández-García E, Fernández-Gabarda R,Darder-García A. Treatment of mallet finger fractures by theextension-block K-wire technique. J Hand Surg [Br]. 1998;23(6):802–805.

[44] Fritz D, Lutz M, Arora R, Gabl M, Wambacher M, Pechlaner S.Delayed single Kirschner wire compression technique for malletfracture. J Hand Surg [Br]. 2005; 30(2):180–184.

[45] Hiwatari R, Saito S, Shibayama M. The 'chased method' of miniscrewfixation: a percutaneous surgical approach to treatingmallet fractures. J Hand Surg Eur Vol. 201 4; 39(7):784–786.

[46] Ishiguro T, Itoh Y, Yabe Y, Hashizume N. Extension block withKirschner wire for fracture dislocation of the distal interphalangealjoint. Tech Hand Up Extrem Surg. 1997; 1(2): 95–102.

[47] King HJ, Shin SJ, Kang ES. Complications of operative treatmentfor mallet fractures of the distal phalanx. J Hand Surg [Br]. 2001;26(1):28–31.

[48] Kronlage SC, Faust D. Open reduction and screw fixation of malletfractures. J Hand Surg [Br]. 2004; 29(2):135–138.

[49] Pegoli L, Toh S, Arai K, Fukuda A, Nishikawa S, Vallejo IG. TheIshiguro extension block technique for the treatment of malletfinger fracture: indications and clinical results. J Hand Surg [Br].2003; 28(1):15–17.

[50] Rocchi L, Genitiempo M, Fanfani F. Percutaneous fixation of malletfractures by the "umbrella handle" technique. J Hand Surg[Br]. 2006; 31(4):407–412.

[51] Teoh LC, Lee JY. Mallet fractures: a novel approach to internal fixationusing a hook plate. J Hand Surg Eur Vol. 2007; 32(1):24–30.

[52] Stern PJ, Kastrup JJ. Complications and prognosis of treatment ofmallet finger. J Hand Surg Am. 1988; 13(3):329–334.

[53] Wehbé MA, Schneider LH. Mallet fractures. J Bone Joint Surg Am.1984; 66(5):658–669.

[54] Stark HH, Gainor BJ, Ashworth CR, Zemel NP, Rickard TA. Operativetreatment of intra-articular fractures of the dorsal aspectof the distal phalanx of digits. J Bone Joint Surg Am. 1987;69(6):892–896.

[55] Okafor B, Mbubaegbu C, Munshi I, Williams DJ. Mallet deformityof the finger. Five-year follow-up of conservative treatment. JBone Joint Surg Br. 1997; 79(4):544–547.

[56] Handoll HH, Vaghela MV. Interventions for treating mallet fingerinjuries. Cochrane Database Syst Rev. 2004(3):CD004574.

[57] Kim JK, Kim DJ. The risk factors associated with subluxation ofthe distal interphalangeal joint in mallet fracture. J Hand SurgEur Vol. 2015; 40(1):63–67.

[58] Giddins GE. Bony mallet finger injuries: assessment of stabilitywith extension stress testing. J Hand Surg Eur Vol. 2016;41(7):696–700.

[59] Moradi A, Braun Y, Oflazoglu K, Meijs T, Ring D, Chen N. Factorsassociated with subluxation in mallet fracture. J Hand Surg EurVol. 2017; 42(2):176–181.

[60] Giele H, Martin J. The two-level ulnar collateral ligament injuryof the metacarpophalangeal joint of the thumb. J Hand Surg [Br].2003; 28(1):92–93.

[61] Dinowitz M, Trumble T, Hanel D, Vedder NB, Gilbert M. Failureof cast immobilization for thumb ulnar collateral ligament avulsionfractures. J Hand Surg Am. 1997; 22(6):1057–1063.

[62] Kuz JE, Husban, d JB, Tokar N, McPherson SA. Outcome ofavulsion

J Hand Surg Am. 2004; 29(6):1051–1055.

fractures of the ulnar base of the proximal phalanxof the thumb treated nonsurgically. J Hand Surg Am. 1999;24(2):275–282.

[63] Kozin SH, Bishop AT. Tension wire fixation of avulsion fracturesat the thumb metacarpophalangeal joint. J Hand Surg Am. 1994;19(6):1027–1031.

[64] Edelstein DM, Kardashian G, Lee SK. Radial collateral ligamentinjuries of the thumb. J Hand Surg Am. 2008; 33(5):760–770.

[65] Katz V, Loy S, Alnot JY. Sprains of the radial collateral ligamentof the metacarpophalangeal joint of the thumb. A series of 14cases. Ann Chir Main Memb Super. 1998; 17(1):7–24.

[66] Melone CP, Jr, Beld, ner S, Basuk RS. Thumb collateral ligamentinjuries. An anatomic basis for treatment. Hand Clin. 2000;16(3):345–357.

[67] Smith RJ. Post-traumatic instability of the metacarpophalangealjoint of the thumb. J Bone Joint Surg Am. 1977; 59(1):14–21.

[68] Camp RA, Weatherwax RJ, Miller EB. Chronic posttraumatic radialinstability of the thumb metacarpophalangeal joint. J HandSurg Am. 1980; 5(3):221–225.

[69] Doty JF, Rudd JN, Jemison M. Radial collateral ligament injury ofthe thumb with a Stener-like lesion. Orthopedics. 2010; 33(12):925.

[70] Köttstorfer J, Hofbauer M, Krusche-Mandl I, Kaiser G, Erhart J,Platzer P. Avulsion fracture and complete rupture of the thumbradial collateral ligament. Arch Orthop Trauma Surg. 2013;133(4):583–588.

[71] Edwards GA, Giddins GE. Management of Bennett's fractures:a review of treatment outcomes. J Hand Surg Eur Vol. 2017;42(2):201–203.

[72] Livesley PJ. The conservative management of Bennett's fracture-dislocation: a 26-year follow-up. J Hand Surg [Br]. 1990;15(3):291–294.

[73] Leclère FM, Jenzer A, Hüsler R, et al. 7-year follow-up after openreduction and internal screw fixation in Bennett fractures. ArchOrthop Trauma Surg. 2012; 132(7):1045–1051.

[74] Cannon SR, Dowd GS, Williams DH, Scott JM. A long-termstudy following Bennett's fracture. J Hand Surg [Br]. 19 86;11(3):426–431.

[75] Griffiths JC. Fractures at the base of the first metacarpal bone. JBone Joint Surg Br. 1964; 46:712–719.

[76] Kjaer-Petersen K, Langhoff O, Andersen K. Bennett's fracture. JHand Surg [Br]. 1990; 15(1):58–61.

[77] Oosterbos CJ, de Boer HH. Nonoperative treatment of Bennett'sfracture: a 13-year follow-up. J Orthop Trauma. 1995;9(1):23–27.

第四章 克氏针、骨内钢丝、钢丝张力带固定

Lindsay Muir, Anuj Mishra, Zafar Naqui
译者：杜朝，蔡利兵

摘要：虽然我们已经有很多先进的钢板和螺钉系统用于治疗手部骨折，但一些传统方法在某些情况下仍有一定的优势。为了能应对各种不同的情况，掌握尽可能多的手术方法对于手外科医生来说是很重要的。虽然钢板和螺钉能实现坚强固定，能获得满意的X线片效果，但是克氏针和钢丝环扎技术可以减少软组织损伤和过多的骨膜剥离。

本章将讨论克氏针和骨内钢丝在手部骨折治疗中的应用，评估骨内钢丝的技术和应用情况。本章还将回顾克氏针的历史、理论情况以及在不同情况下的应用。最后，我们会列举一些潜在的并发症。

关键词：手、骨折、克氏针、环扎钢丝、骨内钢丝

一、骨内钢丝和环扎钢丝

骨内钢丝可以单独应用，也可以用于辅助克氏针固定。它的优点主要有：软组织剥离小，比钢板和螺钉的软组织激惹更小，覆盖其上的肌腱粘连概率相对较低。骨内钢丝主要用于指骨横形骨折、掌骨骨折和断指再植。

不同的骨内钢丝不断涌现。Lister环于1978年被初次报道，当时即单个骨内钢丝环配合一根克氏针。平行和垂直结构的双骨间钢丝已用于横形掌/指骨骨折，再植和关节融合（图4.1）。最近，提出一种和Lister环类似的θ

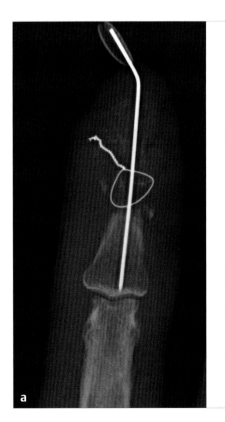
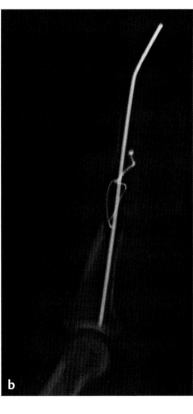

图4.1 （a，b）θ环是类似于Lister环的技术。此例患者由电锯致伤后行远侧指间关节融合术，在这种情况也就不能将钢丝放置于距离骨面3~4mm的理想位置

环技术（图 4.1）。

（一）掌骨、指骨骨折

24 号不锈钢钢丝环扎已成功用于治疗斜形和螺旋形掌骨干骨折。该技术包括对骨皮质进行侧方刻槽，以避免出现钢丝滑动移位 (Lister，1978 年)。在 100 例病例中，Lister 环治疗横形骨折的愈合率达到了 100%，最终 100 例患者达到了最大活动范围的 83.2%。

Gingrass 等报道用双 26 号骨内钢丝置于背 - 掌侧方向治疗 7 例掌骨骨折，6 例获得满意的效果。其中有 5 例加用 1 枚克氏针增加稳定性。这些学者认为，不辅以克氏针的单纯骨内钢丝不适用于掌骨干骨折，因为存在钢丝松动进而复位丢失的可能。

Gropper 等用环扎钢丝固定指骨干斜形和螺旋形骨折。21 例患者术后行严密随访直至返回工作岗位，平均随访时间为 7 周。17 例患者术后活动正常，掌骨恢复正常解剖结构。3 例患者手指活动度丢失 15°，1 例患者掌指关节背伸活动度丢失 10°。

Al-Qattan 报道了单独应用骨内钢丝固定 36 例掌骨干骨折。与 Gingrass 观点不同，他认为单纯的骨内钢丝已足够牢固，术后即可开始手指活动。36 例患者中的 34 例术后关节活动正常。但对于粉碎性骨折，他推荐加用克氏针辅助固定。

一项关于 19 例掌骨中段斜形或螺旋形骨折的研究表明，环扎钢丝固定足够稳定，无须行骨皮质刻槽或手指制动。

术后即刻活动是手部骨折患者重获完全活动度的关键所在。一项关于掌骨干骨折固定技术的综述表明，无论采用何种内固定方法，只要术后即刻行功能锻炼，大多数患者都能重获完全活动度。

在长斜形和螺旋形骨折中，常规应用拉力螺钉固定。Al-Qattan 和 Al-Zahrani 报道，如果不能应用拉力螺钉，首选骨内钢丝和（或）牙科环扎钢丝固定作为备选方案。数个体外生物力学实验显示在斜形和螺旋形骨折中，拉力螺钉获得的稳定性优于牙科环扎钢丝，而大家认为牙科环扎钢丝的固定不够坚强，进而应用受限。Al-Qattan 提出将骨内钢丝和环扎钢丝联合使用。他强调了两种技术在骨折固定中的不同作用。骨内钢丝虽然是单皮质的，但可以防止掌骨干长斜形 / 螺旋形骨折断端的轴向移动（缩短）。它还能精确地排列骨块，避免旋转，并防止使骨折断端加压的环扎钢丝移动。

Al-Qattan 和 Al-Zahrani 展开了一项应用环扎钢丝固定长斜形或螺旋形近节指骨骨折的前瞻性研究（15 例）。所有骨折均愈合。12 例患者获得完全活动度（＞ 260°）。3 例患者出现近侧指间关节 5° ~15° 的屈曲畸形。1 例患者因内固定激惹取出钢丝。所有患者没有出现感染、复杂性区域疼痛综合征、骨折复位丢失以及钢丝移动。平均术后 8 周（7~11 周）返回工作岗位。

Al-Qattan 在一项关于 78 例工伤所致的不稳定型近端指骨横形移位骨折的研究中发现，与闭合复位克氏针固定相比，开放复位骨间钢丝固定的效果更好。40 例采用闭合复位，克氏针经掌指关节固定，38 例采用切开复位，骨间钢丝固定，每组中有 10 例为开放性骨折。

所有骨折均愈合。最后的活动范围 >240° 为优秀，220° ~239° 为良好，180° ~219° 为一般，<180° 为较差。骨内钢丝组：39% 达到优秀，42% 良好，8% 一般，11% 较差。克氏针组：13% 达到优秀，50% 良好，25% 一般，13% 较差。因此，骨内钢丝治疗组的病例术后活动性更好（结果一般和较差占 19%，而克氏针组为 38%）。克氏针组复工时间平均为 15 周（12~30 周），而骨内钢丝组平均 14 周（11~26 周）。并发症方面，克氏针组发生骨折再移位 2 例，复杂性区域疼痛综合征 1 例，旋转移位 1 例，感染 2 例，钢丝移位 5 例，骨内钢丝组对应发生例数分别为 3 例、0 例、0 例、0 例和 1 例。

Thomas 等用 Lister 环和斜形克氏针（他们称之为 θ 固定）治疗 10 例开放性近节指骨横形骨折（图 4.1）。所有骨折均愈合。用 Belsky 评分对患者进行评估，90% 为优秀，

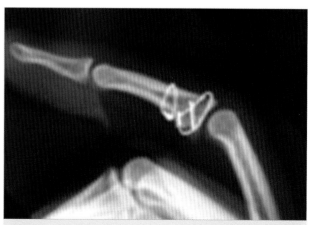

图 4.2　中节指骨基底骨折的环扎钢丝

10% 为良好。影像学愈合平均时间为 6.1 周。所有患者平均复工时间为 11.3 周。

（二）关节周围骨折脱位

关节周围的粉碎性骨折所需要处理的问题很多。应用多枚克氏针或环扎钢丝直接固定骨折可有效地稳定并不牢固的复位。Weiss 用环扎钢丝治疗近侧指间关节骨折脱位。12 例患者接受了掌侧环扎钢丝技术治疗（图 4.2）。

在平均 2.1 年的随访中，12 例患者中的 11 例在影像学上没有发现退行性关节改变，只有 1 例患者发现早期掌侧关节增生。近侧指间关节的活动弧最终平均值为 89°（72°~109°）。近侧指间关节的伸直丢失度数平均为 8°（0°~16°）。没有内固定失败、软组织激惹或感染等并发症出现。该技术的优点是避免了骨折块的剥离，关节面恢复稳定，中节指骨的掌侧得到支撑。Aladin 和 Davis 将此技术与其他切开复位内固定技术进行了比较，没有显示出更优的效果。尽管经环扎钢丝固定治疗的病例在影像学上的结果更好，但患者对寒冷的耐受程度更差，近侧指间关节屈曲固定畸形更大（平均 30°，范围为 18°~38°），活动弧度更小（平均 48°，范围为 45°~60°）。

（三）手术技巧

骨内钢丝（25 或 26 号 /0.35~0.45mm）可用于固定不稳定的横形指骨 / 掌骨骨折。理想情况下，应在距离骨折边缘至少 3mm 处钻孔，以便钢丝在拧紧时不会对骨皮质产生切割断裂。为了防止拧紧失效，应避免钢丝扭结。额外的斜形克氏针固定可提供额外的稳定性，特别是在弯曲力矩最大的指骨骨干（Lister 环）（图 4.3）。

二、克氏针固定

（一）历史回顾

长期以来，克氏针一直是固定骨折的基本方法。1909 年克氏针最初用于牵引，1932 年 Otto Loewe 将其首次用于骨折固定。Bunnell 在 20 世纪 40 年代首次报道了用克氏针固定手部关节。手部骨骼小，软组织薄弱，需要早期活动，这些使得对于固定手部骨折，克氏针仍然是外科医生"武器库"中的中心部分。

（二）针的设计

克氏针细而光滑，由不锈钢或镍钛合金制成。它们的直径通常在 0.9~1.5mm 之间。直径较大的植入物被称为"针"，对手和手腕来说过大。针的末端可以是双面菱形尖

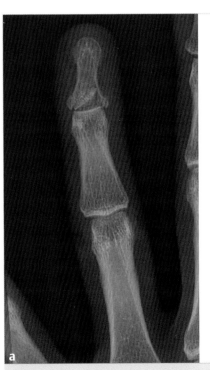
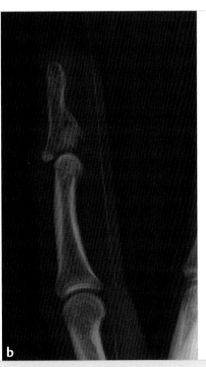
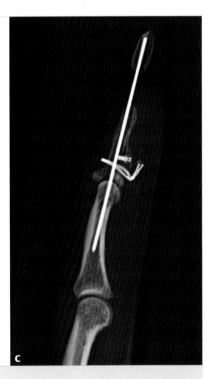

图 4.3 （a~c）采用环扎钢丝和纵向克氏针固定 Leddy 和 Packer Ⅴb 型指深屈肌腱撕脱

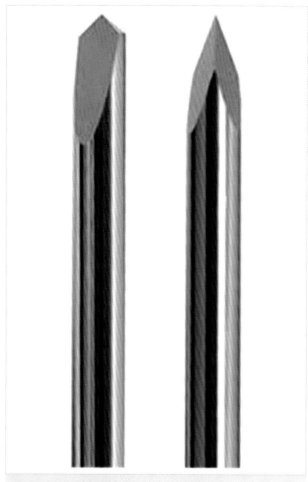

图 4.4　菱形尖（左）和三面针尖（右）

或三面针尖（图 4.4）。

三面针尖在钻孔后即具有最大的拔出力，在插入过程中需要最大的扭矩穿透骨骼；然而，它产生的热量最多。因此，建议以低速插入三面针，以实现最强的固定。螺钉头或螺纹针在把持力方面没有明显优势，但强度更低，因此大部分已被废弃。克氏针可以是单头或双头的。双头的可以顺行或者逆行穿入，但需要防止刺伤外科医生。

（三）适应证

克氏针应用广泛，包括关节内和外的骨折、关节脱位、闭合性和开放性骨折、永久或临时术中固定，也可用于其他植入物的导向。虽然克氏针可以用于固定骨折，但也可以在两块骨之间保持关节间隙。具体损伤的处理将在本章后面讨论。与其他技术相比，克氏针的优势包括成本低、易用、小切口、可经皮操作以及在许多不同类型的骨折中都能使用。与其他骨折植入物相比，克氏针的负荷较小，这是腕骨和手部骨的重要考虑因素。人们常说，克氏针很容易插入，虽然在纯理论的角度上来说这是正确的，但有效地使用这一技术来固定骨折，同时避免骨坏死和软组织损伤需要一定的技巧和经验。

（四）技巧：克氏针固定 MHC 的基本原则

我们倾向于在局部或区域阻滞麻醉下进行手术。患者经常可以看到影像增强器，这有助于他们了解术中情况，明显加强术后康复。静脉注射抗生素的作用尚未明确。止血带常规应用，但很少充气；最好允许一些出血，有助于中和克氏针插入所产生的热量。

大多数掌骨和指骨骨折都可以使用直径在 1.0~1.3mm 之间的光滑克氏针，较小的尺寸更适用于远端。小于 1mm 的克氏针的刚性显著降低。对于腕骨，我们更喜欢使用 1.25mm 的克氏针。

对于骨折，首先争取闭合复位，如果失败，小心切开，特别要注意手指旋转畸形。关节内骨折可能需要切开复位，因为任何超过 1mm 的关节面台阶都应该复位。

克氏针应尽可能减少穿入次数，以尽量减少软组织损伤和骨坏死。将克氏针按照预计植入的位置放于体表之上，行 X 线透视检查是很有帮助的。然后可以在皮肤上标记克氏针的入点和方向。在插入第一根克氏针之前，应该对其他克氏针的植入提前进行计划（图 4.5）。

理想情况下，克氏针应垂直于骨折断端植入。为了避免克氏针不必要的反复穿入，周详的手术计划十分重

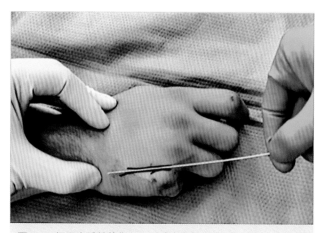

图 4.5　标记克氏针的位置，以减少穿针次数

要。特别是在掌骨和指骨这些管状骨当中，由于它们的直径很窄，反复的克氏针穿入会导致骨坏死、骨皮质丢失和骨质变弱。

克氏针进针点处表皮尖刀刺切，钝性分离至骨头，以保护神经血管结构。克氏针应缓慢进入，间断透视检查，以减少组织损伤，并降低总的辐射剂量。我们用盐水冷却克氏针，注意避免盐水溅入眼中。最近的一项研究发现，相对于完全正向驱动克氏针，电钻采用往返推进设置所产生的温度较低。锤击克氏针的固定强度最强，热损伤最小，但是如果需要调整位置，则操作更为复杂。

克氏针穿过骨折的同时很难维持复位。最好先将克氏针穿入一侧骨块，复位骨折后，克氏针穿过骨折线固定骨折。将一块骨用克氏针固定后撬拨向其他骨块这种操纵杆技术十分实用。

在不透视的前提下，穿针固定的同时维持复位是十分重要的。根据我们的经验，用中国式手指网套（图 4.6）或卵圆钳钳夹纱布包裹的指尖（图 4.7）牵引手指很有帮助。

插入克氏针时应注意避免折弯。保持电钻、克氏针与进针方向一致十分重要。克氏针过长会有摆尾和折弯的倾向。同样，手术室的设置也很重要。从手术台对侧往术者自己方向打入克氏针十分困难。因此，在开始手术前，通过 X 线提前设计克氏针的方向是很重要的，这样术者就可以坐在手术台最理想的一侧，将影像增强器和屏幕放于合适的位置。

如果克氏针的方向不理想，不要试图通过倾斜克氏针来调整。最好把克氏针退出皮质外，然后重新打入克氏针。这样可以防止克氏针再次打入原来的针道。此外，克氏针会变钝；如果骨头很硬，最好丢弃克氏针并使用新的克氏针。

一旦克氏针打入对侧骨皮质，应注意不要打穿，因为这将有助于维持复位并防止克氏针移位。但在某些情况下，克氏针穿出对侧骨及皮肤则是最佳状态。克氏针固定完毕后，则可对骨折复位和手指力线情况进行评估。我们使用肌腱固定术来评估手指在伸直和屈曲时的旋转情况。

克氏针需要折弯和裁剪以为其末端与皮肤之间提供足够的空间，避免造成皮肤划伤或压迫，因为这些可能会导致针道感染。已有各种各样的方法覆盖针尖以保证安全。

术后患肢石膏固定，应注意保护克氏针，以及固定的关节越少越好。3 天后将石膏更换为夹板。我们通常在

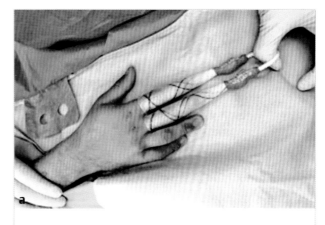

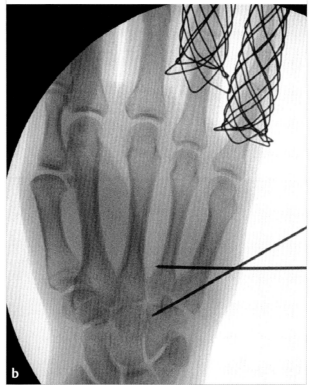

图 4.6　(a) 用于牵引和保护手术医生手指的中国式手指网套，这样就可以避免手术医生的手指暴露于 X 线之下；(b) 类似的金属手指牵引套

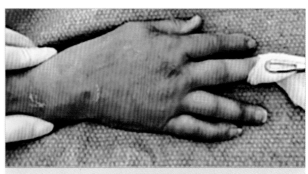

图 4.7　对于更远端骨折所用的卵圆钳和纱布

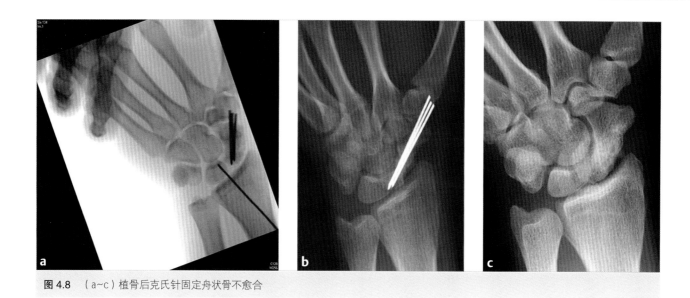

图 4.8 （a~c）植骨后克氏针固定舟状骨不愈合

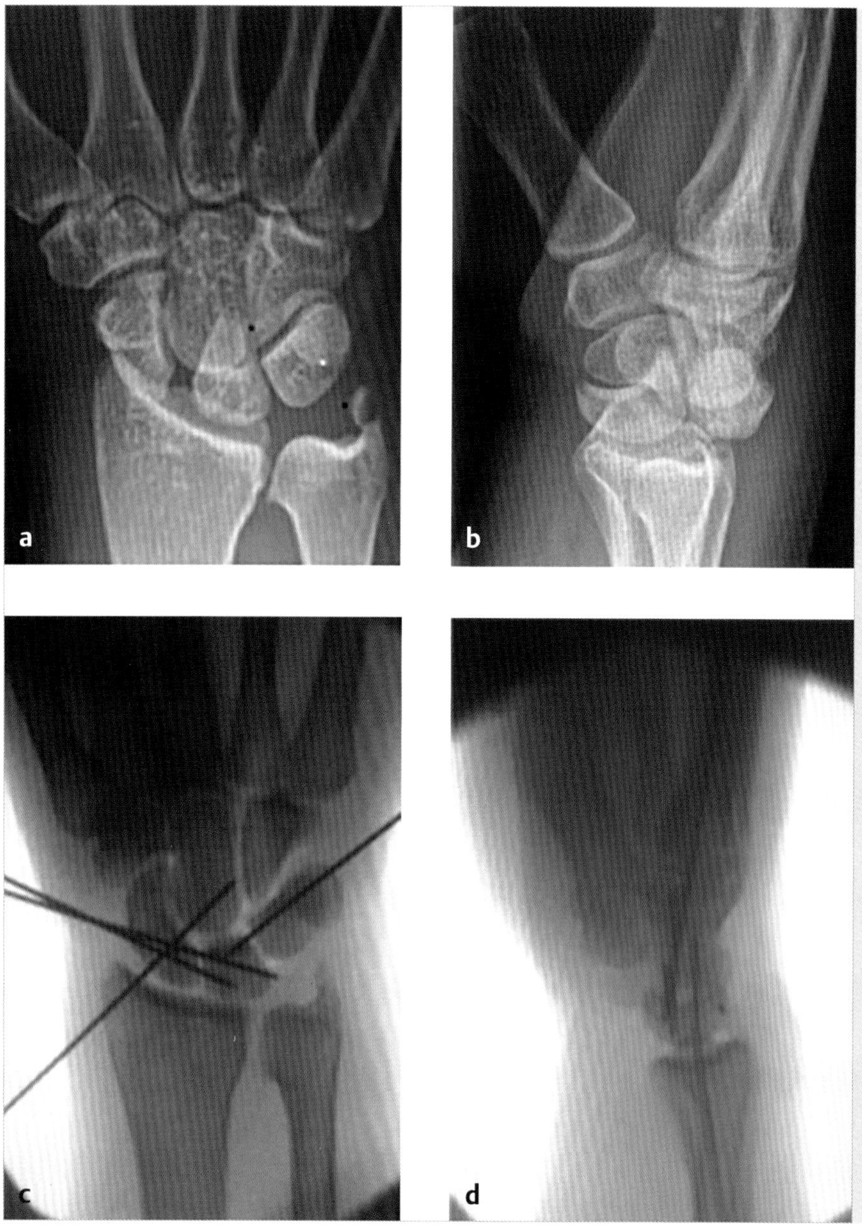

图 4.9 （a~d）克氏针用于月骨周围脱位

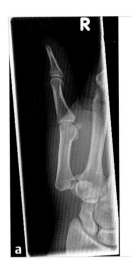
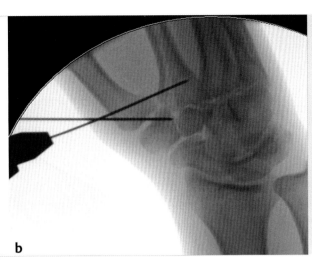

图 4.10　（a，b）克氏针用于 Bennett 骨折

术后 4 周拔除克氏针，以降低感染概率。如果出现针道感染，则需要每天清洁针道并口服抗生素。如果克氏针需要留置超过 4 周，如腕骨骨折，那么它们需被埋入皮下。所有患者在 1 周内都会在我们的换药诊所复诊，并指导物理治疗以消除关节僵硬。

（五）关于克氏针在手和腕骨骨折中应用的文献报道

腕骨骨折

在单独的腕骨骨折中，设计上不断完善的小号无头加压螺钉很大程度上已经替代克氏针，特别是在舟状骨。螺钉固定的优点包括骨折断端可以加压，没有金属内固定物外露风险以及可以早期行功能锻炼，避免关节僵硬。对于舟状骨骨不连，可使用多根经皮克氏针代替螺钉固定（植入负荷相对较大）（图 4.8）。

然而，克氏针在腕关节骨折 / 韧带脱位的治疗中仍然占有一席之地，尤其适用于累及月骨的周围损伤。通常情况下，在这种复杂的损伤中，可以经舟状骨穿入月骨，经舟状骨穿入头状骨，以稳定腕骨。我们通常使用 1.25mm 的克氏针，在进针前应小心分离解剖至骨头（图 4.9）。僵硬是这种损伤的公认后遗症，但克氏针固定也不能避免此类并发症出现。

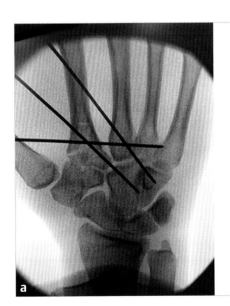
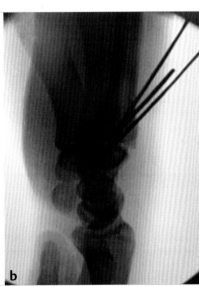

图 4.11　（a，b）克氏针用于固定多发掌骨基底骨折

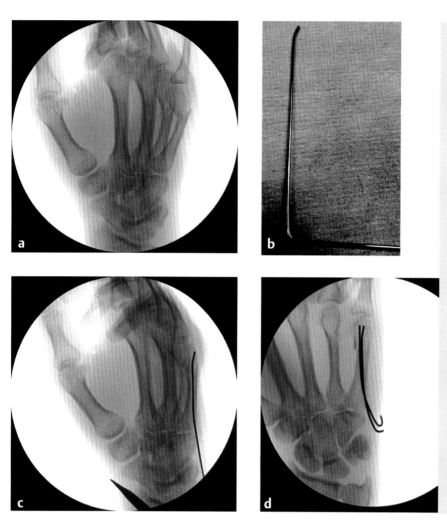

图 4.12 "Foucher"技术，用于第五掌骨颈骨折的髓内固定。将导针在倾斜尖端的平面上弯曲 90°，可以更容易地控制导针并了解尖端指向的方向

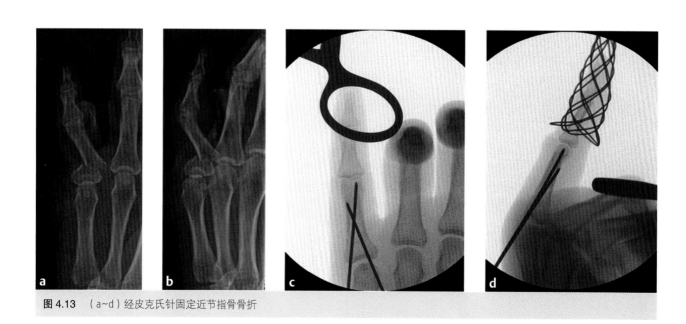

图 4.13 （a~d）经皮克氏针固定近节指骨骨折

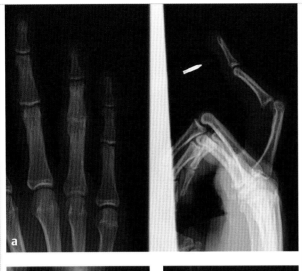

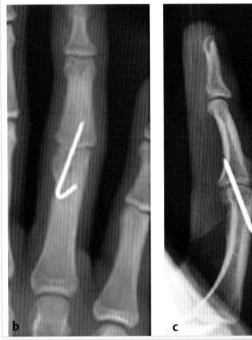

图4.14 （a~c）克氏针固定近侧指间关节掌侧脱位3周，6周后可完全活动

Bennett 骨折

对于累及关节面不及20%的第一掌骨基底部骨折，闭合复位经皮克氏针固定与切开复位内固定的长期疗效相当。但是，这是在关节面台阶小于1mm的基础上得出的结果。骨折的复位可以通过牵引拇指旋前和内收来实现。第一枚克氏针可以经掌骨打入大多角骨，第二根克氏针可以经第一掌骨打入第二掌骨。如果不能很好地复位关节面，则应切开复位。如果骨折块过小而不能使用螺钉固定，仍然可以使用克氏针来复位和固定骨折（图4.10）。

掌骨干骨折

几乎所有的骨干骨折都可以使用克氏针固定，无论是横形、斜形、螺旋形还是粉碎性。克氏针可以横向打入，通过相邻的掌骨固定骨折，远端2枚和近端1枚克氏针是最常见的组合方式。必须注意避免骨折断端分离。克氏针特别适用于掌骨基底骨折和腕掌关节脱位（图4.11）。

交叉克氏针固定也很受欢迎。从技术上讲，克氏针需要在骨折部位交叉，并且注意避免刺穿伸肌腱和掌指关节。

使用多根预弯的克氏针（0.8mm或0.9mm）进行的髓内固定可提供内部三点固定，从而控制旋转。克氏针从掌骨基底通过一个小孔顺行打入。该技术的一个优点是克氏针可以留在骨内，从而无须进行第二次手术。

掌骨颈骨折

一项关于小指掌骨颈骨折的非随机对照研究显示，克氏针经皮固定与髓内固定无明显区别。横向克氏针固定的潜在并发症——伸指肌腱矢状束损伤，可以在打入克氏针时保持掌骨间距得以避免。髓内克氏针可以通过在骨内

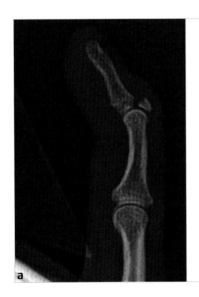

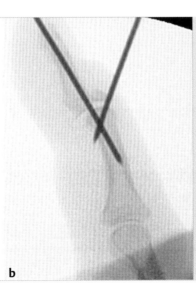

图4.15 （a，b）克氏针阻挡固定Mallet骨折

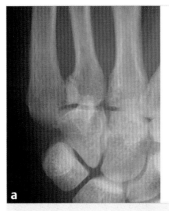
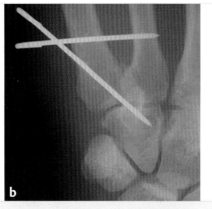
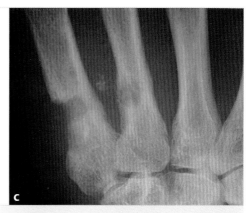

图 4.16 （a~c）并发症：第五掌骨近端骨折克氏针固定术后骨髓炎（反 Bennet 骨折）

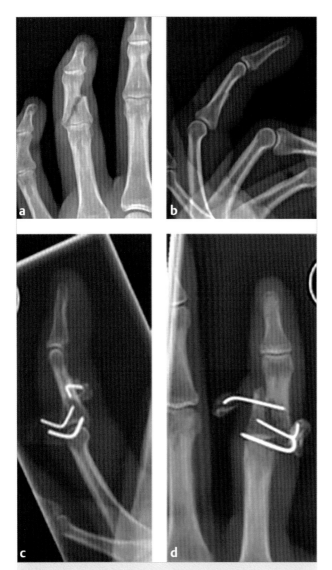

图 4.17 （a~d）并发症：克氏针不是没有风险的，应用该技术时需谨慎。转诊自另一个治疗中心的年轻患者，骨折在术后 2 周移位

实现三点支撑的 Foucher 构型，避免克氏针移位和穿透掌骨头（图 4.12）。

指骨骨折

指骨的长斜形骨折可以通过闭合复位、垂直骨折线的克氏针固定得到较好的疗效。在 Green 和 Anderson 的研究中，22 例患者中有 18 例获得了完整的关节活动度（图 4.13）。

近侧指间关节的骨折和脱位

de Haseth 等报道了应用克氏针治疗这些复杂损伤。他们认为这是一种有效、微创、简单的技术。术后 4 周取出克氏针（图 4.14）。

Mallet 骨折

克氏针也可以通过支撑碎骨块来维系骨折稳定。这一技术尤其适用于槌状指骨折（图 4.15）。

（六）并发症

与所有的外科治疗一样，克氏针固定也有并发症出现的可能。包括断针、骨坏死、针道感染（图 4.16）、固定失效（图 4.17）、移位、骨折不愈合、骨折畸形愈合和神经损伤。

克氏针的植入可以限制伸指装置，因此也影响关节屈曲。需要注意将克氏针远离伸指肌腱。在治疗掌骨和指骨骨折时，保留手指关节也十分重要。在 Al-Qattan 报道的 35 例不稳定的近节指骨横形骨折患者中，在不固定关节的情况下，关节活动与他之前的研究相比有明显改善。

克氏针为细菌感染通过皮肤进入骨骼创造了一个潜在的途径。在一项 1213 例患者的回顾性研究中，感染率为 7%。虽然在 Stahl 和 Schwartz 的研究中没有发现埋入克氏针和外露克氏针在感染率上有显著差异，但人们普遍认为克氏针外露 4 周以上有感染的风险，所以如果需要固定更长的时间，克氏针应该埋入皮下。克氏针用于固定粉碎和不稳定的指骨骨折时需要辅助夹板制动，但这又可能导致关节僵硬和肌腱粘连。

（七）结论

手部骨折的治疗是复杂的，需要一定的手术技巧和缜密的治疗思路才能得到最佳疗效。掌握多种治疗技术将有助于外科医生根据不同的骨折患者选择合适的手术方法。我们认为，骨内钢丝和克氏针虽然已使用很长时间，但与钢板和螺钉固定相比仍有一定优势。然而，为了避免并发症，它们的使用应该和其他治疗方法一样需要技巧、引起大家的重视以及对细节的关注。

参考文献

[1] Lister G. Intraosseous wiring of the digital skeleton. J Hand SurgAm. 1978; 3(5):427–435.

[2] Thomas BP, Sreekanth R, Pallapati SC. Open proximal phalangealshaft fractures of the hand treated by theta fixation. Indian J Orthop.2015; 49(3):312–316.

[3] Gingrass RP, Fehring B, Matloub H. Intraosseous wiring of complexhand fractures. Plast Reconstr Surg. 1980; 66(3):383–394.

[4] Gropper PT, Bowen V. Cerclage wiring of metacarpal fractures.Clin Orthop Relat Res. 1984(188):203–207.

[5] Al-Qattan MM. Metacarpal shaft fractures of the fingers: treatmentwith interosseous loop wire fixation and immediate postoperativefinger mobilisation in a wrist splint. J Hand Surg [Br].2006; 31(4):377–382.

[6] Al-Qattan MM, Al-Lazzam A. Long oblique/spiral mid-shaftmetacarpal fractures of the fingers: treatment with cerclagewire fixation and immediate postoperative fingermobilisation in a wrist splint. J Hand Surg Eur Vol. 2007;32(6):637–640.

[7] Al-Qattan MM, Al-Zahrani K. Open reduction and cerclage wirefixation for long oblique/spiral fractures of the proximal phalanxof the fingers. J Hand Surg Eur Vol. 2008; 33(2):170–173.

[8] Firoozbakhsh KK, Moneim MS, Howey T, Castaneda E, Pirela-Cruz MA. Comparative fatigue strengths and stabilities ofmetacarpal internal fixation techniques. J Hand Surg Am. 1993;18(6):1059–1068.

[9] Matloub HS, Jensen PL, Sanger JR, Grunert BK, Yousif NJ. Spiralfracture fixation techniques. A biomechanical study. J Hand Surg[Br]. 1993; 18(4):515–519.

[10] Prevel CD, Morgan R, Molnar J, Eppley BL, Moore K. Biomechanicaltesting of titanium self-tapping versus pretapped lag screwfixation of spiral metacarpal fractures. Ann Plast Surg. 1996;37(1):34–40.

[11] Al-Qattan MM. Closed reduction and percutaneous K-wires versusopen reduction and interosseous loop wires for displacedunstable transverse fractures of the shaft of the proximal phalanxof the fingers in industrial workers. J Hand Surg Eur Vol.2008; 33(5):552–556.

[12] Weiss AP. Cerclage fixation for fracture dislocation of theproximal interphalangeal joint. Clin Orthop Relat Res.1996(327):21–28.

[13] Aladin A, Davis TR. Dorsal fracture-dislocation of the proximalinterphalangeal

[14] Huber W. Historical remarks on Martin Kirschner and the developmentof the Kirschner (K)-wire. Indian J Plast Surg. 2008;41(1):89–92.

[15] Harasen G. Orthopedic hardware and equipment for the beginner:part 1: pins and wires. Can Vet J. 2011; 52(9):1025–1026.

[16] Namba RS, Kabo JM, Meals RA. Biomechanical effects of pointconfiguration in Kirschner-wire fixation. Clin Orthop Relat Res.1987(214):19–22.

[17] Piska M, Yang L, Reed M, Saleh M. Drilling efficiency and temperatureelevation of three types of Kirschner-wire point. J BoneJoint Surg Br. 2002; 84(1):137–140.

[18] Gulati A, Dixit A, Williamson DM. The role of prophylactic antibioticsfor percutaneous procedures in orthopaedic surgery surgscience. 2011; 2:248–352.

[19] Anderson SR, Inceoglu S, Wongworawat MD. Temperature risein Kirschner wires inserted using two drilling methods: forwardand oscillation. Hand (NY). 2017:1558944717708052.

[20] Franssen BBGM, Schuurman AH, Mink Van Der Molen AB, KonM. Hammering versus drilling of sharp and obtuse trocar-pointk-wires. J Hand Surg Eur Vol. 2009; 34(2):215–218.

[21] Vishwanath G. Managing the cut end of a K wire. Indian J PlastSurg. 2010; 43(1):117–118.

[22] Herzberg G, Forissier D. Acute dorsal trans-scaphoid perilunatefracture-dislocations: medium-term results. J Hand Surg [Br].2002; 27(6):498–502.

[23] Lutz M, Sailer R, Zimmermann R, Gabl M, Ulmer H, Pechlaner S.Closed reduction transarticular Kirschner wire fixation versusopen reduction internal fixation in the treatment of Bennett'sfracture dislocation. J Hand Surg [Br]. 2003; 28(2):142–147.

[24] van Niekerk JL, Ouwens R. Fractures of the base of the firstmetacarpal bone: results of surgical treatment. Injury. 1989; 20(6):359–362.

[25] Galanakis I, Aligizakis A, Katonis P, Papadokostakis G, StergiopoulosK, Hadjipavlou A. Treatment of closed unstable metacarpalfractures using percutaneous transverse fixation withKirschner wires. J Trauma. 2003; 55(3):509–513.

[26] Faraj AA, Davis TR. Percutaneous intramedullary fixation ofmetacarpal shaft fractures. J Hand Surg [Br]. 1999; 24(1):76–79.

[27] Wong TC, Ip FK, Yeung SH. Comparison between percutaneoustransverse fixation and intramedullary K-wires in treatingclosed fractures of the metacarpal neck of the little finger. J HandSurg [Br]. 2006; 31(1):61–65.

[28] Foucher G. "Bouquet" osteosynthesis in metacarpal neck fractures:a series of 66 patients. J Hand Surg Am. 1995; 20(3 pt2):S86–S90.

[29] Green DP, Anderson JR. Closed reduction and percutaneous pinfixation of fractured phalanges. J Bone Joint Surg Am. 1973;55(8):1651–1654.

[30] Greene TL, Noellert RC, Belsole RJ, Simpson LA. Composite wiringof metacarpal and phalangeal fractures. J Hand Surg Am. 1989;14(4):665–669.

[31] de Haseth KB, Neuhaus V, Mudgal CS. Dorsal fracture-dislocationsof the proximal interphalangeal joint: evaluation of closedreduction and percutaneous Kirschner wire pinning. Hand (NY).2015; 10(1):88–93.

[32] Darder-Prats A, Fernández-García E, Fernández-Gabarda R,Darder-García A. Treatment of mallet finger fractures by theextension-block K-wire technique. J Hand Surg [Br]. 1998;23(6):802–805.

[33] Chung DW, Lee JH. Anatomic reduction of mallet fractures usingextension block and additional intrafocal pinning techniques.Clin Orthop Surg. 2012; 4(1):72–76.

[34] Sela Y, Peterson C, Baratz ME. Tethering the extensor apparatuslimits PIP flexion following K-wire placement for pinningextra-articular fractures at the base of the proximal phalanx.Hand (NY). 2016; 11(4):433–437.

[35] Al-Qattan MM. Displaced unstable transverse fractures of theshaft of the

proximal phalanx of the fingers in industrial workers:reduction and K-wire fixation leaving the metacarpophalangealand proximal interphalangeal joints free. J Hand Surg EurVol. 2011; 36(7):577–583.

[36] van Leeuwen WF, van Hoorn BT, Chen N, Ring D. Kirschner wirepin site infection in hand and wrist fractures: incidence rate andrisk factors. J Hand Surg Eur Vol. 2016; 41(9):990–994.

[37] Stahl S, Schwartz O. Complications of K-wire fixation of fracturesand dislocations in the hand and wrist. Arch Orthop TraumaSurg. 2001; 121(9):527–530.

[38] Pun WK, Chow SP, So YC, et al. A prospective study on 284 digitalfractures of the hand. J Hand Surg Am. 1989; 14(3):474–481.

第五章　掌指骨骨折的髓内钉固定

Maurizio Calcagni, Lisa Reissner, Christoph Erling, Thomas Giesen
译者：杜朝，滕晓峰

摘要：20 世纪 80 年代无头加压螺钉的出现为腕骨内固定提供了新的思路，并迅速成为标准治疗方法。在很长一段时间内，无头加压螺钉在手指和掌骨中的应用仅限于远侧指间关节融合或指骨骨不连的治疗。直至 2010 年，才有报道首次应用髓内无头螺钉治疗横形新鲜骨折。由于这项技术相对较新，还无法列出绝对的适应证。髓内无头螺钉最佳适应证为横形骨折，或伴有轻度粉碎，但在某些情况下，也可用于恢复骨的力线和长度。该手术包括几个基本步骤，但需依据剧不同的解剖部位进行相应调整：闭合复位骨折，打入导针，无头加压螺钉固定（必要时预钻孔）。在已发表的病例研究中，在骨折愈合和活动范围方面的结果优良。用不同方法计算关节面损伤面积，结果依据受累关节和螺钉大小的不同，损伤面积在 4%~20% 之间。

髓内螺钉治疗掌、指骨骨折是一种较新的技术，具有较好的可重复性和低并发症的优势。

关键词：髓内螺钉，骨折固定术，手部骨折，无头螺钉

一、简介

手部骨折的治疗一直是争论不休的话题，对于同一类型的手部骨折，不同的外科医生对于选择保守治疗还是手术治疗常常存在分歧。使用石膏或夹板可能减少内固定材料相关的并发症，但不能早期康复，并可能导致关节僵硬，因此延长病假。在手部骨折中，使用骨外或突出皮肤的固定材料常有较高的并发症发生率。以下列举的一些并发症是与手术相关的，如感染、医源性神经损伤或骨折复位不良，但大多数并发症与固定材料本身相关：最常见的是过敏反应、针道感染、肌腱粘连、关节僵硬和内固定物不耐受。

手对内固定材料的体积非常敏感，因为手部的骨紧邻滑动结构；肌腱、韧带、手内在肌和神经在愈合过程中会与手术瘢痕和（或）钢板和螺钉粘连。随着材料学和制造技术的发展，这些问题随之减少；由钛制成的现代钢板组织相容性更高，更为轻薄，螺钉没有锋利的边缘，减少了体积相关的并发症。然而，放置在手部骨骼外面的固定材料往往需要移除，上面提到的结构也会从瘢痕中释放出来，导致患者需行二次手术，继而可能出现新的并发症。

20 世纪 30 年代，髓内钉在德国广泛应用于下肢，获得满意的疗效，继而推动了这种接骨技术的发展。经皮和非经皮克氏针在手指和掌骨骨折中应用广泛，但仍存在一定的并发症和局限性。

为了寻找更好的髓内固定方法，1977 年 Foucher 提出了 bilboquet 技术，这可能是第一个稳定的手指骨髓内固定。bilboquet 技术需要使用特殊的髓内钉，有时需要配合骨水泥使用。后来，这些髓内钉被不断改进：针对指骨骨折的髓内针，有或没有螺纹，或带有一个用于锁定的锁定孔。不幸的是，这种新方法很难使用，未产生较大的影响。

后来，无头加压螺钉由于可以通过髓内加压而被用于治疗舟状骨骨折。尽管它们在腕骨上取得了成功，但这一治疗理念直至近期才被应用到掌骨和指骨骨折的治疗上。

第一次在手指上使用无头加压螺钉仅限于远侧指间关节的关节融合或指骨骨不连。第一代无头螺钉的局限性在于需要一个用于钻孔和加压的外部工具。

在接下来的几代中，无头螺钉被制成空心以便通过导针更容易地植入。最近一次改良将螺钉改为自钻、自攻螺钉，即可避免螺钉插入前的预钻孔，进一步简化了手术流程，减少了手术暴露。

2010 年，第一次应用髓内空心无头螺钉治疗新鲜横形骨折。Ruchelsman 等通过对螺钉头所需体积和受损软骨表

面面积进行理论研究后，报道了第一个临床系列研究。在这篇论文之后，其他研究病例数均少于此研究，而且随访时间较短。

二、适应证

这项技术相对较新，还不够完善，无法列出绝对的适应证。理想情况下，髓内无头螺钉最佳适应证为横形骨折，或伴有轻度粉碎，但在某些情况下，也可用于恢复骨的力线和长度。在粉碎的掌骨骨折中，建议使用2枚交叉螺钉来保持加压。

目前对于这种骨折内固定方式，还没有关于骨折成角的最大可接受角度的研究，但我们不建议固定斜形或螺旋形骨折。对于拇指，如果能够放置至少2枚螺钉时，我们将使用拉力螺钉固定。

两个骨折块必须足以容纳螺纹头，避免螺纹进入骨折线，影响加压。

三、手术技巧

该手术流程是基于不同解剖部位之间共用的几个步骤。

手术前必须在两平面上测量髓腔的宽度，以选择合适大小的螺钉。髓腔是不对称的，而侧位片相对更为准确。正常情况下，螺钉的远端应该能够通过髓腔最窄的峡部。通常为2.2~3.0mm，但随医生使用的螺钉品牌的不同而有所差别。对于远端指骨骨折，有些品牌没有相应的小螺钉。

对于掌骨，它们的直径有时可能超过4mm，故需要更大的螺钉。然而，在这种情况下的大髓腔，小螺钉可作为一种弹性固定（图5.1）。

X线透视下复位骨折，根据螺钉的大小切开皮肤2~4mm，选择能于髓腔中央放置导针的位置进针。进针点因不同的骨骼而异，如下所述。然后将导针穿过骨折线。导针在两个平面均在理想位置后，植入螺钉（如果螺钉条件允许，大多数情况下不需要预钻孔）以获得理想的骨折断端加压。螺钉头部必须准确地埋头于软骨下骨，以避免继发性关节损伤。

手术前通过X线透视来计算螺钉的长度，以便在手术过程中节省时间。断端加压是通过植入螺钉来实现的，因此，当治疗短骨骨折或关节周围骨折时，应从长度上减去几毫米，以避免螺钉进入关节间隙。

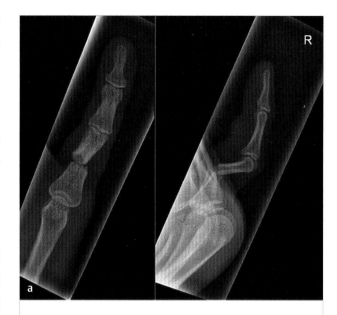
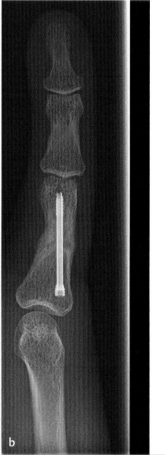
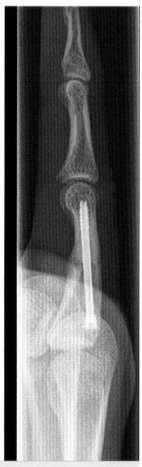

图5.1　（a,b）经关节顺行髓内螺钉固定近节指骨干移位性骨折

由于各种品牌的螺钉特点不同，目前还没有关于一个品牌优于其他品牌的数据。依据我们的经验，优选空心螺钉，以允许经皮固定，螺距不同但应完成断端加压，而

不需要外部设备，如加压工具或宽头螺丝刀。螺丝刀本身的直径也很重要，因为它必须与螺钉大小相同，甚至更小，以避免对进钉位置骨头和软骨造成更大的损伤。

这一基本技术需要针对每根骨头的不同进行调整，尤其是皮肤切口位置的选择，以获得最佳疗效。

（一）远节指骨

皮肤切口位于皮下，暴露骨膜。将导针置于中心，植入螺钉。由于留给植入螺钉达到断端加压的余地很小，在螺钉通过骨折线之前，手动将骨折断端加压非常重要。螺钉必须足够长，但不能穿入远侧指间关节。远节指骨非常小，只有 2.2mm 或更小的螺钉适用于远节指骨。

（二）中节指骨

有两种方法：通过远侧指间关节逆行打入和通过近端指间关节顺行打入。我们对于远侧指间关节已经暴露的开放骨折、中节指骨远端骨折（头或颈），更倾向于逆行植入。

在这些情况下，通过屈曲远侧指间关节复位骨折。在远侧指间关节处做一个 2mm 皮肤切口，切开伸肌腱。X 线透视下，一根导针通过中节指骨头穿过骨折线进入近端骨折块。导针应尽可能居中，以防止植入螺钉时出现继发骨折移位。在远侧指间关节僵直、屈曲受限时，此项操作困难。X 线透视下测定螺钉的长度。螺钉必须足够长，但不进入近侧指间关节。最终植入螺钉直至达到良好的断端加压，并且螺钉第二个螺纹处于软骨下。

在骨干骨折中，我们经近侧指间关节植入螺钉。近侧指间关节尽可能屈曲，导针从近节指骨远端背侧插入

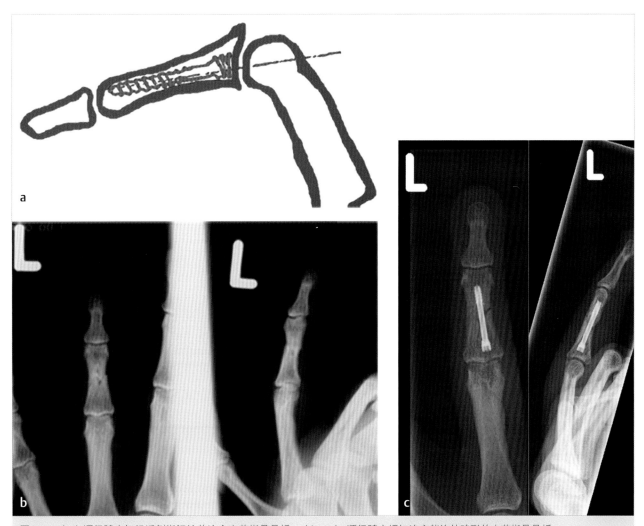

图 5.2　（a）顺行髓内钉经近侧指间关节治疗中节指骨骨折；（b，c）顺行髓内螺钉治疗伴旋转畸形的中节指骨骨折

（图 5.2）。

然后将螺钉沿导针植入，无须预钻孔，骨折固定完毕。

（三）近节指骨

对于近节指骨，有两种手术方法。

经关节内固定

在掌指关节的背侧，通过皮肤和腱帽做一个 2~3mm 的切口。X 线透视下，屈曲掌指关节 60°，一根大小合适的导针沿着纵轴从背部中心插入近节指骨的基底。为了便于关节内插入导针，可以用手将近节指骨基底部轻轻地推向背侧。随后，用空心螺丝刀植入长度适当的空心无头加压螺钉，无须预先钻孔，直到螺钉头完全埋入软骨下。在某些情况下，当骨折略呈斜形时，插入点可能会略偏心，从而减少导针的插入难度（图 5.3）。

经掌骨固定

在掌骨头稍近处切开皮肤及腱帽。X 线透视下，通过掌骨头，从背部经中央顺行插入与所选螺钉匹配的导针。维持掌指关节屈曲及骨折复位。导针经指骨近端跨过骨折线。然后螺钉经掌骨头植入，直至钉尾完全埋于指骨基底软骨下。在这种情况下，螺丝刀的大小至关重要，为避免损坏掌指关节，它必须与螺钉尺寸相同或更小。操作时应非常小心，直到完全移除导针，以避免弯曲或断裂。

（四）经近侧指间关节背侧入路

如 Del Pinal 等所述，逆行技术相对操作简单，我们认为逆行技术是治疗近节指骨远端三分之一骨折的最佳方法。

（五）掌骨

经掌指关节以远刺切，并切开腱帽。X 线透视下复位骨折，打入尺寸适中的导针。螺钉的长度应依据髓腔狭窄部选择合适的尺寸，以确保获得最佳加压效果（图 5.4）。

在骨折粉碎的情况下，应避免骨折断端加压，螺钉仅用于支撑，维持骨折的力线。Del Pinal 等还建议加用第二个交叉螺钉，以形成"Y"形固定，而该固定不会随着骨折块的缩短而塌陷。

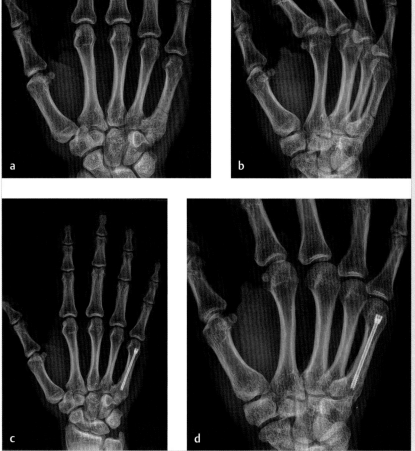

图 5.3 （a,b）钢板取出后第五掌骨再骨折，逆行髓内螺钉固定；（c，d）术后立即康复锻炼

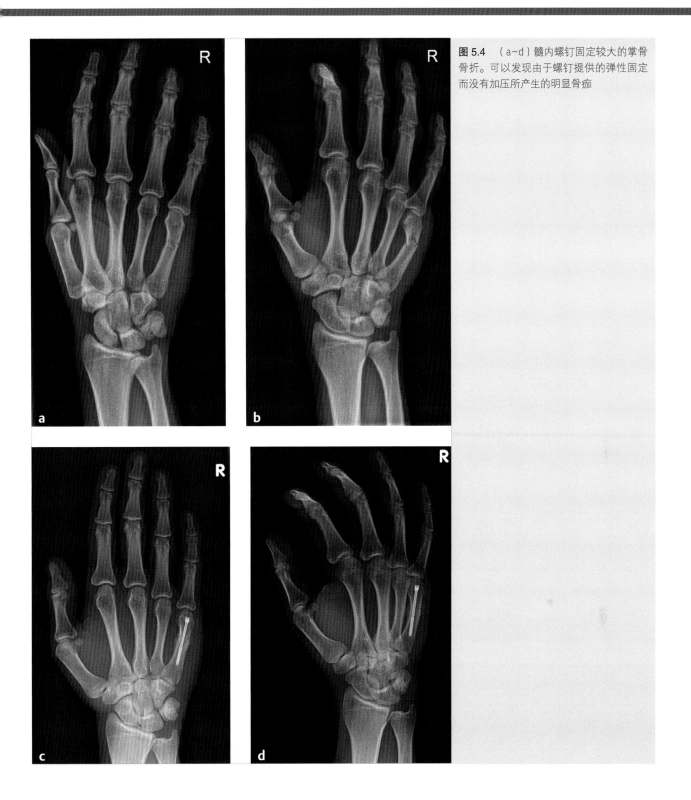

图 5.4　（a~d）髓内螺钉固定较大的掌骨骨折。可以发现由于螺钉提供的弹性固定而没有加压所产生的明显骨痂

（六）术后治疗

对于手指骨折，将其与相邻健康指胶带固定以进行功能锻炼。晚间予伸直位夹板固定以预防近侧指间关节挛缩。远端指骨折需保护 4 周，以免在活动期间触碰手指，但主动功能锻炼应术后即开始进行。

在掌骨骨折中，应用支具（避免固定腕关节和掌指关节）和邻指胶带固定。术后即行功能锻炼。术后 4~6 周，根据临床症状和 X 线情况决定是否行无保护持重训练。

如果术中加压不充分，需行额外保护。在这些情况下，应延迟主动功能锻炼，但肌腱功能锻炼应立即展开。

四、结果

在已发表的研究中，就骨折愈合和功能而言，结果良好。超过90%的患者骨折愈合良好。在髓腔直径较大的病例中，可见肥大型骨痂，但未见骨不连。

由于关节表面受损的百分比是通过不同的手术方法在不同的位置计算得出的，因此无法进行比较。通过对掌骨头进行CT检查显示，根据螺钉的直径不同，钉帽损坏软骨表面的面积为4%~12%。Del Pinal对近节指骨头进行研究，发现受损区域为13%~22%。Borbas等对近端指骨基部受损的关节面进行了尸检，发现2.2mm螺钉的对应损伤面积为4.5%，3mm螺钉的损伤面积为8.3%。所有这些研究表明软骨损伤非常有限。此外，螺钉位于指骨头的中央，两踝之间，负荷最小。在掌骨头，螺钉的植入位置在髓腔轴线上的背侧偏心位，负荷最小。

五、并发症

报道的并发症很少，主要与伴随的软组织损伤有关。Giesen等报道，掌指关节和近侧指间关节的伸直范围平均丢失2°~8°（取决于治疗部位）。未见其他并发症。

仅在螺钉进入关节的极少数病例中（1.5%~3.0%）螺钉需要取出。在严重粉碎的情况下，骨会缩短。术中如若出现螺钉断裂或加压不足可能导致更改手术方案。

所有已发表的研究随访均有限，因此在植入部位骨关节炎的问题没有得到明确答案，特别是选择经掌骨入路。只有一篇文章报道了一个非常相似的情况，经大多角骨固定舟状骨，仅观察到2例（5.4%）有症状的舟状骨、大多角骨、小多角骨关节炎。

六、结论

髓内螺钉治疗掌、指骨骨折是一种较新的技术，具有疗效好，可重复性好和并发症较低的优势。我们将髓内螺钉固定作为伴有轻微粉碎的手指和掌骨骨折的标准治疗方法。理想的适应证是横形或短斜形骨折，伴有轻微粉碎。一般来说，当骨折线斜行角度足以用拉力螺钉固定时，则选择拉力螺钉。学习曲线是必要的，以选择恰当的适应证，避免一些可能危及功能的问题。特别重要的是螺钉直径的选择，以适应髓腔宽度和实现足够的加压。

此类方法并发症发生率较低，但只有通过较长时间的随访研究，并与其他固定方法进行比较才能更好地确定其适应证和局限性。

参考文献

[1] Fusetti C, Meyer H, Borisch N, Stern R, Santa DD, PapaloïzosM. Complications of plate fixation in metacarpal fractures.J Trauma. 2002; 52(3):535–539

[2] Page SM, Stern PJ. Complications and range of motion followingplate fixation of metacarpal and phalangeal fractures. J HandSurg Am. 1998; 23(5):827–832

[3] Foucher G, Merle M, Michon J. [Internal fixation in the stabilisationof fractures of the metacarpus and phalanges (author'stransl)] Ann Chir. 1977; 31(12):1065–1069

[4] Herbert TJ, Fisher WE. Management of the fracturedscaphoid using a new bone screw. J Bone Joint Surg Br. 1984;66(1):114–123

[5] Faithfull DK, Herbert TJ. Small joint fusions of the hand using theHerbert bone screw. J Hand Surg [Br]. 1984; 9(2):167–168

[6] Boulton CL, Salzler M, Mudgal CS. Intramedullary cannulatedheadless screw fixation of a comminuted subcapital metacarpalfracture: case report. J Hand Surg Am. 2010; 35(8):1260–1263

[7] Ruchelsman DE, Puri S, Feinberg-Zadek N, Leibman MI, BelskyMR. Clinical outcomes of limited-open retrograde intramedullaryheadless screw fixation of metacarpal fractures. J Hand SurgAm. 2014; 39(12):2390–2395

[8] ten Berg PW, Mudgal CS, Leibman MI, Belsky MR, RuchelsmanDE. Quantitative 3-dimensional CT analyses of intramedullaryheadless screw fixation for metacarpal neck fractures. J HandSurg Am. 2013; 38(2):322–330.e2

[9] del Piñal F, Moraleda E, Rúas JS, de Piero GH, Cerezal L. Minimallyinvasive fixation of fractures of the phalanges and metacarpalswith intramedullary cannulated headless compression screws.J Hand Surg Am. 2015; 40(4):692–700

[10] Giesen T, Gazzola R, Poggetti A, Giovanoli P, Calcagni M.Intramedullary headless screw fixation for fractures of theproximal and middle phalanges in the digits of the hand: areview of 31 consecutive fractures. J Hand Surg Eur Vol. 2016;41(7):688–694

[11] Itadera E, Yamazaki T. Trans-metacarpal Screw Fixation forExtra-articular Proximal Phalangeal Base Fractures. J Hand SurgAsian Pac Vol. 2017; 22(1):35–38

[12] Henry M. Variable pitch headless compression screw treatmentof distal phalangeal nonunions. Tech Hand Up Extrem Surg.2010; 14(4):230–233

[13] Mintalucci D, Lutsky KF, Matzon JL, Rivlin M, Niver G, BeredjiklianPK. Distal interphalangeal joint bony dimensions relatedto headless compression screw sizes. J Hand Surg Am. 2014;39(6):1068–74.e1

[14] Wang WL, Darke M, Goitz RJ, Andrews CL, Fowler JR. A comparisonof plain radiographs and computed tomography for determiningcanal diameter of the distal phalanx. J Hand Surg Am.2015; 40(7):1404–1409.e1

[15] Borbas P, Dreu M, Poggetti A, Calcagni M, Giesen T. Treatment ofproximal phalangeal fractures with an antegrade intramedullaryscrew: a cadaver study. J Hand Surg Eur Vol. 2016; 41(7):683–687

[16] Weiss AP. Intramedullary Herbert screws for treatment of phalangealnonunion. Tech Hand Up Extrem Surg. 1997; 1(1):41–47

[17] Geurts G, van Riet R, Meermans G, Verstreken F. Incidence ofscaphotrapezial arthritis following volar percutaneous fixationof nondisplaced scaphoid waist fractures using a transtrapezialapproach. J Hand Surg Am. 2011; 36(11):1753–1758

第六章　指掌骨的钢板螺钉内固定

Philippe Cuénod
译者：阮健，陈益

摘要： 钢板和螺钉可以使腕关节和手部骨折牢固固定，并允许早期活动。从 20 世纪初至现在，这项技术发展到现在可以治疗各种骨折，且疗效良好。然而，它是一个精确的技术，比其他方法要求更高，且有产生并发症的风险。必须牢记的是，这种选择仅仅是治疗骨折的一种可能性，且大多数情况下针对骨折不能保守治疗或微创治疗的情况。该章讲述螺钉和钢板固定的一般原理。在临床病例指导下，讨论主要适应证和手术技术。

关键词： 手部骨折，腕骨骨折，钢板和螺钉内固定，骨愈合，内固定

一、简介

钢板螺钉固定切开复位术已成为治疗手部和腕关节骨折的标准技术。它需要对骨愈合生物学、植入物、适应证和外科技术以及潜在并发症有很好的了解。本章介绍 Lambotte 于 1907 年创造的骨合成的一般原理及其临床应用。

骨折的自然愈合是通过形成继发于骨折间活动的骨痂，也就是所谓的间接骨愈合。Lucas-Championnière 于 1895 年提出了骨折愈合和功能恢复需要活动而不是制动。

当骨折绝对稳定时，例如通过螺钉和钢板固定，骨的巩固不会形成任何外部骨痂，而是通过直接的骨重塑。德国的 Hansmann 被认为在 1886 年首次用钢板进行骨折治疗。在他提倡保守治疗后，1940 年来自英国的 Perkins 也开始修复骨折，以获得早期运动。1949 年，来自比利时的 RobertDanis 发表了他的骨愈合理论：骨折应严格稳定，并允许早期运动和康复。他把没有外部骨痂形成的骨愈合称为"自体骨焊接"（气焊）。

1958 年瑞士的外科医生 Maurice Müller、Martin Allgöwer、Robert Schneider 及 Hans Willenegger 创建了 AO 协会，之后的骨折内固定发展都是基于该协会的实验室和临床研究。

二、内植物及内固定技术原理

（一）钢板及应用

骨折部位的加压增加了固定的刚性，并允许直接骨愈合。动力加压钢板（DCP）具有偏心孔，在远离骨折处的一侧具有斜面。当螺钉被拧紧时，螺钉头端向下移动，并相对于骨骼移动钢板，从而在骨折部位产生加压作用。目前用于掌骨和指骨固定的钢板有椭圆形的孔，没有任何倾斜的内表面。加压作用通过在骨折线附近钻一个孔，然后植入 1 枚螺钉，拉住远端皮质但不拧紧。然后将钢板拉向骨折线另一端，第 1 枚螺钉占据偏心负载位置。然后，将第 2 枚螺钉作为承载螺钉植入至相对骨折线最远侧位置，交替拧紧螺钉以产生轴向压缩（图 6.1）。

为了降低骨表面的压力避免骨坏死，骨板被刻在其下表面上，以减少骨表面压力区域，而不减少骨板任何横截面上的金属量。这种钢板被称为有限接触动力加压板（LC-DCP）。

在单一平面骨折中，任何应变或运动都集中在该平面上，有内固定失效的风险。因此，如果它仅由一个轴向加压的板支撑，由于板的弹性，在相对的皮质处可能会出现裂口。这种缺陷可以通过在断裂面植入 1 枚拉力螺钉或用一个过度弯曲的预加应力来预防，板的自然倾向是回到其原来的形状，从而抵抗另一个皮质的断裂。

当骨折是多平面的，不要试图达到绝对的严格固定，这可能危及血供。原则是永远不要牺牲骨折部位的生物学特性来实现复位和固定。多个骨折块对齐，它们之间的微小残余不稳定性将导致相对低振幅的运动，在骨折面之间均匀分布。在遵守生物学原理的基础上，骨的生物学愈合通过钢板桥接，恢复骨折的长度、轴线、旋转。没有骨附着的骨碎片，如果太小或缺失，可以通过骨移植和钢板桥

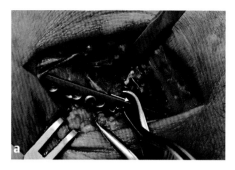
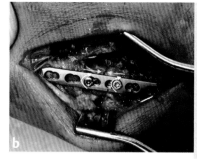
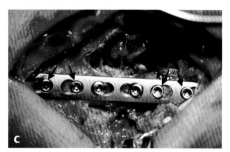

图6.1 掌指骨骨折加压钢板原理。（a）第1枚螺钉植入靠近骨折线的孔中，与远端皮质接合，但不拧紧。将板拉向骨折线另一端，使第一个螺钉到达偏心负载位置；（b）将第2枚螺钉植入相对骨折线最远端的位置，并交替拧紧螺钉，从而产生骨折块间轴向加压；（c）将其余螺钉植入中间位置，或在螺纹孔（黑色箭头）中采用锁定技术

接来替代。

传统的钢板固定技术是用螺钉固定两层皮质，在钢板和骨之间产生摩擦力，以中和不稳定力。当骨折部位需要加压时，如多个同侧掌骨骨折，骨不连需要绝对稳定时，或是明显粉碎性骨折和关节周围骨折，就需要这些技术。由于骨质量差（骨质疏松、高度粉碎、骨丢失、干骺端或病理性骨折）导致螺钉固定质量降低，会产生松动和植入失败的风险。增加钢板和骨的摩擦力可能会危及骨折部位和骨膜生物学。因此，新的概念提出，螺钉被锁定在板上的螺纹孔中，形成一个具有角稳定性的框架，作为一个内－外固定器。钢板不再被压在骨上，而是"悬停"在其上方，在钢板和骨之间留有一个保持骨膜血液供应的微小空间。锁定钢板系统的稳定性不依赖于单枚螺钉的固定强度，而是取决于所有螺钉－骨界面的强度之和。这种锁定加压钢板（LCP）在多个实验室和临床研究中似乎提供了比传统的非锁定钢板更强的稳定性，尽管数据有时令人困惑。LCP建议将其用于间接骨折复位、关节周围掌骨和指骨骨折，尤其是粉碎性骨折、骨丢失或质量差的骨干骨折、骨不连或矫正性截骨术固定、严重骨折以防止碎片失活，解剖性限制防止骨张力侧的插入和小关节融合。实验室研究证明，用4枚双皮质锁定螺钉固定掌骨背骨折的钢板具有与用6枚双皮质非锁定螺钉固定相同的生物力学性能，从而减少剥离并使近端和远端骨折固定稳定。据

推测，与传统的双皮质固定相比，单皮质钢板固定可降低屈肌腱等掌侧结构损伤，且内固定牢固。然而，其他生物力学研究表明，双皮质在掌骨和指骨中具有优势。现代锁定钢板由于具有双圆孔，一个带螺纹，另一个偏心且光滑（图6.2），既可以使用锁定螺钉也可以使用常规螺钉。

除了直板外，还有各种形状的钢板以适应可能遇到的各种类型的骨折。钢板可以是"T"形或"Y"形，用双排或垂直进行固定。

（二）螺钉

用于掌骨和指骨固定的螺钉是自攻型皮质螺钉。它们要么用来固定钢板，要么用来直接固定骨骼。螺钉可以被定义为一种由螺旋线包围有中心核心组成的装置，它将旋转力转换成线性运动，使螺钉沿着其轴的纵轴移动。有效螺纹深度是在骨质中运动的长度。螺距是螺旋线每转360°，螺钉移动的高度。因此，距离越短，螺距越细，距离越长，螺距越粗。如果螺距越细，就会有越多的螺纹进入骨皮层（图6.3a）。

当1枚螺钉完全植入时，头部接触骨骼，并抵抗进一步的纵向运动。因此，更多的驱动力将在核心产生一个拉力，在螺钉头/骨界面上由相等的压缩力来平衡。螺钉头下方皮质的埋头孔会增加压缩面积，降低局部压力，从而增加骨质破坏的风险。如Roth等所示，如果在两层皮质中都有螺钉穿过，压缩力不会经过骨折面，除非植入螺

钉前骨块由复位钳在加压下复位。然而，拉力螺钉技术通常用于允许压缩力通过骨折面的情况。由于掌骨和指骨的尺寸较小，因此在手部的拉力螺钉技术可能与较大的骨骼

稍有不同。在骨折复位后，在两层皮质上钻一个直径比螺芯稍大的导向孔。首先钻孔，两层皮质都可以防止轴向偏移的风险，但在复位前需要对骨折块进行良好定位，以便在骨折复位时正确。然后在近端皮质钻一个直径较大于螺钉外径的滑动孔。近皮质孔埋头，螺钉植入时，其尖端略微突出对侧皮质，以便在骨质中获得最大拉力。通过这种方式，螺钉经过内层皮质穿出对侧皮质，当螺钉头部紧靠近端皮质时，通过骨折线产生压缩力（图 6.4）。

垂直于骨骼长轴植入的拉力螺钉将对轴向载荷产生的剪切力产生最大阻力。如果螺钉垂直于骨折面植入，则会产生最大的骨块间加压。因此，为了满足这两种类型的稳定性，可以使用不同的选择：一种选择是植入 2 枚螺钉，一个垂直于骨骼长轴，另一个垂直于骨折面。另一种选择是植入 1 枚或多枚与骨折面垂直的拉力螺钉，产生骨块间加压，并通过所谓的中和板或保护板抵消剪切力。

在植入螺钉时，必须注意两个更重要的点：首先，两个骨折块上的孔必须是同轴的，否则会移位。其次，骨折间螺钉应垂直于骨折面通过，孔应位于每个骨折块的中心，这在手部的小骨块中有时很难实现。

另一种实现骨块加压的方法是 TimothyHerbert 设计的无头加压螺钉，通过使用近端和远端之间的不同螺距实现加压，其中近端比远端窄。因此，通过植入螺钉，远端螺纹比近端螺纹前进更快，像拉力螺钉一样实现骨块间加压（图 6.3b）。后来进一步发展出中空管道，简化了克氏针的引导。另外一种设计是具有螺纹逐渐变窄的锥形设计（图

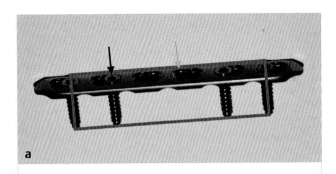

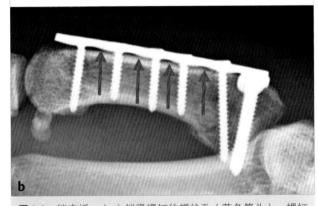

图 6.2　锁定板。（a）锁紧螺钉的螺纹孔（蓝色箭头）。螺钉锁定到位（黑色箭头）。板和螺钉作为一个功能单位增强稳定性（红色框架）。（b）钢板位于骨头上且留有小间隙，以保持骨膜血液供应（红色箭头）

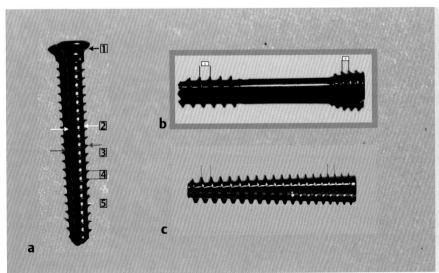

图 6.3　腕、掌骨和指骨骨折的不同类型螺钉。（a）皮质螺钉。1.头部；2.芯径；3.外径；4.螺距：螺钉每转 360°前进的距离；5.有效螺纹深度。（b）不同螺距的双螺纹无头加压螺钉。具有粗螺距的远端螺纹比近端、细螺距的螺纹行进更快，从而产生骨块间加压作用。（c）从远端到近端螺距逐渐变细的锥形螺钉的加压原理

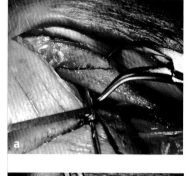
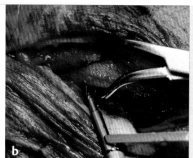
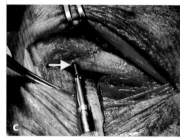

图6.4　拉力螺钉插入原理。(a)断裂复位后,垂直于断裂面钻取比芯径稍大的导向孔;(b)用深度计测量螺钉长度后,滑动孔钻入近端皮质,直径大于螺钉外径;(c)螺钉在近端皮质钻孔后植入(黄色箭头表示孔的斜角)

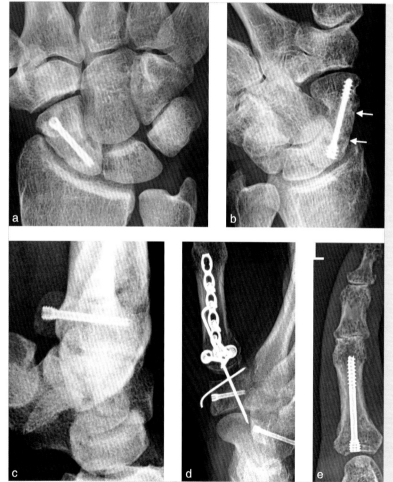

图6.5　无头螺钉使用示例。(a)逆行舟状骨固定(腰部骨折);(b)骨移植(白色箭头)和顺行舟状骨固定治疗骨不连;(c)钩骨钩的固定;(d)大多角骨骨折的固定;(e)指骨骨折固定

6.3c)。尽管最初设计用于舟状骨骨折和骨不连,提高融合率并允许早期活动,它也可用于其他腕关节骨折,如头状骨或钩骨钩,以及前面描述的手部骨折(图6.5)。。

三、一般注意事项和指征

这一部分不光是基于文献,更重要的还是基于研究人员多年来临床经验中取得的良好效果和失败的病例。循证医学指南理论上是有益的，但同样有缺陷（见第二章）。此外，即使该策略是基于循证，结果也不一定是好的，这取决于技术、患者的愈合生物学、康复质量和患者的合作能力。表 6.1 总结了使用钢板和螺钉固定的指征。

本章主要介绍使用钢板和螺钉内固定。然而，骨愈合技术也可用于肿瘤切除或其他病理性骨条件下的骨折、骨不连或骨重建。由于内固定的一般原则与骨折治疗遵循相同的规则，因此其他的适应证在这里没有得到展现，而它们在其他更具体的章节中被展现出来。

掌骨或指骨骨折的一般适应证手术治疗包括不稳定或不可复位骨折、移位或不稳定粉碎性骨折、多发性骨折、多发性创伤或开放性骨折相关骨折、骨质疏松性骨折。

在腕关节外伤中，螺钉固定的主要指征是舟状骨骨折。虽然采用石膏进行保守治疗依然可行，但多个系列的研究表明，长时间固定不再必要，经皮舟状骨固定可成为

常规治疗，并减少工作时间和提高愈合率。钩骨骨折，虽然不常见且诊断率较低，但也是经皮螺钉固定的一个很好的指征，其他腕骨，头状骨、大多角骨以及腕关节联合骨折也是如此。

腕关节炎继发舟状骨骨不连进行性塌陷（SNAC）可能需要部分完全融合。虽然固定可以通过克氏针或特殊设计的钢板实现，对于腕骨内融合无头加压螺钉也是一种可供选择的方式。如果腕关节退变严重，在不能进行腕关节置换情况下可选择全腕关节融合。通常使用背侧预弯或直型特殊设计板。

在考虑手术固定时，必须遵循一些规则：不要只根据 X 线检查进行治疗，而是根据患者的需要进行治疗；根据指征选择钢板和螺钉固定，而不是因为手术是否漂亮来选择。该技术必须针对患者进行术前计划操作。在决定去手术室时，必须牢记这几点。与开放式手术相比，微创的固定方法可能造成较少的软组织损伤。现在有时候可以使用微创技术经皮螺钉固定骨折，此时选择空心钉或实心螺钉。再次强调，如果可能的话，必须始终考虑保守治疗。

在需要钢板和螺钉固定的情况下，需要有完整的手术设备，手术室条件良好，且外科医生经过良好的技术培训后。与保守治疗相比，不遵守这些先决条件的话，手术治疗可能对患者的手造成更大的伤害。

在治疗过程中必须遵循手部骨折手术治疗、骨折解剖复位、稳定固定、重视软组织保护和早期运动的原则。

由于螺丝的尺寸在不同制造商之间有很大的差异，所以文中没有具体说明。目前可提供直径在 1.0~2.5mm 之间的螺钉。如果有可用的螺钉，其直径取决于骨折碎片的尺寸以及钢板的尺寸。

四、具体指征和步骤

本章内容以各种教科书和文章为基础，这些未在正文中系统地引用。

（一）指骨骨折

远节指骨骨折

远节指骨骨折通常为粉碎性骨折或横形骨折，一般使用克氏针治疗。然而，指骨基底关节内骨折伴移位的背侧骨折可在切开复位后用 2~3 枚小螺钉固定。在某些情况下，当闭合复位可能实现情况下，可以尝试经皮螺钉植入。为防止移位碎片破裂，可用 0.8mm 克氏针钻孔，也

表 6.1　钢板螺钉内固定指征

指骨掌骨		
	骨折	不稳定
		分离
		粉碎性
		难复位
		开放性
		多发
		骨量丢失
		多发伤
	骨不连	皮质骨移植
		无骨移植
	骨重建	皮质骨移植
		无骨移植
	创伤后关节炎	有 / 无骨移植的融合
腕骨		
	骨折	舟状骨，不包含远极
		钩骨钩
		头状骨
		腕骨脱位伴骨折
		大多角骨
		三角骨背侧撕裂伴骨块分离
	骨不连	无骨移植固定
		骨移植重建：
		·传统髂骨移植
		·带蒂骨移植
		·游离骨瓣
	创伤后 SLAC/SNAC/DRF*	局限性融合
		全腕关节融合

*：DRF，桡骨远端骨折；SLAC，舟月进行性塌陷；SNAC，舟状骨骨不连进行性塌陷

可使用带有近端钩的微型背板来固定。

掌侧撕脱骨折，如 Jersey 指，以及斜形骨折，在骨块够大的情况下可用拉力螺钉固定。

近中节指骨骨折

由于指骨背上有精细的伸肌腱装置，使用钢板会有导致瘢痕粘连的风险，尤其是在第五指的基底指骨上。因此，应尽可能鼓励采用其他固定方法。近中节指骨的入路可以是背侧或外侧。前者要求两个指骨上的伸肌腱纵向牵开暴露，在近节需要从中央腱和侧束之间牵开，在中节需要牵开侧束。它能更好地暴露骨折创面，是研究人员首选的方法。外侧入路对伸肌装置的损伤较小，产生的粘连较少，更美观，但可能导致骨折端暴露不足。必要时，钢板可从背面或侧面植入。这取决于骨折情况和个人偏好。生物力学研究似乎表明，背侧应用钢板的稳定性更好，但结果取决于植入物的质量，而植入物的质量在不同制造商之间存在很大差异。临床分析似乎证实了无论钢板是从外侧还是背侧植入，结果均无差异。

近中节指骨横形骨折

如果不选择替代方法（髓内钉或加压螺钉），则可通过加压钢板固定，可以从外侧或背部植入。为了防止对侧皮质撕裂，钢板应稍微弯曲。使用 5 孔板，使中心孔在骨折线处留空。应将钢板置于骨干长轴上。AO 协会倾向于采用外侧放置的钢板。然而，若遵循相同的原则也可以采用背侧入路放置钢板。

近中节指骨短斜形骨折

骨折的成角可以是在正面或矢状面。根据骨折面的不同，钢板可以从背部或侧面贴在指骨上。通过拉力螺钉和钢板实现内固定。如果在后前位上能看见骨折线，钢板可以从侧面植入，拉力螺钉通过骨折线垂直植入。如果在侧位片上看见成角，钢板应从背侧植入。根据骨折面钢板可以从侧面或者背面植入，拉力螺钉也分别植入。双排钢板是一个较好的选择，但是这种类型的骨折有时候可以只用拉力螺钉来解决，只要骨折块足够大（图 6.6）。

近中节指骨长斜形骨折

这种类型的骨折非常适合多个拉力螺钉。为了将拉力螺钉放置在碎片的中间，准确判断骨折的类型是很重要的，否则会存在移位风险。为确保稳定性至少需要 2 枚螺钉。2~3 枚拉力螺钉在固定这类骨折上没有显示出任何稳定性差异。螺钉沿骨折线均匀分布，其方向根据与骨折线垂直的需要而变化。这项技术与钢板固定相比，侵入性小

且功能性好。

近中节指骨粉碎性骨干骨折

这些骨折通常是开放性和（或）伴软组织损伤。为了能早期活动，减少软组织粘连和僵硬的风险，需要对骨折进行坚强的内固定。在骨折块对齐后使用桥接板可以使骨折通过轻微的碎片间运动由外部骨痂愈合。侧面植入髁钢板可能会损伤软组织，且对入路要求非常高。背侧或外侧植入直型钢板，在骨折线两端植入两孔螺钉对这类骨折愈合较为合适。如果骨折粉碎严重，骨块活性难以判断，可以将其摘除并用皮质松质移植物替代。根据骨折的类型和解剖结构，也可以使用 "T" 形或 "Y" 形或重建钢板。在这种情况下，为了获得稳定性，可使用锁定板。

近中节指骨髁骨折

指骨髁骨折非常不稳定，应进行手术治疗。关节面用克氏针或螺钉固定。这两种技术在实验中证实稳定性相同。可以从背部或侧面切开伸肌腱暴露骨折端。在某些情况下，骨折可以闭合复位，螺钉经皮植入。为防止损伤髁部骨质，可使用 0.8mm 克氏针代替钻头钻孔（图 6.7）。根据骨块大小选择一枚或多枚螺钉。如果只使用一枚螺钉，则应将其放在侧副韧带的远端，以防干扰关节活动。操作应轻柔以防破坏血供导致髁部坏死。在一些复杂的病例中，可以通过关节内放置的骨块间螺钉进行固定。在这种情况下，软骨应埋头 1mm 深，以便将螺钉头完全埋入关节表面之下。

其他近中节指骨关节骨折

如果有骨折撕脱伴移位，必须进行复位，尤其是当骨折涉及大部分关节面时。固定采用拉力螺钉。近节指骨关节面骨折可以通过背部或掌侧入路暴露骨折线，复位后用一枚或两枚拉力螺钉固定。为便于手术，在骨折边缘植入 1 根克氏针作为复位杆，并在植入螺钉前临时固定。

中节指骨基底背侧撕脱骨折如果移位，必须用 1~2 枚拉力螺钉固定。为了防止关节退化应进行解剖复位。然而，经验表明，这是一种很难治疗的骨折，当骨折块与指骨底部对齐时且骨折脱位不太严重，最好保守治疗。

中节指骨基底掌侧骨折常伴有多处骨折，难以治疗。传统的治疗方法要么是通过外固定牵拉，要么是通过切开复位内固定（ORIF），称为 shotgun 入路。拉力螺钉可以从掌侧到背部植入。在研究人员看来，主动牵拉并不能每次都能复位成功，且该入路会导致屈曲挛缩。另一种方法

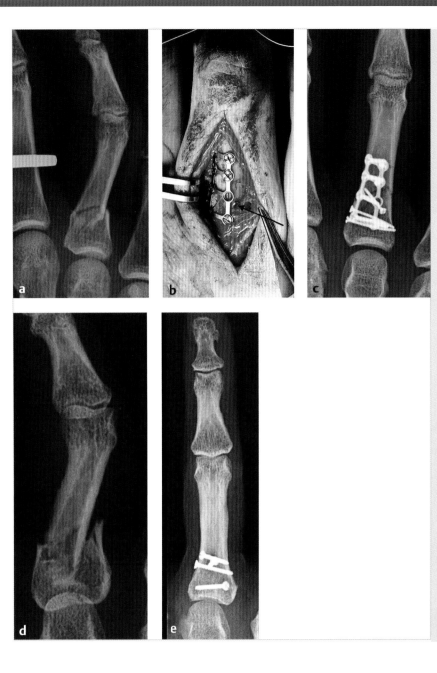

图6.6 指骨基底短斜形骨折：两种固定方法。（a）基底指骨非常短的斜形骨折；（b）操作视图：拉力螺钉和双排中和板（箭头）；（c）术后后前位影像学检查；（d）短斜形骨折，碎片较长；（e）术后正位X线检查，用4枚拉力螺钉固定

是通过背侧小切口来暴露骨折，从背侧插入撬拨关节面复位。后一种减少软组织损伤和肌腱损伤，且允许早期运动以防止僵硬（图6.8）。

（二）掌骨骨折

掌骨骨折通过背侧切口入路，可通过钳子或其他合适的工具进行暴露及复位，包括克氏针、线圈或助手的手指。简单骨折中，可进行解剖复位。若为粉碎性骨折或者有骨块缺失，需进行适当的复位，必须时刻关注对位对线情况，注意不要有旋转移位。所有手指屈曲时应朝向舟状骨结节。骨折固定取决于骨折类型和内植物，外科医生的

经验和技术，并遵循生物力学原理。

掌骨横形骨折

这类骨折不稳定，愈合时间长且有骨不连风险，比较适合用加压钢板固定。由于不能使用拉力螺钉，钢板必须加用加压技术。需在掌骨背面植入一块4~5孔的钢板。为了使远端皮质加压，钢板应稍微有些弯曲。第一枚螺钉植入骨折线附近，在不拧紧的情况下拉住两层皮质。滑动钢板将第一枚螺钉带到偏心孔的远端边缘，然后骨折线另一端偏心孔内植入第2枚螺钉。拧紧螺钉后将产生轴向压缩，余下螺钉植入中间位置，如图6.1所示。

治疗这种类型掌骨骨折的另一种方法是经皮髓内无头空心钉固定。在 MP 关节最大屈曲状态下通过 1cm 小切口植入引导克氏针，植入 3mm 空心钉后埋骨于软骨下骨。

掌骨短斜形骨折

由于短斜形骨折骨折面太短，不能容纳多枚螺钉，必须使用中和板以防止内固定败。如果在没有达到解剖复位的情况下，即使是 2 枚螺钉也不够。拉力螺钉要么独立于板植入，在螺钉水平空出钢板的中心孔位置，要么穿过板。通常情况下，钢板从掌骨背侧植入以更好地对抗机械张力。因此，如果断裂面为矢状面，则拉力螺钉独立于钢板植入，因为它们位于不同的平面上。相反，如果断裂面主要是横形的，则可以通过其中一个板孔植入拉力螺钉。通常情况下，中和板应该有 5 个孔，并且完全适应骨骼表面，不会过度弯曲，因为它没有加压作用。如果骨折在干

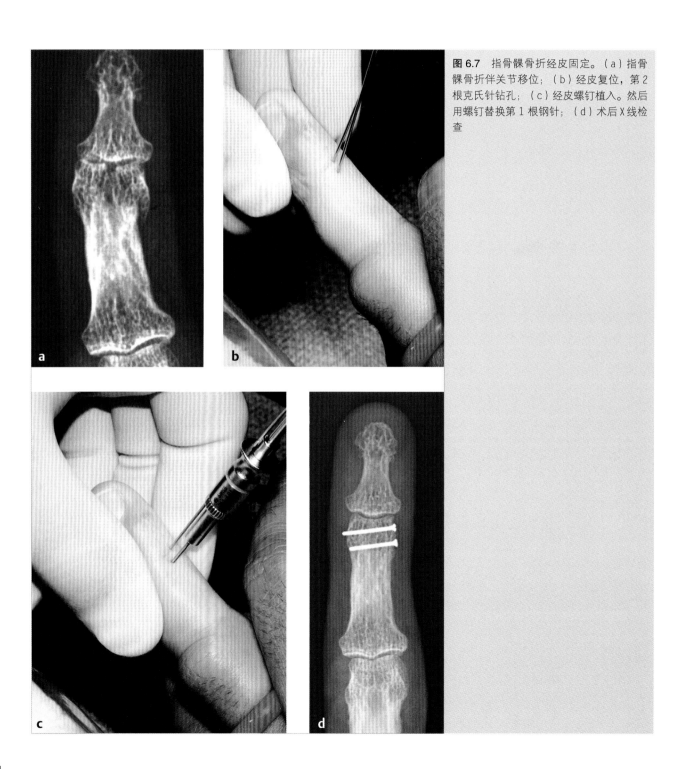

图 6.7　指骨髁骨折经皮固定。（a）指骨髁骨折伴关节移位；（b）经皮复位，第 2 根克氏针钻孔；（c）经皮螺钉植入。然后用螺钉替换第 1 根钢针；（d）术后 X 线检查

骺端，由于空间太小，中和板不能是 5 孔直板。在这种情况下，应使用重建（双排）或"T"形板代替。

掌骨长斜形骨折

这类骨折最好用拉力螺钉固定。其数量取决于骨折线的长度，但必须至少使用 2 枚螺钉。这就要求骨折区螺钉的长度至少是掌骨直径的 2 倍。如果骨折线较短，则必须使用单个拉力螺钉和保护板。Freeland 和 Jabaley 建议根据骨折部位最长直径骨上骨折长度的比例来划分骨折长度。如果骨折长度是骨直径的 2 倍，则骨折分为 3 部分，2 枚螺钉可以安全地等距植入。如果骨折长度是直径的 3 倍，骨折分为 4 部分并以相等的间隔植入 3 枚螺钉，且每枚螺钉垂直于断裂面，螺旋形骨折中螺钉需呈螺旋状排列。埋头孔增加了稳定性。根据研究人员的经验，如果只植入 2 枚螺钉，增加一个中和板更安全，螺钉的数量更多取决于经验和常识，而不是数学规则（图 6.9）。

掌骨粉碎性骨折

粉碎性骨折，骨块在不破坏血供情况下难以复位。因此，可通过桥接板固定近端及远端，不进行加压。中间的骨碎片也尽可能地复位，以免影响血液供应，通过骨痂来愈合。如果骨质破坏太严重，可以用桡骨远端、鹰嘴部的皮质松质骨移植替代，如需要较大的骨块可取髂骨替代，用长直钢板固定。这种情况的桥接钢板是使用锁定钢板的良好指征，可选择内固定和（或）外固定。

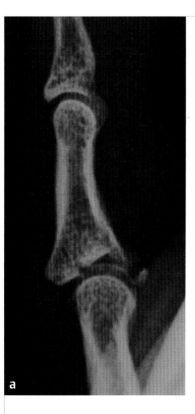
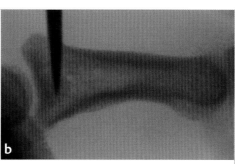
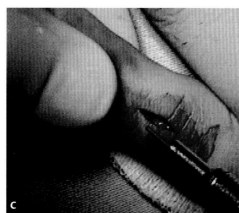
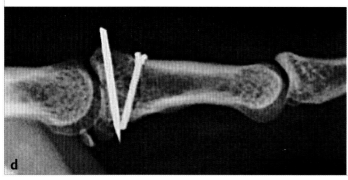

图 6.8 中节指骨基底关节内粉碎性骨折（Pilon 骨折）。（a）中节指骨基底凹陷粉碎性骨折；（b）微创入路。纵向牵引复位骨块；（c）经皮螺钉植入；（d）术后 X 线侧位片：螺钉固定主要骨块，克氏针支撑软骨

近端关节内掌骨骨折

第五掌骨基部是最常见的腕掌关节（CMC）骨折，有时伴有钩骨背侧缘的骨折脱位。通常骨折为粉碎性或网眼状破裂。骨块由于太小难以用钢板螺钉内固定，通常使用克氏针进行固定。而如果骨块够大的情况可以复位后通过1~2枚拉力螺钉或无头加压螺钉固定，根据骨折类型选用"L"形、"T"形或"Y"形钢板固定（图6.10）。桡掌侧骨块与所有关节面骨块一样，都需要优先复位，保留关节面，通过克氏针的帮助从背侧植入钢板，如有需要用松质骨移植。先植入1枚螺钉但不拧紧，用最远端的螺钉固

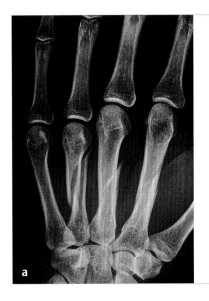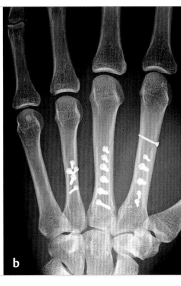

图6.9 （a）多处长斜形掌骨骨折；（b）多枚拉力螺钉固定

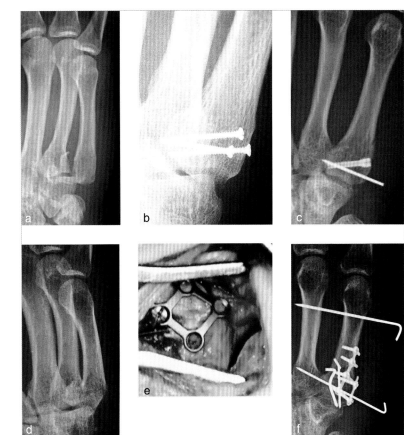

图6.10 掌骨基底关节内骨折。(a)掌骨基底骨折，一处骨块分离；（b）用3枚拉力螺钉固定；（c）用无头压缩螺钉和克氏针防旋固定；（d）掌骨基底骨折，关节面受累；（e）操作视图：双排钢板螺钉和克氏针内固定；（f）术后X线片：掌骨间用克氏针固定保持稳定

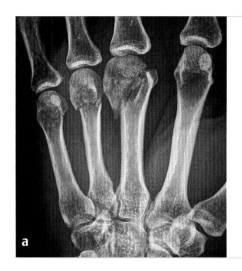
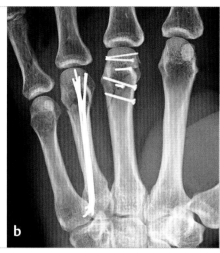

图6.11 远端关节内掌骨骨折。（a）掌骨头部粉碎性骨折。（b）用多个拉力螺钉固定。注意第四掌骨下骨折用髓内钉固定

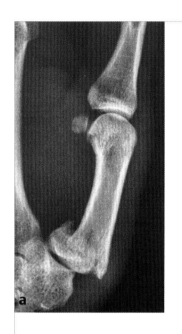
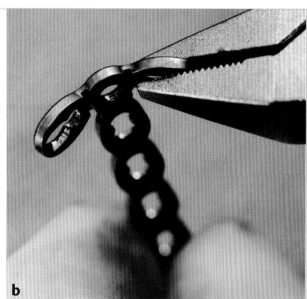

图6.12 关节外掌骨基底骨折。（a）关节外骨折，伴有屈曲畸形和骨折脱位。（b）用钳子弯曲钢板，以适应掌骨基底部形状。（c）固定在掌骨背面的锁定板。（d）术后X线检查

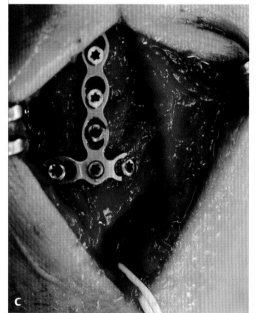
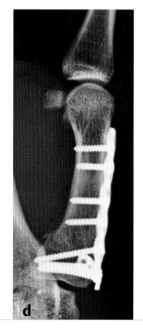

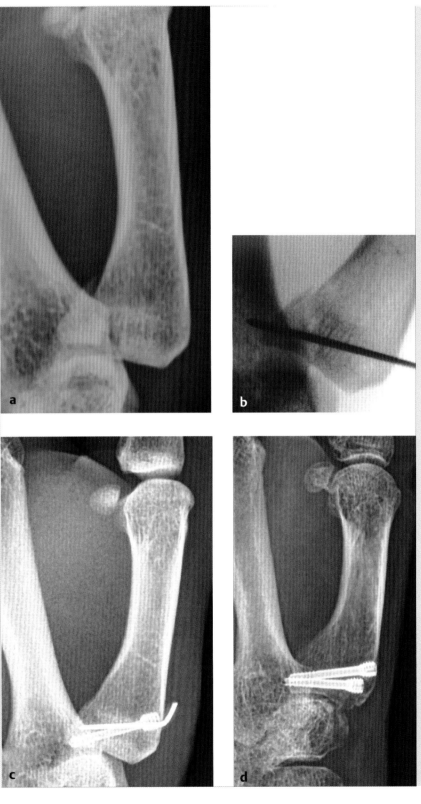

图 6.13　第一掌骨 Bennett 骨折。（a）有较大骨块的 Bennett 骨折；（b）纵向牵拉复位，掌骨基底处背侧加压后经皮克氏针固定；（c）无头空心钉固定，再通过 1 根克氏针防旋；（d）可选择的操作：用 2 枚无头空心钉固定

定骨干。之后植入第 2 枚近端螺钉，最后是骨干的螺钉。

这种骨折的类型较多，外科医生的技术有时能挽救植入位置不佳的螺钉。有时可用桥接板将钩骨和掌骨固定来复位

骨块。骨折愈合后需取出钢板进行康复锻炼。

远端关节内掌骨骨折

这些骨折的类型可预计到，它们可能是简单的或粉

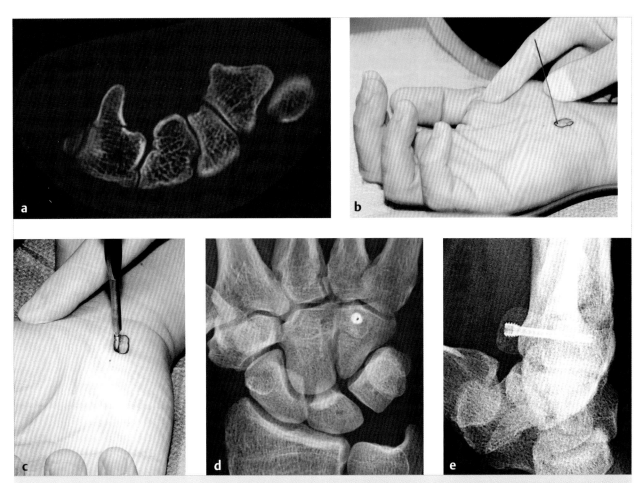

图 6.14　经皮钩骨钩螺钉内固定。（a）CT 扫描示钩骨钩基底处骨折；（b）通过触诊和 X 线检查定位后，引导针向背侧近端方向进针；（c）测量后植入螺钉；（d）X 线正位片；（e）特殊检查位显示钩骨钩及螺钉位置

碎性的。如果骨片太小，则不适合用螺钉固定。如果骨块足够大，则可以用拉力螺钉或无头空心加压螺钉顺行或逆行固定。无论采用哪种方式，都必须将头埋在软骨中，或避免用螺钉尖端刺穿关节软骨，如指骨髁。顺行螺钉的长度必须比测量长度短 1mL（图 6.11）。

掌骨头下型骨折

尽管髓内针固定是治疗头下型掌骨骨折的常用方法，但据报道无头加压空心钉髓内固定效果良好。这两种技术都比侧面植入髁钢板效果来得好，不仅在稳定性方面，还因为其创伤较小。

第一掌骨骨折

拇指掌骨骨折呈现出一些典型的表现。掌骨关节外骨折通常在屈伸时移位，这可能会影响其功能。通过背侧入路切开复位，"T"形钢板固定是通常的手术形式。在植入钢板之前，可以通过牵引、操纵和临时克氏针固定。也可在复位骨折之前，首先将"T"形锁定板固定在近端骨折块上作为杠杆使用。此时钢板必须弯曲直型部分以适应掌骨基底部。前 2 枚螺钉插入直型部分的锁定孔。远端骨干螺钉以标准方式植入，其余螺钉根据骨块情况作为标准螺钉或锁紧螺钉植入。重新定位后，植入基底部螺钉前，必须注意骨折的对位对线，使其与骨干一致（图 6.12）。

关节内 Bennett 骨折将基底的掌侧 – 尺侧与其余掌骨分开。如果骨块很小，则用克氏针固定，但如果骨块足够大，则可通过 1 枚或 2 枚无头空心螺钉经皮固定（图 6.13），或通过 Gedda–Moberg 入路进行固定，但注意不要损伤表面感觉神经。

第一掌骨基底关节内粉碎性骨折，最初称为"T"形或"Y"形关节内骨折，治疗要求更高。其主要目标是恢复关节面以防止创伤性关节炎。如为冠状面"T"形骨折，通过"T"形锁定钢板背侧入路复位和固定，如为矢状面

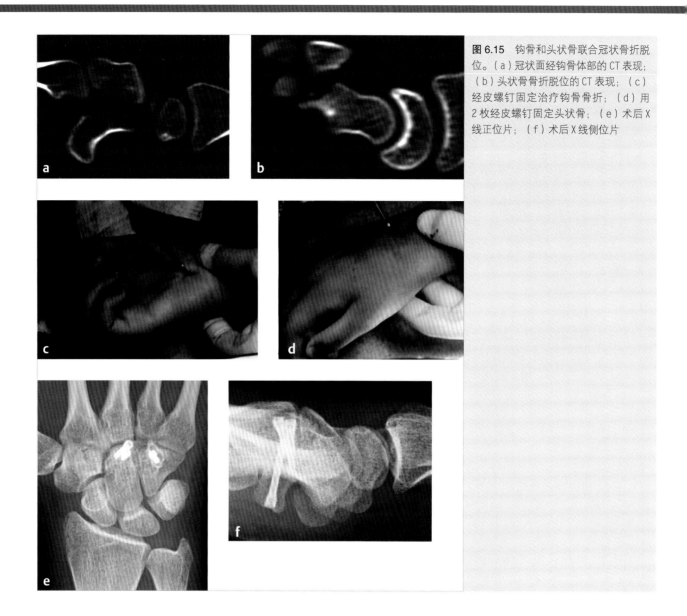

图6.15 钩骨和头状骨联合冠状骨折脱位。(a)冠状面经钩骨体部的CT表现;(b)头状骨骨折脱位的CT表现;(c)经皮螺钉固定治疗钩骨骨折;(d)用2枚经皮螺钉固定头状骨;(e)术后X线正位片;(f)术后X线侧位片

骨折,通过桡掌侧入路。在植入钢板前,必须先将关节碎片复位并用克氏针暂时固定。

(三)腕骨骨折及其他

无头加压螺钉经皮固定舟状骨骨折已成为许多手外科中心的标准治疗方法,其恢复期较短,综合效果较好。第二十五章和第二十六章介绍了这个主题,以及广泛使用无头螺钉治疗舟状骨骨不连,但这目前还没有进一步发展。其他骨可以通过无头压缩螺钉经皮固定,尽管其他腕骨骨折的发生率远低于舟状骨。经皮螺钉内固定治疗钩骨钩骨折或钩骨骨不连较为可靠。钩骨钩首先通过触诊和图像放大器定位,并在X线透视下植入导丝。术前CT扫描有助于选择正确的进针角度。最常用的是从背侧近端入针。此时使用2.0mm空心螺钉。进针时注意不要偏离钩骨钩方向,因为尺侧神经血管束靠近钩骨钩的内侧。该技术可用于新鲜骨折或骨不连。内固定后骨折的稳定性允许立即主动活动(图6.14)。同样的微创技术也可用于多处腕关节骨折或脱位,以减少软组织损伤。例如,采用这种方法治疗头状骨和钩骨联合冠状骨折脱位,取得了良好的功能效果(图6.15)。

五、并发症

螺钉和钢板内固定的并发症并不少见。为了获得良好的临床效果,需要良好的技术和适当的植入物。内固定必须足够稳定,以便早期康复。掌骨骨折中即使经过适当的外科治疗，也可能会出现以下并发症：畸形愈合、延迟愈合或不愈合、僵硬、钢板松动或断裂、复杂的局部疼痛综合征（CRPS）和感染。由于目前使用的植入物较小，且对该技术有更深入的了解，以往的系列中并发症发生率高达75%的情况现在应该不会再看到了。指骨骨折的并发症发生率高于掌骨骨折和开放性损伤，这与相关软组织损伤和年龄增加有关，但与以前相比有所下降。

大多情况下植入失败与外科医生的技术失误有关，因此必须特别注意遵循钢板和螺钉内固定的一般原则，避免并发症。

参考文献

[1] Meals RA, Meuli HC. Carpenter's nails, phonograph needles, pianowires, and safety pins: the history of operative fixation ofmetacarpal and phalangeal fractures. J Hand Surg Am. 1985;10(1):144–150.

[2] Colton C. Plate fixation. Introduction to the principles ofplate fixation. www.aofoundation.org/Structure/education/online-cme/Pages/ eLearning.aspx. Accessed December 22, 2017.

[3] Dresing K. The biology of bone healing. AO Principles program.ed. Colton C. https://www.aofoundation.org/Structure/education/online-cme/Pages/ eLearning.aspx. Accessed December 22,2017.

[4] Miller DL, Goswami T. A review of locking compressionplate biomechanics and their advantages as internal fixatorsin fracture healing. Clin Biomech (Bristol, Avon). 2007;22(10):1049–1062.

[5] Danis R. Théorie et pratique de l'ostéosynthèse. Paris: Masson &Cie Ed; 1949.

[6] Day CS, Stern PJ. Fractures of the metacarpals and phalanges. In:Wolfe SW, Hotchkiss RN, Pederson WC, Kozin SH, eds. Green'sOperative Hand Surgery. Vol 1. Philadelphia, PA: Elsevier;2011:239–290.

[7] Saint-Cyr M, Gupta A. Primary internal fixation and bonegrafting for open fractures of the hand. Hand Clin. 2006;22(3):317–327.

[8] Egol KA, Kubiak EN, Fulkerson E, Kummer FJ, Koval KJ. Biomechanicsof locked plates and screws. J Orthop Trauma. 2004;18(8):488–493.

[9] Yaffe MA, Saucedo JM, Kalainov DM. Non-locked and lockedplating technology for hand fractures. J Hand Surg Am. 2011;36(12):2052–2055.

[10] Ruchelsman DE, Mudgal CS, Jupiter JB. The role of locking technologyin the hand. Hand Clin. 2010; 26(3):307–319.

[11] Doht S, Jansen H, Meffert R, Frey S. Higher stability with lockingplates in hand surgery? Biomechanical investigation ofthe TriLock system in a fracture model. Int Orthop. 2012;36(8):1641–1646.

[12] Barr C, Behn AW, Yao J. Plating of metacarpal fractureswith locked or nonlocked screws, a biomechanical study:how many cortices are really necessary? Hand (NY). 2013;8(4):454–459.

[13] Ochman S, Doht S, Paletta J, Langer M, Raschke MJ, Meffert RH.Comparison between locking and non-locking plates for fixationof metacarpal fractures in an animal model. J Hand Surg Am.2010; 35(4):597–603.

[14] Gajendran VK, Szabo RM, Myo GK, Curtiss SB. Biomechanicalcomparison of double-row locking plates versus single- anddouble-row non-locking plates in a comminuted metacarpalfracture model. J Hand Surg Am. 2009; 34(10):1851–1858.

[15] Dickson JK, Bhat W, Gujral S, Paget J, O'Neill J, Lee SJ.

[16] Afshar R, Fong TS, Latifi MH, Kanthan SR, Kamarul T. A biomechanicalstudy comparing plate fixation using unicorticaland bicortical screws in transverse metacarpal fracturemodels subjected to cyclic loading. J Hand Surg Eur Vol. 2012;37(5):396–401.

[17] Colton C. Screw fixation. Introduction to screw fixation. https://emodules. aoeducation.org/aotdlmat/aot_screws/index.html#page/item_010_en/10/end. Accessed December 27, 2017.

[18] Roth JJ, Auerbach DM. Fixation of hand fractures with bicorticalscrews. J Hand Surg Am. 2005; 30(1):151–153.

[19] Freeland AE, Jabaley ME. Open reduction internal fixation:metacarpal fractures. In: Strickland JW, ed. Master Techniques inOrthopaedic Surgery. The Hand. Philadelphia, PA: Lippincott-RavenPublishers; 1998:3–33.

[20] Herbert TJ, Fisher WE. Management of the fractured scaphoidusing a new bone screw. J Bone Joint Surg Br. 1984; 66(1):114–123.

[21] Fowler JR, Ilyas AM. Headless compression screw fixation ofscaphoid fractures. Hand Clin. 2010; 26(3):351–361, vi.

[22] Moser VL, Krimmer H, Herbert TJ. Minimal invasive treatmentfor scaphoid fractures using the cannulated Herbert screw system.Tech Hand Up Extrem Surg. 2003; 7(4):141–146.

[23] Ruchelsman DE, Puri S, Feinberg-Zadek N, Leibman MI, BelskyMR. Clinical outcomes of limited-open retrograde intramedullaryheadless screw fixation of metacarpal fractures. J Hand SurgAm. 2014; 39(12):2390–2395.

[24] del Piñal F, Moraleda E, Rúas JS, de Piero GH, Cerezal L. Minimallyinvasive fixation of fractures of the phalanges and metacarpalswith intramedullary cannulated headless compression screws. JHand Surg Am. 2015; 40(4):692–700.

[25] Giesen T, Gazzola R, Poggetti A, Giovanoli P, Calcagni M. Intramedullaryheadless screw fixation for fractures of the proximaland middle phalanges in the digits of the hand: a reviewof 31 consecutive fractures. J Hand Surg Eur Vol. 2016; 41(7):688–694.

[26] Liodaki E, Kisch T, Wenzel E, Mailänder P, Stang F. Percutaneouscannulated compression screw osteosynthesis in phalanxfractures: the surgical technique, the indication and the results.Eplasty. 2017; 17:e8.

[27] Sammer DM, Husain T, Ramirez R. Selection of appropriate treatmentoptions for hand fractures. Hand Clin. 2013; 29(4):501–505.

[28] Kozin SH, Thoder JJ, Lieberman G. Operative treatment of metacarpaland phalangeal shaft fractures. J Am Acad Orthop Surg.2000; 8(2):111–121.

[29] Weinstein LP, Hanel DP. Metacarpal fractures. J Am Soc SurgHand. 2002; 2(4):168–180.

[30] Jones NF, Jupiter JB, Lalonde DH. Common fractures and dislocationsof the hand. Plast Reconstr Surg. 2012; 130(5):722e–736e.

[31] Cheah AE-J, Yao J. Hand fractures: indications, the tried and trueand new innovations. J Hand Surg Am. 2016; 41(6):712–722.

[32] Herbert TJ. Internal fixation of the carpus with the Herbert bonescrew system. J Hand Surg Am. 1989; 14(2 pt 2):397–400.

[33] Jupiter JB, Winters S. Open reduction internal fixation: phalangealfractures. In: Strickland JW, ed. Master Techniques in OrthopaedicSurgery. The Hand. Philadelphia, PA: Lippincott-RavenPublishers; 1998:35–51.

[34] Hastings IIH. Open reduction internal fixation: intraarticularfractures of the proximal interphalangeal joint. In: StricklandJW, ed. Master Techniques in Orthopaedic Surgery. The Hand.Philadelphia, PA: Lippincott-Raven Publishers; 1998:53–65.

[35] Adams JE, Miller T, Rizzo M. The biomechanics of fixation techniquesfor hand fractures. Hand Clin. 2013; 29(4):493–500.

[36] Fricker R, Kastelec M, Nuñez F, Axelrod T. AO Surgery Reference—the hand. Colton C, ed. https://www2.aofoundation.org/wps/portal/surgery?sh

owPage=diagnosis&bone=Hand&segment=Overview. Accessed December 27, 2017.

[37] Kang GC, Yam A, Phoon ES, Lee JY, Teoh LC. The hook plate techniquefor fixation of phalangeal avulsion fractures. J Bone JointSurg Am. 2012; 94(11):e72.

[38] Dabezies EJ, Schutte JP. Fixation of metacarpal and phalangealfractures with miniature plates and screws. J Hand Surg Am.1986; 11(2):283–288.

[39] Prevel CD, Eppley BL, Jackson JR, Moore K, McCarty M, Wood R.Mini and micro plating of phalangeal and metacarpal fractures:a biomechanical study. J Hand Surg Am. 1995; 20A(1):44–49.

[40] Lins RE, Myers BS, Spinner RJ, Levin LS. A comparative mechanicalanalysis of plate fixation in a proximal phalangeal fracturemodel. J Hand Surg Am. 1996; 21(6):1059–1064.

[41] Robinson LP, Gaspar MP, Strohl AB, et al. Dorsal versus lateralplate fixation of finger proximal phalangeal fractures: a retrospectivestudy. Arch Orthop Trauma Surg. 2017; 137(4):567–572.

[42] Zelken JA, Hayes AG, Parks BG, Al Muhit A, Means KR, Jr. Twoversus 3 lag screws for fixation of long oblique proximal phalanxfractures of the fingers: a cadaver study. J Hand Surg Am. 2015;40(6):1124–1129.

[43] Kawamura K, Chung KC. Fixation choices for closed simple unstableoblique phalangeal and metacarpal fractures. Hand Clin.2006; 22(3):287–295.

[44] Freeland AE, Sud V. Unicondylar and bicondylar proximal phalangealfractures. J Am Soc Surg Hand. 2001; 1(1):14–24.

[45] Sirota MA, Parks BG, Higgins JP, Means KR, Jr, Means KR. Stabilityof fixation of proximal phalanx unicondylar fractures of thehand: a biomechanical cadaver study. J Hand Surg Am. 2013;38(1):77–81.

[46] Tan JSW, Foo ATL, Chew WCY, Teoh LC. Articularly placed interfragmentaryscrew fixation of difficult condylar fractures of thehand. J Hand Surg Am. 2011; 36(4):604–609.

[47] Liodaki E, Xing SG, Mailaender P, Stang F. Management of difficultintra-articular fractures or fracture dislocations of theproximal interphalangeal joint. J Hand Surg Eur Vol. 2015;40(1):16–23.

[48] Fusetti C, Della Santa DR. Influence of fracture pattern on consolidationafter metacarpal plate fixation. Chir Main. 2004;23(1):32–36.

[49] Boulton CL, Salzler M, Mudgal CS. Intramedullary cannulatedheadless screw fixation of a comminuted subcapitalmetacarpal fracture: case report. J Hand Surg Am. 2010;35(8):1260–1263.

[50] Diaconu M, Facca S, Gouzou S, Liverneaux P. Locking plates forfixation of extra-articular fractures of the first metacarpal base:a series of 15 cases. Chir Main. 2011; 30(1):26–30.

[51] Carlsen BT, Moran SL. Thumb trauma: Bennett fractures, Rolandofractures, and ulnar collateral ligament injuries. J Hand SurgAm. 2009; 34(5):945–952.

[52] Diaz-Garcia R, Waljee JF. Current management of metacarpalfractures. Hand Clin. 2013; 29(4):507–518.

[53] Fusetti C, Meyer H, Borisch N, Stern R, Santa DD, Papaloïzos M.Complications of plate fixation in metacarpal fractures. J Trauma.2002; 52(3):535–539.

[54] Pun WK, Chow SP, So YC, et al. Unstable phalangeal fractures:treatment by A.O. screw and plate fixation. J Hand Surg Am.1991; 16(1):113–117.

[55] Page SM, Stern PJ. Complications and range of motion followingplate fixation of metacarpal and phalangeal fractures. J HandSurg Am. 1998; 23(5):827–832.

[56] Kurzen P, Fusetti C, Bonaccio M, Nagy L. Complications after platefixation of phalangeal fractures. J Trauma. 2006; 60(4):841–843.

[57] Bannasch H, Heermann AK, Iblher N, Momeni A, Schulte-MöntingJ, Stark GB. Ten years stable internal fixation of metacarpaland phalangeal hand fractures-risk factor and outcomeanalysis show no increase of complications in the treatmentof open compared with closed fractures. J Trauma. 2010;68(3):624–628.

[58] Shimizu T, Omokawa S, Akahane M, et al. Predictors of the postoperativerange of finger motion for comminuted periarticularmetacarpal and phalangeal fractures treated with a titaniumplate. Injury. 2012; 43(6):940–945.

[59] Soni A, Gulati A, Bassi JL, Singh D, Saini UC. Outcome of closed ipsilateralmetacarpal fractures treated with mini fragment platesand screws: a prospective study. J Orthop Traumatol. 2012;13(1):29–33.

[60] Omokawa S, Fujitani R, Dohi Y, Okawa T, Yajima H. Prospectiveoutcomes of comminuted periarticular metacarpal and phalangealfractures treated using a titanium plate system. J Hand SurgAm. 2008; 33(6):857–863.

[61] Desaldeleer-Le Sant AS, Le Sant A, Beauthier-Landauer V, KerfantN, Le Nen D. Surgical management of closed, isolated proximalphalanx fractures in the long fingers: Functional outcomesand complications of 87 fractures. Hand Surg Rehabil. 2017;36(2):127–135.

第七章 微型外固定架

Frédéric Schuind, Fabian Moungondo, Wissam El Kazzi
译者：陆陈林，张健

摘要：微型外固定架能制动、稳定手部骨折，允许患肢早期活动——是预防关节僵硬和复杂局部疼痛综合征（CRPS）的最佳方法，避免了内固定存在的一些问题（感染、局部不适、肌腱磨损）。微型外固定架可应用于各种临床情况，不仅能用于治疗开放性和感染性骨折和骨不连，还可稳定闭合性不稳定掌骨和指骨骨折，并应用于矫正截骨术。其他适应证还包括延长术和关节融合术。主要的缺点包括骨和皮肤对支架产生的不良反应（这在掌骨水平尤为常见），以及使用外固定架产生的高额费用。

关键词：外固定，微型外固定，手部骨折，截骨术，延长及关节融合术，手指僵硬

一、简介

僵硬是手部骨折非手术治疗后的常见症状：在 Wright 的系列报告中，手部稳定性骨折制动 4 周后，809 例患者中只有 25% 恢复了完全活动状态，而不稳定性骨折仅 10%。用克氏针行简易内固定，随后用石膏固定，同样会导致关节僵硬，但是这种治疗方式仍然被广泛认为是手部骨折的标准治疗方式。正如 F.Burny 曾经说过的"大自然痛恨石膏"，而 L.deSmet 也说过，"石膏就是灾难"。改善手部骨折功能结果的最好方法是允许早期活动。当然，创伤后立即活动效果更佳。对于稳定性骨折来说短暂应用最小的功能夹板制动，并允许早期活动，然而，在保护位固定一段时间有时也很必要。不稳定性骨折应使用现代固定技术将其转换为稳定状态，允许早期无保护的自主活动。无论骨折是单一的、简单的、闭合的或者是严重的手外伤，这一原则皆成立。事实上，开放性骨折、多发骨折、部分骨质缺损和（或）相关的软组织损伤（包括肌腱损伤）都没有延迟术后活动的理由。相反，在复杂的创伤性情况下，早期主动活动的好处尤其明显。

有时可以通过弹性髓内钉实现稳定的骨折内固定，例如掌骨颈骨折的多枚克氏针行髓内束状内固定（见第二十二章）。另一种稳定的骨折内固定是用一枚螺钉固定骨折关节，或者用微型钢板固定，而非用传统的钢板，或用更好的锁定螺钉固定骨骼（见第六章）。后一种内固定技术特别适用于关节和关节周围骨折和骨切除术，尽管它

们也可用于治疗骨干骨折。然而，使用切开复位内固定，使得骨折处及其周围形成一个开放的入路，这可能是导致粘连和僵硬的原因。尽管现代钢板非常薄，来防止软组织撞击，但这些植入物仍可能限制肌腱滑动，特别是伸肌腱的滑动。此外，禁止在开放性污染严重的骨折中使用内植入物，尤其是在创伤后手指血管情况不佳和 / 或皮肤覆盖不良的情况下。

另一种稳定的骨折固定术是微型外固定，特别是在污染严重的开放性骨折中（图 7.1），同时它也是治疗闭合性掌骨和指骨骨干骨折（图 7.2）的极好术式。微型外固定并不是一个新的想法，许多研究人员早就提出了在手、脚、下颌骨、儿童骨折中使用微型外固定。由于缺乏稳定性以及在应用上的困难，这些外固定架没有得到普及。HenriJaquet 在 1975—1976 年间发明了第一台现代微型外固定架。Brussels 学校自 1977 年开始使用这种固定装置，并于 1990 年出版了一本书，介绍了 516 例前瞻性研究的结果，同时其他出版物也随之而来。自 2004 年以来，我们使用了 Stryker 公司根据霍夫曼 II 的概念开发的"微型霍夫曼 II 型固定架"。微型外固定架相对昂贵，限制了其在手外科中的应用。近年来，市场上出现了各种新型的微型外固定架，这一治疗手部骨折的方法引起了手外科界的兴趣。

二、手术技巧

外固定架的植入，需要遵循与任何其他形式的骨关节手术相同的无菌规则，通常在修复其他损伤之前进行，

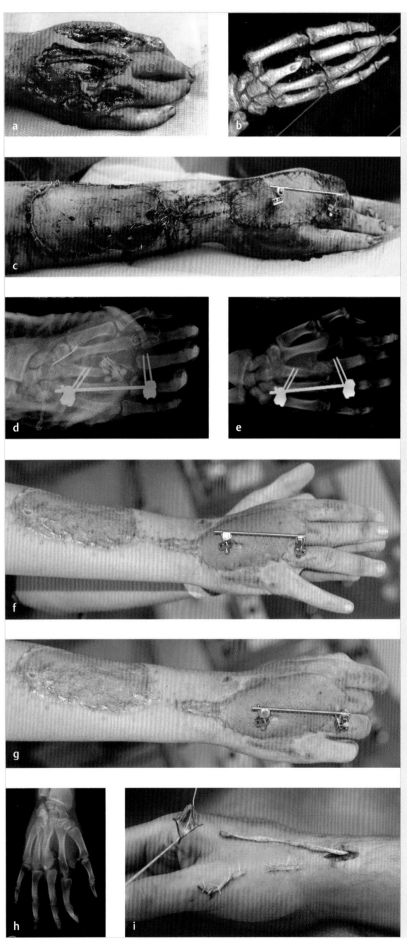

图7.1 （a）一名年轻男子手部严重粉碎性开放性骨折；（b）骨折位于第二掌骨基底部，第三掌骨颈部和头部骨质缺损。在长指伸肌腱水平植入肌腱间隔物，并立即用骨间后皮瓣进行覆盖；（c）用克氏针固定第二掌骨，用微型外固定架经关节桥接固定第三掌骨；（d）注意链珠植入的骨质缺损部位，迷你链珠不适用于这种创伤；（e）2个月后，用松质骨自体移植替换链珠；(f、g)同时用掌长肌腱移植伸肌腱；（h）移植骨融合良好，中指 MP 关节功能性活动恢复良好；（i）患肢恢复了良好的功能，但需要后期手术来恢复食指外展功能（与第二掌骨基底部腕掌关节脱位相关的第一背侧骨间肌孤立性麻痹）

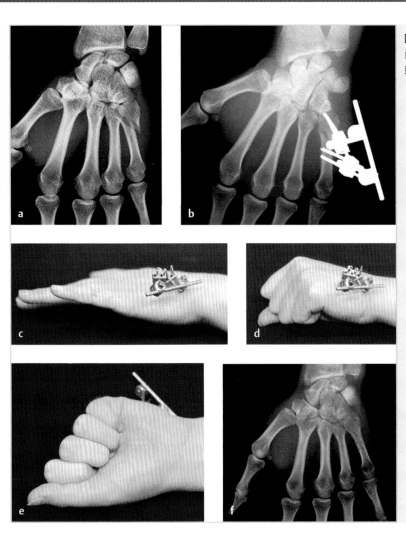

图 7.2　（a）年轻女性第五掌骨闭合性骨折；（b）闭合复位和微型外固定架固定；（c~e）术后立即自主活动；（f）4 周后，骨折愈合良好

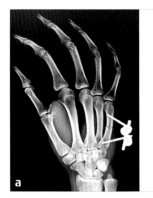
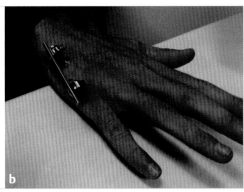

图 7.3　在骨折线两侧每侧只使用一根钢针

这能让外科医生在稳定的骨骼上进行软组织修复。尽管很少，但植入微型固定器会使显微外科修复变得困难，特别是在再植手术中，因此，尽管克氏针有其缺点，但在这种特殊形式的开放性骨折中使用克氏针有时可能更为合适。

使用 C 臂机确定进针长度以及骨折复位质量十分必要。我们建议使用 2 根 2mm 的螺纹半针，牢固地固定在骨折两侧完整的骨皮质中，并尽可能靠近骨折端。钢针穿出对侧骨皮质的距离应在 2mm 以内，以免损伤软组织结构，特别注意不要损伤到屈肌腱及神经束。在某些特定情况，我们在骨折端两侧，每侧只固定一根钢针，依赖其在骨皮质上获得的良好稳定性（图 7.3）。进针之前，要先做一个 6~10mm 的切口，然后 2 根螺纹针平行固定于骨皮质上，在这之前要确保避开肌腱以及神经束并充分暴露骨皮质。使用电钻钻出一个直径1.5mm的导孔，然后手动钻入螺纹针。在固定长指掌骨时，要求进针点在后中或后外侧45°的方向，避免损伤伸肌肌腱以及桡神经、尺神经的表面末端感觉分支。在第一掌骨，应在桡后侧进针，靠近拇短伸肌腱桡侧。在长指的近节指骨中，通过伸肌腱上的小切口将针插入手指的后外侧或后内侧的任意一侧。在长指的中节指骨或拇指的近节指骨上，由后内侧或后外侧进针。在末节指骨，必须由指骨的外侧或内侧进针，以避免损伤指腹或指床。在末节指骨，使用带三角形框架的穿针是另一种选择。

每组的两根针固定在一个针座上，距离皮肤5mm，以便在针口处进行术后护理。在大多数情况下，会单独构造一个独立的半框架结构，然后通过一个连杆连接两处针座。在锁紧夹器之前，通过牵引螺钉复位骨折，并使用C臂机检查复位质量。目视检查复位时是否旋转也尤为重要。在极少数情况下，为获得完美的复位，行有限的开放式骨折入路十分必要，但这在大多数情况下是可以避免的。在关节周围骨折中，如果骨折太靠近关节或延伸到关节间隙，可以应用经关节桥接构型，或可应用具有韧带滑行效应的经关节牵引以复位粉碎性关节内骨折（图7.1）。在该过程结束时，在闭合骨折中的螺针入皮处，使用小敷料覆盖，而不使用石膏或其他形式的固定。建议在术后第1天抬高患肢。最初在物理治疗师的控制和鼓励下，立即恢复所有关节的主动活动。针束护理由患者自己完成。骨折愈合后，通常不需要麻醉就可以在门诊移除微型外固定架。

三、适应证

目前公认的外固定架适应证是开放性掌骨或指骨骨折，它通常与各种软组织损伤有关（图7.1）。在最初的清创和损伤评估之后，首先安装外部微型固定架，并进行解剖复位。在骨质缺损情况下，可在骨折部位填补骨水泥或碎骨片。然后，修复所有软组织损伤，包括肌腱、血管和神经，在必要时使用显微外科技术。对于皮肤，常以局部皮瓣为指征。应尽一切努力使患者在术后不久或立即能够积极地活动患指。有时，在严重挤压后，外部的微型外固定架用来保持虎口张开，以防止创伤后瘢痕挛缩。

感染性骨不连的治疗方法与此类似，也需要切除所有污染骨质，并通过外部微型固定架固定手指，同时在骨缺损处填充骨水泥（有助于维持骨骼的长度），如果必要，

也可通过皮瓣覆盖并行常规抗生素治疗。在局部愈合和所有感染迹象消失后，应用松质骨自体移植，保持外部微型固定架直到最终愈合。

外固定架也是治疗闭合性不稳定性掌骨或指骨骨折的好方法。通过微型外固定架进行闭合复位和稳定的骨固定，可以立即进行术后活动，这是防止僵硬的最佳方法（图7.2）。另一种选择是钢板固定，尽管内固定的支持者提出了许多预防术后粘连的方法，但在指骨的伸肌腱下不易耐受。一些长的倾斜或螺旋形掌骨骨折可以通过1枚螺钉进行固定，但在这种形式的骨折固定后，可能需要其他某种形式的固定来增加其稳定性。

粉碎性关节或关节周围骨折可通过外固定架经关节牵拉固定治疗（图7.1）。由于韧带处于张力状态，所以受影响的关节可以牵引固定，包括在MP关节。但通常，按照经典的位置保护原则，这种牵引固定是被禁止的。另一种选择是使用关节桥接微型固定架，允许早期自主活动。然而，根据经验，在手部通过"韧带脱位"所获得的复位质量在桡骨远端或第一掌骨基底部不尽人意，因为小的关节骨折碎片并不能通过此牵引得到良好复位。这点在近端指间关节尤为显著。闭合性移位手部关节骨折最好通过解剖复位内固定和早期活动来治疗（见第十八章）。

由于这种技术可以避免儿童或青少年骨骺的损伤，所以外固定也适用于部分儿童骨折。虽然在这个年龄段，克氏针的使用更加常见，毕竟在儿科中，并不需要过多考虑术后僵硬的问题。

手部外固定架的一个典型适应证是在创伤后骨质缺失后或先天畸形背景下的手指延长术。每天1mm范围内的渐进性牵拉让手指骨皮质切除部位自发成骨（图7.4）。对于某些Kienböck病患者，可使用微型外固定架，在月骨切除术后延长头状骨。

手部微型外固定架还有许多其他的适应证，例如：关节脱位、关节融合术的治疗，拇指长度的维持，大多角骨切除术后月骨与第一掌骨间空间的维持，感染性第一腕掌关节假体的管理（图7.5），软组织延长术（烧伤、掌腱膜）等。事实上，外固定的可能性几乎是无限的，该技术可以适应许多不同的临床情况。

四、结果

在516例前瞻性研究中，77.2%的病例符合外固定架的适应证（闭合性骨折55.6%，开放性骨折21.6%）。

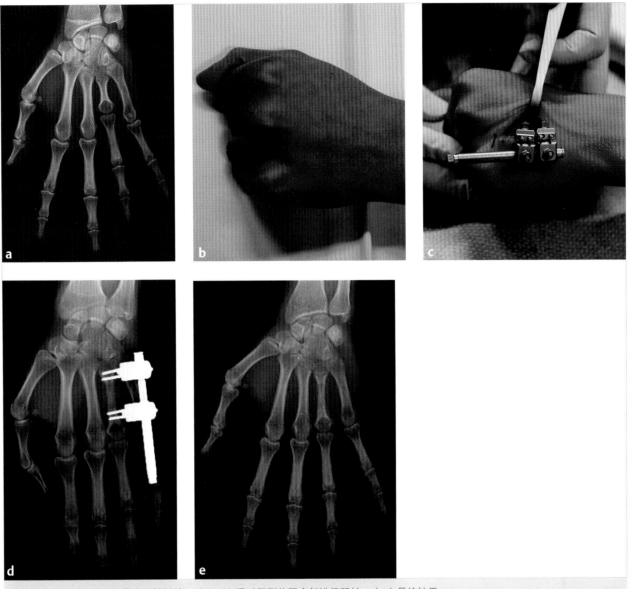

图7.4　（a，b）第四掌骨先天性短缩；（c，d）通过微型外固定架进行延长；（e）最终结果

47.8%的患者采用了经关节桥接固定。9.8%的掌骨钉和2.5%的指骨钉出现钉孔反应。总的来说，外固定的平均时间为40.4天。原发性骨愈合率为95.3%，无一例出现再次骨折。晚期CRPS发生率为5.5%。

在63例闭合性掌骨干骨折中，选择闭合性复位者占74.2%，平均固定时间29天，所有骨折均愈合，解剖复位率为86.1%，无CRPS病例，96.6%的患者功能良好。手指水平的功能评估结果几乎完美。在54例闭合性指干骨折中，闭合复位率为81.1%，术后平均固定时间30.3天，所有骨折均愈合，复位率为90.5%，CRPS的发生率为3.8%，功能评估结果良好或者完美的病例占94.1%。

五、讨论

外固定架是一种KISS（Keep It Safe and Simple）技术（"让它安全又简单"）。避免了内固定技术会出现的感染、局部不适和肌腱磨损等问题。骨骼自然愈合过程得到了保障。肌腱膜完整性的保存以及外固定架提供的稳定性，让患指即便是粉碎性骨折或者伴有骨质缺损，都能在术后能立即自主活动。早期的自主活动是防止僵硬和CRPS的最佳方法。在外固定架植入的最初几周内，可以重新调整支具，以纠正复位不足或二次移位——如果内固定术后出现复位偏差，特别是旋转错位，不行二次手术是不可能纠正

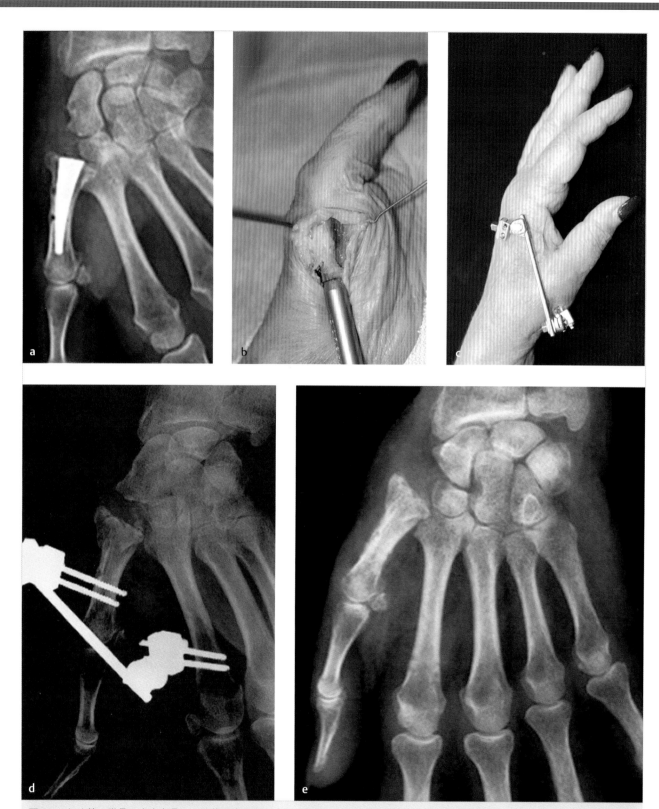

图7.5 （a）第一掌骨－大多角骨人工关节置换术术后感染，掌骨干感染持续存在。患者早期行大多角骨切除术移除了大多角骨关节盂，但并未解决感染问题；（b）尽管会出现溶菌性肉芽肿，但仍需行皮质切除术，以移除愈合良好的骨干；（c，d）通过微型外固定架稳定第一掌骨，同时维持拇指长度，防止舟状骨撞击；（e）最终结果

的。微型外固定架可在门诊拆除，不像内固定需要进行第二次手术拆除。

各种各样的临床情况，包括复杂性开放性骨折、断指以及小儿骨折，都可以通过外固定进行治疗。开放性和感染性骨折和骨不连是典型的适应证。在骨质缺损的情况下，使用外固定架能轻易保持患者手指长度，这在别的技术上很难实现。外固定技术也是治疗闭合性不稳定性掌骨或指骨骨折复位，或进行矫正截骨术的极好技术。进行渐进式牵拉法时可配合使用微型外固定架治疗先天性或获得性骨发育不良。

微型外固定架也有其缺点。外固定架会被衣服卡住。一些患者可能会对这种外部装置的存在感到不适，特别是如果他们的外科医生不熟悉外固定架。如果做一个选择，使用微型外固定架以进行早期自主活动，对比把他们的手固定在一个庞大的石膏中，大多数患者会支持使用微型外固定架。骨和皮肤对针的反应并不罕见，尤其是在掌骨中。大多数感染十分浅表，可通过局部消毒和（或）口服抗生素进行治疗。在手指中，伸肌腱的损伤可能会造成一定程度的活动受限。在取下支架几周后，通常可以完全恢复自主活动。如果使用克氏针，这个问题通常会更加严重，因为克氏针通常斜形植入，这样肌腱受到限制的范围会变得更大。在背侧入路的钢板内固定术后，也可能出现伸肌腱粘连，因为钢板放置的时间更长。微型外固定架主要缺点是价格昂贵；希望工业化能降低这项技术的成本。外固定架的夹子和杆能够多次利用，比利时的社保允许租用这种材料。当然，植入人体的针是一次性的。

参考文献

[1] Wright TA. Early mobilization in fractures of the metacarpalsand phalanges. Can J Surg. 1968; 11(4):491–498.

[2] James JIP. The assessment and management of the injured hand.Hand. 1970; 2(2):97–105.

[3] Stellbrink G. Ausseres Fixationsgerät für Fingerarthrodesen.Chirurg. 1969; 40(9):422–423.

[4] Dickson RA. Rigid fixation of unstable metacarpal fracturesusing transverse K-wires bonded with acrylic resin. Hand. 1975;7(3):284–286.

[5] Volkov MV, Oganesian OV. The Volkov-Oganesian apparatus forinterphalangeal joint movement restitution. Model V Moscow1976:1–6.

[6] Asche G, Haas HG, Klemm K. Erste Erfahrungen mit dem Minifixateurexterne nach Jaquet. Aktuelle Traumatol. 1979; 9(5):261–268.

[7] Burny F, Moermans JP, Quintin J. Utilisation du minifixateur enchirurgie de la main. Acta Orthop Belg. 1980; 46(3):251–261.

[8] Asche G, Burny F. Indikation für die Andwendung des Minifixateurexterne. Eine statistische Analyse. Akt Traumatol.. 1982;12:103–110.

[9] Schuind F, Burny F. New techniques of osteosynthesis of thehand. Principles, clinical applications and biomechanics withspecial reference to external minifixation. In: Eberle H, ed.Reconstruction Surgery and Traumatology. Basel, Switzerland:Karger; 1990:1–159.

[10] Schuind FA, Burny F, Chao EY. Biomechanical properties anddesign considerations in upper extremity external fixation.Hand Clin. 1993; 9(4):543–553.

[11] Schuind F, Donkerwolcke M, Burny F. External minifixation fortreatment of closed fractures of the metacarpal bones. J OrthopTrauma. 1991; 5(2):146–152.

[12] De Kesel R, Burny F, Schuind F. Mini external fixation for handfractures and dislocations: The current state of the art. HandClin. 2006; 22(3):307–315.

[13] Schuind F, El Kazzi W, Cermak K, Donkerwolcke M, Burny F. Fixationexterne au poignet et à la main. Rev Med Brux. 2011; 32suppl:71–75.

[14] Schuind F, Potaznik A, Burny F. A technique for finger reconstructionafter open injury with skeletal defect. In: KasdanML, Amadio PC, Bowers WH, eds. Technical Tips on Hand Surgery.Philadelphia, PA: Mosby, St Louis, MO: Hanley & Belfus;1994:37–38.

[15] Lees VC, Wren C, Elliot D. Internal splints for prevention of firstweb contracture following severe disruption of the first webspace. J Hand Surg [Br]. 1994; 19(5):560–562.

[16] Leloup T, De Greef A, Bantuelle S, et al. Design of an articulatedmini-fixation device for proximal interphalangeal joint fingerfractures. Proceedings of the annual conference of the IEEE/Engineering in Medicine and Biology Society. 2007;100–103.

[17] Schuind F, Donkerwolcke M, Rasquin C, Burny F. External fixationof fractures of the distal radius: a study of 225 cases. J HandSurg Am. 1989; 14(2 pt 2):404–407.

[18] Schuind F, Noorbergen M, Andrianne Y, Burny F. Comminutedfractures of the base of the first metacarpal treated by distraction-external fixation. J Orthop Trauma. 1988; 2(4):314–321.

[19] Schuind F, Eslami S, Ledoux P. Kienbock's disease. J Bone JointSurg Br. 2008; 90(2):133–139.

[20] Schuind F, Moungondo F. Lunarectomy and progressive capitatelengthening (modified Graner-Wilhelm procedure). In: LichtmanDM, Bain GI, eds. Kienböck's Disease. Advances in Diagnosisand Treatment. Switzerland: Springer; 2016:249–254.

[21] Putterie G, Créteur V, Mouraux D, Robert C, El-Kazzi W,Schuind F. Trapeziometacarpal osteoarthrosis: clinical resultsand sonographic evaluation of the interposed tissue after trapeziectomyand first metacarpal suspension by external minifixationat a minimal two-year follow-up. Chir Main. 2014;33(1):29–37.

[22] Gulati S, Joshi BB, Milner SM. Use of Joshi External StabilizingSystem in postburn contractures of the hand and wrist: a20-year experience. J Burn Care Rehabil. 2004; 25(5):416–420.

[23] Hodgkinson PD. The use of skeletal traction to correct the flexedPIP joint in Dupuytren's disease. A pilot study to assess the useof the Pipster. J Hand Surg [Br]. 1994; 19(4):534–537.

[24] Agee JM, Goss BC. The use of skeletal extension torque in reversingDupuytren contractures of the proximal interphalangealjoint. J Hand Surg Am. 2012; 37(7):1467–1474.

[25] Schuind F, Burny F. Can algodystrophy be prevented after handsurgery? Hand Clin. 1997; 13(3):455–476.

第八章　腕关节镜在腕骨骨折与骨不连治疗中的作用

Peter Jørgsholm
译者：李俊杰，竺枫

摘要： 腕关节镜已经促进人们对腕关节和腕骨间关节形成了新的三维的、动态的理解，并能够更好地理解腕骨骨折和韧带损伤的病理机制。MRI 和 CT 扫描有助于腕部骨折和损伤的更准确的诊断，结合关节镜检查可能为这些较复杂的损伤进行个性化治疗。这种新技术可以使患者受益，并使他们能够更快地恢复腕关节功能。

关键词： 关节镜，手舟状骨骨折，腕骨骨折，舟月韧带损伤，月三角韧带损伤，舟状骨骨不连，空心螺钉固定，骨移植

一、简介

最常见的腕骨骨折是舟状骨骨折，其次是头状骨骨折和三角骨骨折（图 8.1）。高能量创伤后合并腕骨骨折并不罕见（12%），也可能是更严重的腕部大弧区损伤的一部分，如：月状骨周围非分离型不稳（PLIND）。最常见的并发腕骨骨折是舟状骨和头状骨骨折（占舟状骨骨折的8%）。普通 X 线片检查诊断腕骨骨折的敏感度较低，特别是儿童，诊断通常需要进行 MRI 或 CT 扫描，并且在创伤较重时应始终考虑到这两种检查手段。

在 20 世纪 80 年代引入腕关节镜后，关节镜、X 线机、牵引仪器设备以及空心螺钉的技术进步，使得关节镜辅助下骨折复位内固定（ARIF）成为可能。腕骨骨折和韧带损伤后的稳定性可以在 3D 关节镜直视下评估，术者可以根据术中所见为每位患者量身定制治疗方案和术后制动方案。在骨折延迟愈合和骨缺损的情况下，经皮骨移植的技术越来越多地被用于舟状骨骨不连。

二、适应证

目前，大家普遍认为，舟状骨近极骨折保守治疗的预后较差，约有 1/3 的患者可能出现骨不连。因此，许多医生建议近 1/3 骨折的患者行手术治疗。当使用牵引装置时，近端骨折容易从背侧探及，并且通常骨折端较稳定且移位小。

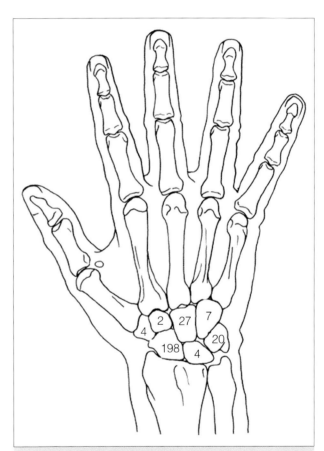

图 8.1　在 403 例患有创伤后桡侧腕关节疼痛的患者中，通过 MRI 诊断出了 226 例腕骨骨折：舟状骨骨折占 75%，头状骨骨折占 10%，三角骨占 8%，钩骨占 3%

移位大于 1mm 骨折的骨不连率为 27%，愈合时间约为需要非移位患者（13 周）的 2 倍。粉碎性骨折的骨不连率为 11%，愈合时间延长 60%（10 周）。移位明显的、粉碎性舟状骨骨折更难以通过 ARIF 治疗，因为骨折的复

位可能具有挑战性。大弧区损伤需要良好的复位和稳定的固定以获得愈合，近年来，关节镜下治疗此类损伤的文献仅有数篇。

目前，关于舟状骨骨折的手术治疗建议，详见表8.1。

表 8.1 舟状骨骨折的手术指征（关节镜下 / 开放式骨折复位内固定手术）

1. 骨折移位 >1mm，或者掌曲 >15°ᵃ

2. 粉碎性骨折

3. 舟状骨近极骨折（近 1/3）ᵇ

4. 经舟状骨月骨周围脱位

5. 多发腕骨骨折（不伴有脱位的月骨周围损伤）

6. 漏诊的骨折（>4 周）ᵇ

7. 双侧骨折

8. 多发创伤

备注：a.骨不连的风险显著增高；b.骨折延迟愈合的风险显著增高

MRI、CT 和关节镜手术可以发现其他腕骨骨折和腕

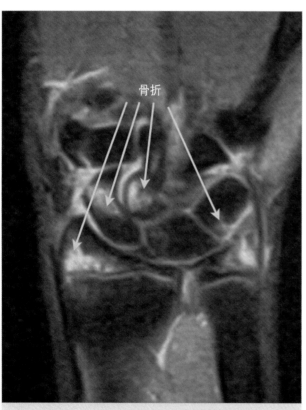

图 8.2 图示为一位冰球运动员高能量腕部损伤后的腕关节 STIR 序列冠状面平扫图片。CT 扫描发现了未移位的舟状骨骨折，而 MRI 扫描则新发现了同样未移位的头状骨、桡骨和三角骨骨折，如图中箭头所示

骨间韧带损伤。在关节镜下，可直接用探钩分别检查腕骨间及骨折端的稳定性。然后根据检查结果制订具体的治疗

方案。在一些案例中，MRI 检查可以诊断出多发骨折（图8.2），但是如果镜下检查骨折端稳定，则可以采取石膏固定等保守治疗。这些患者在术后 6 周需要复查 CT 以确认骨折是否愈合。在另一些病例中，可能同时有不稳定的舟状骨和头状骨骨折，它们则需要 ARIF 手术（图 8.3）。在一些病例中，可能同时需要关节镜下手术和经皮克氏针内

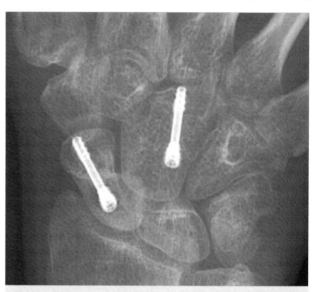

图 8.3 图示为舟状骨和头状骨骨折术后的后前位 X 线片，空心钉经背侧入路在 ARIF 术中植入

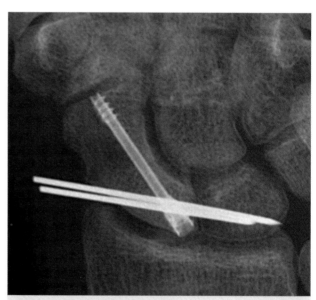

图 8.4 图示为舟状骨骨折同时伴有舟月韧带损伤患者的术后正位 X 线片，ARIF 术中植入空心钉和克氏针

固定手术，例如舟状骨骨折同时伴有舟月韧带损伤，这种情况的发生率约占舟状骨骨折的 24%（图 8.4）。有时甚至也会发现舟状骨以外的不稳定性腕骨骨折，它们同样可采用 ARIF 术（图 8.5）。

在舟状骨骨折愈合过程的后期，尤其是出现骨折延

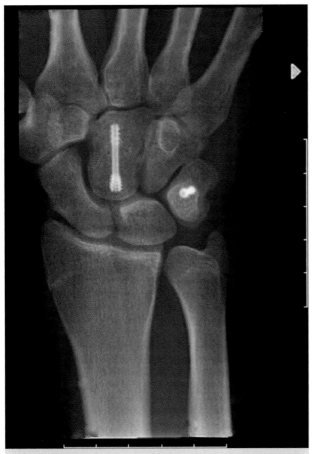

图8.5　图示为头状骨、三角骨同时骨折患者的术后正位X线片，空心钉均在ARIF术中植入

迟愈合或者骨不连时，CT扫描可以帮助判断是否需要行骨折端清理术或者骨瓣移植术。如果骨质缺损或者骨囊肿较小，可以采用桡骨茎突的松质骨植骨，若缺损量较大，则需要取髂骨植骨（图8.6）。关节镜下手术治疗舟状骨骨不连的愈合率接近或者略高于开放式手术。

三、方法

（一）诊断

建议在最初的检查时，拍摄至少4种角度的腕关节和舟状骨的X线片。如果上述检查均未发现骨折，但是临床症状仍怀疑骨折存在，建议进行MRI检查。低磁场强度（>0.23T）的MRI对于诊断腕骨骨折能够提供足够的敏感性。如果X线片检查发现腕骨骨折，建议行CT检查确认是否骨折有移位或者为粉碎性骨折。如果骨折是在MRI检查中发现的，且怀疑存在任何骨折移位，则建议行CT检查。低于0.6mm厚度的冠状位CT扫描和沿舟骨长轴的冠状位、矢状位重建，以及三维重建可以提供骨折粉碎程度和移位程度的详细信息，如骨折平移（台阶）、间隙（透视）和成角畸形（驼背畸形）。外科医生能够根

据这些信息决定是否手术治疗，并为患者全方位地理解损伤程度提供帮助。

（二）手术过程

对于桡腕关节和腕中关节的关节镜手术，必须使用直径小于3mm的关节镜以及手术器械。牵引装置可以提供持续的牵引，方便建立工作通道，并能够降低需要手术助手的可能性（图8.7）。对于骨折的复位，强度足够大的探针非常重要，而直径1.25mm的克氏针可以作为操作杆，在腕骨间韧带有损伤时，也可以作为关节临时固定的工具。对于骨折的内固定，应当充分准备不同直径及长度的空心钉（图8.8）。荧光镜是观察、记录骨折复位及内固定位置的必要设备（图8.9）。

背侧手术入路适用于大多数的腕骨骨折（图8.10）。对于舟状骨骨折，在4-5或者5-6入路放置关节镜，屈腕位显露舟状骨近极的导针植入点，经3-4入路植入导针（图8.11）。清除碎屑、血液和滑膜，可以提供更好的视野，能够尽可能准确地将导针植入舟状骨的掌侧面，紧邻舟月韧带（图8.12）。将导针经皮植入至拇指基底方向，然后通过C臂机透视调整。将导针植入到大多角骨内以固定，防止在钻孔过程中移位（图8.13）。通常通过牵引可以复位骨折端，并经过腕中关节入路调整。如果没有短缩，则可将导针缩回到骨折端，并通过使用探针、套筒或者克氏针作为操纵杆，调整骨折块便可以轻柔地实现骨折复位。对于腕关节间隙较小的患者，可以使用直径1.9mm的镜头检查腕中关节。舟月和三角间隙可以控制任何的关节不稳。通过腕中关节入路可以发现大多数的头状骨、月骨、三角骨和部分的钩骨骨折。通过桡腕关节和腕中关节，关节镜均可以看到舟月和月三角韧带。三角纤维软骨复合体（TFCC）损伤可以通过桡腕关节尺侧入路看到。对于任何病变，都应该仔细检查桡腕关节和腕中关节的所有关节面，并最终摘除游离体。对于同时有骨折和韧带损伤的患者，先进行骨折复位内固定是明智的选择，因为数枚克氏针固定腕骨间关节后，螺钉很难植入。不稳定的舟状骨腰部骨折合并完全性舟月韧带损伤会使得舟状骨的近极处于漂浮状态（图8.14）。

当有植骨的指征时，可以使用标准的关节镜下植骨的器械（图8.15）。根据骨缺损量的大小，可以选择取桡骨茎突或者髂骨游离植骨。一种小型的微创松质骨电动取骨系统可以用于此类手术（图8.16）。如果"驼背"畸形已经改善，大量的松质骨移植将能够填补并支撑骨质重

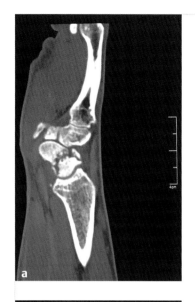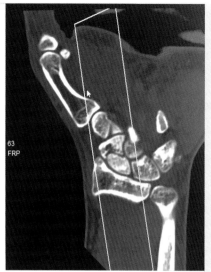

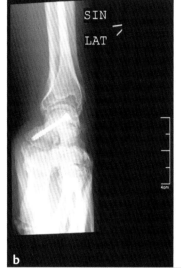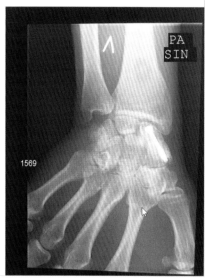

图 8.6 （a）舟状骨骨不连的矢状面和冠状面 CT 平扫，可见大量骨质缺损；（b）正位和侧位 X 线片可见在术后 5 个月骨折已愈合（术后 3 个月 CT 检查已证实骨折愈合）

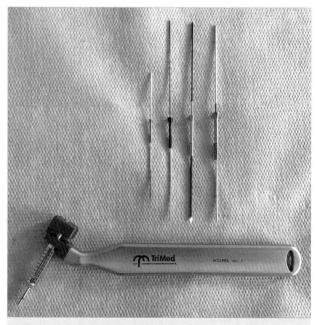

图 8.7 牵引器牵引下的腕关节背侧入路

图 8.8 上图从左到右依次为直径 1.7mm、2.3mm、3.0mm 和 3.5mm 的空心加压螺钉。导丝和钻套用于 2.3mm 的螺钉

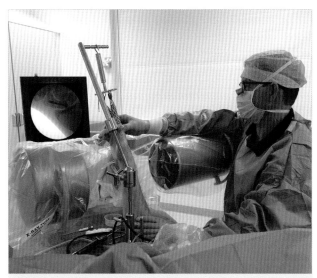

图 8.9 关节镜辅助下治疗舟状骨骨折的术中透视

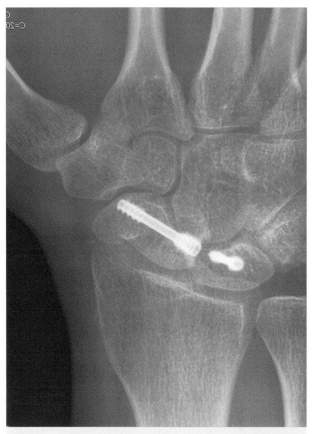

图 8.10 在关节镜辅助下，经背侧入路使用空心加压螺钉治疗并发的舟状骨和月骨骨折

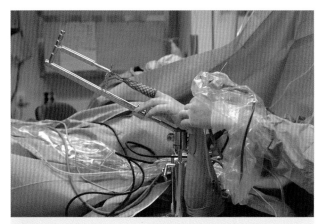

图 8.11 在牵引器牵引下，在极度屈腕位容易显露舟状骨近极

建。有时可用医用组织胶水固定松质骨。使用螺钉或者克氏针固定骨折块。对于新鲜骨折、延迟愈合的骨折或者是骨不连，如果使用螺钉固定后，在关节镜下评估后认为骨折端稳定性良好，则可以鼓励患者早期锻炼。如果镜下评估认为骨折端不稳定，则需要前臂石膏固定至 CT 检查见骨折线消失约 50%。如果使用克氏针临时固定腕骨间关节，通常需要使用保护性石膏固定 6 周左右，直到拔出克氏针。在 CT 上至少有 50% 的愈合且患肢恢复 80% 的握力之前，患者不得参加任何举重、接触运动或者有风险的活动。

（三）临床病例

一名右利手的 18 岁男性，骑山地自行车时被撞伤。受伤后，患者被送至急诊，诉左腕部桡侧疼痛。放射科医生及首诊的医生，在最初的 X 线检查中未发现明显的骨折（图 8.17）。医生使用背侧石膏固定患肢，并建议骨科专科随访，但是患者未采纳医生意见，2 周后自行拆除石

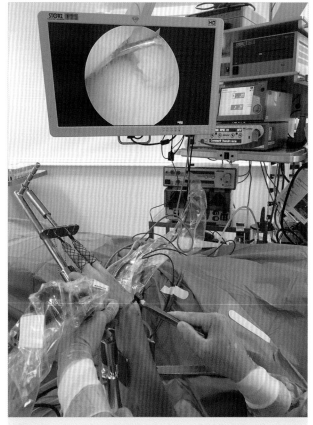

图 8.12 尽可能地将导针的入针点选在舟状骨近极的掌侧、靠近舟月韧带的位置

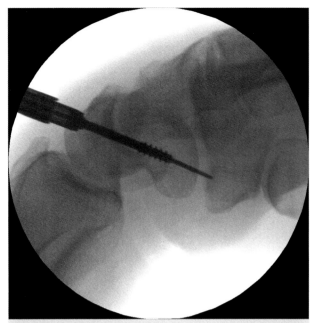

图8.13. 将导针经舟状骨钻入大多角骨，可以确保在开孔过程中不移位

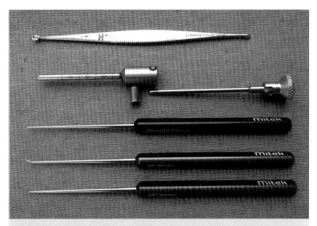

图8.15 骨瓣移植器械：微型刮匙，2.7mm的关节镜和用于将骨质植入骨缺损处的钝性套管针。不同型号的探钩，用于复位骨折端及植骨

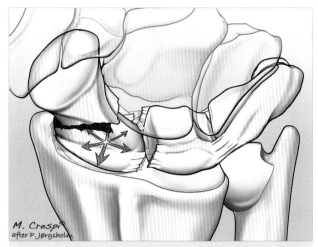

图8.14 不稳定性舟状骨骨折合并完全性舟月韧带撕裂。"漂浮"的舟状骨近极只有极少的血供

注意事项：

- 对于年轻男性患者，高能量的创伤可能导致多发性损伤，此时建议补充 MRI 或者 CT 检查
- 在大多数情况下，如果骨折移位明显，使用牵引器、探针或者使用克氏针作为牵引棒，可以辅助骨折复位
- 为了防止导针钻入后退出，可以将其穿过舟状骨后钻入至大多角骨
- 关节内的头状骨、月骨、三角骨和钩骨骨折通过腕背近侧切口显露。头状骨近极骨折通过腕背远侧切口显露

常见问题：

- 使用空心螺钉时，使用的螺钉应至少允许直径 1mm 的导丝穿过。较细的导丝很难穿过骨头，导致术者可能在钻孔时失去对方向的控制
- 在小的近端片状骨折的情况下，标准埋头空心螺钉的直径太大并且在螺纹部分中通常太长而不具有加压功能。在这种情况下，使用 1~2 枚微型空心螺钉通常比较方便。导针直径通常小于 1mm，直径 0.8mm 的导针可以较准确地穿过近极骨块，而螺钉必须穿过远侧骨折端一小段距离

膏。由于持续性疼痛，他在初次受伤后 3 周被全科医生转诊给手外科医生。

X 线检查可见一处腕舟状骨骨折，CT 检查则发现了经月骨的腕部大弧区损伤（图 8.18）：粉碎性舟状骨腰部骨折，月骨掌侧片状骨折和三角骨的横形骨折（图 8.19）。

由于有舟状骨的不稳定性、粉碎性骨折，因此关节镜下检查有可能发现舟状骨骨折端、月骨的小片状骨折块（太小而无法缝合固定）和稳定的三角骨骨折。舟状骨骨折使用顺行空心螺钉固定，月骨和三角骨骨折予以保守治疗，使用肘下至拇指的前臂石膏固定。术后 9 周 CT 检查

见骨折端已愈合，术后 12 周患者已可以部分恢复其正常工作。

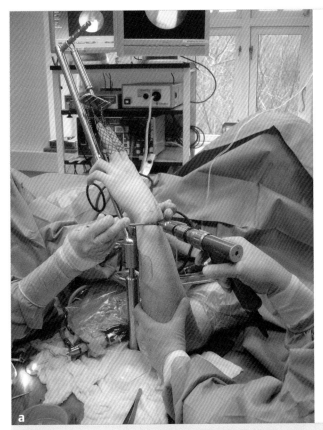

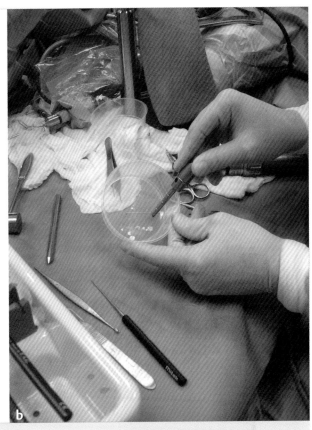

图 8.16 （a）用于取骨的电动骨钻；（b）将要通过鞘管植入手腕的松质骨

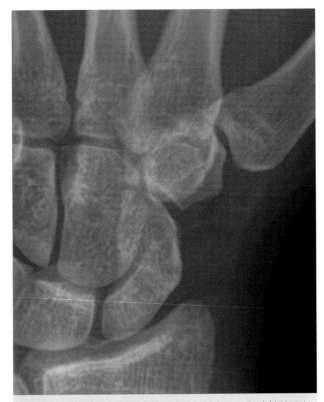

图 8.17 最初的舟状骨后前位 X 线片，手术医生和放射科医生认为正常

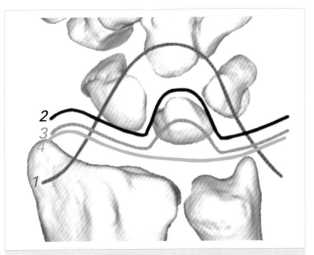

图 8.18 冠状面的弧形损伤：1. 大弧区损伤；2. 小弧区损伤；3. 横形损伤；4. 劣弧区损伤

四、结论

　　关节镜辅助下的评估、复位和经皮腕骨骨折内固定对于外科医生是一种挑战，但是，结合术前的 MRI 和 CT 扫描及三维重建，可以根据患者的损伤类型进行简单的支具固定甚至复杂的关节镜辅助下的克氏针或者螺钉固定（如大弧区、小弧区损伤、经月骨的腕部损伤、劣弧区损伤和不伴有腕骨脱位的月骨周围损伤）。关节镜下治疗腕

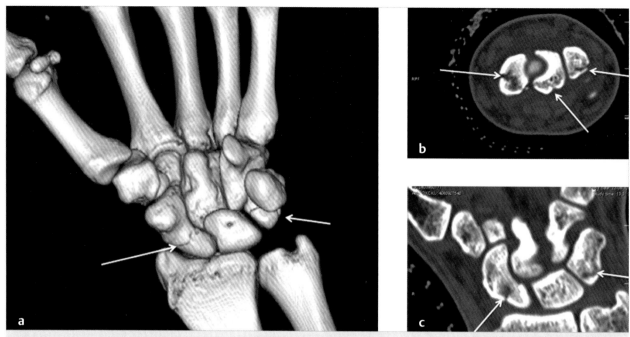

图 8.19 (a) 三维 CT 可见舟状骨和三角骨骨折；(b) 横断面扫描可见舟状骨、月骨和三角骨骨折；(c) 冠状面扫描可见舟状骨和三角骨骨折

骨骨折的优势详见表 8.2。

表 8.2 关节镜下治疗腕骨骨折的优势

- 微创
- 直视下检查骨折端的稳定性
- 清理骨折端的软组织
- 复位移位的骨折端
- 控制操作工具
- 检查软骨损伤情况
- 通过松开止血带观察骨折端的血运情况
- 对于骨折端更好的三维形态理解

参考文献

[1] Jørgsholm P, Thomsen NO, Besjakov J, Abrahamsson SO, Björkman A. The benefit of magnetic resonance imaging for patients with posttraumatic radial wrist tenderness. J Hand Surg Am. 2013; 38(1):29–33.

[2] Jørgsholm P, Thomsen NO, Besjakov J, Abrahamsson SO, Björkman A. MRI shows a high incidence of carpal fractures in children with posttraumatic radial-sided wrist tenderness. Acta Orthop. 2016; 87(5):533–537.

[3] Herzberg G. Perilunate injuries, not dislocated (PLIND). J Wrist Surg. 2013; 2(4):337–345.

[4] Eastley N, Singh H, Dias JJ, Taub N. Union rates after proximal scaphoid fractures; meta-analyses and review of available evidence. J Hand Surg Eur Vol. 2013; 38(8):888–897.

[5] Grewal R, Suh N, Macdermid JC. Use of computed tomography to predict union and time to union in acute scaphoid fractures treated nonoperatively. J Hand Surg Am. 2013; 38(5):872–877.

[6] Herzberg G, Comtet JJ, Linscheid RL, Amadio PC, Cooney WP, Stalder J. Perilunate dislocations and fracture-dislocations: a multicenter study. J Hand Surg Am. 1993; 18(5):768–779.

[7] Kim JP, Lee JS, Park MJ. Arthroscopic treatment of perilunate dislocations and fracture dislocations. J Wrist Surg. 2015; 4(2):81–87.

[8] Liu B, Chen SL, Zhu J, Tian GL. Arthroscopic management of perilunate injuries. Hand Clin. 2017; 33(4):709–715.

[9] Grewal R, Lutz K, MacDermid JC, Suh N. Proximal pole scaphoid fractures: a computed tomographic assessment of outcomes. J Hand Surg Am. 2016; 41(1):54–58.

[10] Jørgsholm P, Thomsen NO, Björkman A, Besjakov J, Abrahamsson SO. The incidence of intrinsic and extrinsic ligament injuries in scaphoid waist fractures. J Hand Surg Am. 2010; 35(3):368–374.

[11] Slade JF, Ⅲ, Gillon T. Retrospective review of 234 scaphoid fractures and nonunions treated with arthroscopy for union and complications. Scand J Surg. 2008; 97(4):280–289.

[12] Wong WY, Ho PC. Minimal invasive management of scaphoid fractures: from fresh to nonunion. Hand Clin. 2011; 27(3):291–307.

[13] Kim JP, Seo JB, Yoo JY, Lee JY. Arthroscopic management of chronic unstable scaphoid nonunions: effects on restoration of carpal alignment and recovery of wrist function. Arthroscopy. 2015; 31(3):460–469.

[14] Kang HJ, Chun YM, Koh IH, Park JH, Choi YR. Is arthroscopic bone graft and fixation for scaphoid nonunions effective? Clin Orthop Relat Res. 2016; 474(1):204–212.

[15] Delgado-Serrano PJ, Jiménez-Jiménez I, Nikolaev M, Figuere - do-Ojeda FA, Rozas-López MG. Arthroscopic reconstruction for unstable scaphoid non-union. Rev Esp Cir Ortop Traumatol. 2017; 61(4):216–223.

[16] Singh HP, Forward D, Davis TR, Dawson JS, Oni JA, Downing ND. Partial union of acute scaphoid fractures. J Hand Surg [Br]. 2005; 30(5):440–445.

[17] Bain GI, Pallapat i S, Eng K. Translunate perilunate injuries-a spectrum of this uncommon injury. J Wrist Surg. 2013; 2(1):63–68.

[18] Mayfield JK, Johnson RP, Kilcoyne RK. Carpal dislocations: patho-mechanics and progressive perilunar instability. J Hand Surg Am. 1980; 5(3):226–241.

第九章 手部复合性损伤的治疗策略

Thomas Giesen, Olga Politikou, Maurizio Calcagni
译者：周晓玲，张辉

摘要： 手部复合性骨折是外科医生面临的终极挑战之一，也是一名手外科医生的试金石。伴有软组织毁损的复杂开放性骨折应由对手部所有结构的诊断和治疗有充分了解（且对显微外科重建充满信心）的人员进行治疗。这些损伤从一开始就需要严谨的策略，以节省手术时间和避免无谓的操作，从而取得合理满意的结果。为了患者、术者和社会的利益，需要一名全面的外科医生专职处理这种毁损伤。在这一领域，提供循证医学的解决办法和策略是最困难的。作者对手部复合伤的总体策略提出了自己的看法，并对如何处理不同的结构提出了一些建议。

关键词： 手部复合伤，开放性骨折，骨重建，神经组织重建，肌腱修复，手部皮瓣，软组织重建

一、简介

手部复合伤的决策是手外科最复杂的领域之一。这些复合伤的治疗需要技艺精湛的手外科医生，对处理复杂类型骨折、多发软组织损伤和缺损、重建手术和高水平显微外科手术的技术充满信心。复杂的手部复合伤不应由不同的外科领域、不同的专业治疗；这会因康复滞后而影响功能，同时意味着患者需要进行多次手术，住院时间更长，社区成本更高。每一种损伤都有显著的不同，系统分类是一个极其重要的挑战，循证医学的应用还有待提高。

除此之外，世界上不同国家之间、同一国家不同地区之间的社会和文化差异，以及患者的社会和文化地位，都是影响决策的重要因素。

最后，但很重要的一点是，必须清楚指骨开放性骨折合并皮肤缺损不能与胫骨开放性骨折合并皮肤缺损相提并论；四肢创伤学的原理不一定适用于手部，在许多情况下也可能差异极大。

二、患者期望

人们常常认为手是很普通的，只有当手受伤时，人们才意识到手在功能和审美上的重要性。

手外伤的治疗目标是恢复解剖结构和功能，同时避免长期制动。四肢的其他部位不像手那样容易僵硬；考虑到手是骨骼中最常活动的部位，这个事实就很容易理解。恢复外观也是治疗的目标。

在严重的手部创伤中，由于其解剖和功能的复杂性，这一任务更加困难。重建手术必须处理所有受损结构和组织，以实现良好的愈后。

遗憾的是，患者的期望往往不现实。对于手部复合伤，从一开始就应该让患者明确，恢复原有功能是不太可能的。与患者的第一次接诊应由经验丰富的手外科医生进行，他能够就预期结果向患者提供比较实际的建议。

三、临床检查

在紧急情况下，可能很难获得患者的完整病史。尽管如此，术前应明确损伤机制、患者的职业以及可能危及显微外科手术效果的潜在风险。

在理想的情况下，应该由手术室中最有经验的手外科医生对严重毁损的手进行检查。首次检查的主要目的是评估以下内容：

受伤区域软组织的活力，包括指端的灌注；骨骼的稳定性；患处的污染；需要重建结构的基本平衡。一般来说，在创伤学中，最明显的损伤应该最先检查。同样来自下肢等其他肢体的截肢部分不应丢弃（图9.1），因为它们可用作组织库。

四、影像学

影像学检查是首要的检查方式。如果可行CT扫描作为急诊检查完成影像学成像，则可以更好地评估关节，并且对并发闭合性损伤（例如，相邻手指）中骨和关节情况增加有价值的信息。MRI很少使用，血管造影片涉及大段的损伤才可能使用。

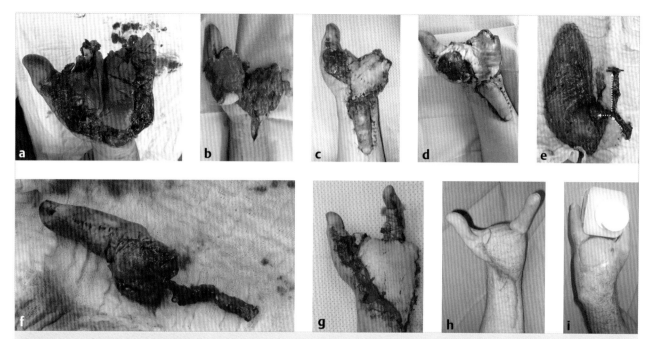

图 9.1　(a) 1 例 52 岁男性患者非优势手，高度污染爆炸创伤。第一次手术，彻底清创，背侧和掌侧皮肤向腕中部临时缝合；(b，c) 唯一可再植的中指与尺动脉吻合，临时再植至腕部；(d) 第二次手术，当坏死组织明显进展至掌侧和背侧皮肤，进行第二次清创，手掌和手背皮肤用股前外侧 flow-through 皮瓣修复；(e，f，g) 再次切除先前再植于前臂远端的手指，通过股前外侧皮瓣的血管将指体再植于第四掌骨顶部；(h，i) 最终的功能结果

五、分类

Gustilo 和 Anderson 骨折分类最初从胫骨骨折经验发展而来，经常应用于长骨，很少应用于受伤的手，且当前对开放性骨折的分类模式不足以描述和指导手部骨折的治疗。例如，对于像手和手指这样小的肢体，按撕裂伤口大小程度行 Gustilo 和 Anderson 分型（1cm 和 10cm）并不现实。在确定开放性骨折的最佳治疗方法时，引入了一个专门的分类，可以将手部特殊感染的风险因素考虑在内，表9.1 进行了总结分类。还介绍了一种概念，即并非所有开放性骨折的手都应该视为急诊病例。

表 9.1　手部复合性损伤的分类（改编自 Tulipan 和 Ilyas）

部位		修改	
分型 I	指骨	A 型	无法行一期软组织覆盖
分型 II	掌骨	B 型	Frank 污染
分型 III	腕骨	C 型	无血运需要血管重建

由 Tulipan 和 Ilyas 提出的分类方法更适用于手部外伤，即使是一些复杂的复合损伤（包括很难进行分类的掌骨和多个手指或足趾）

六、时机的掌握

目前的指南建议早期手术治疗开放性骨折。这一原则在手部开放性骨折中并没有得到很好的贯彻，且也许在实际上很难操作。

手部开放性骨折的治疗原则尚未达成良好的共识。上述研究不支持对所有手部复合伤立即手术（6~8h 内）的必要性，因为感染率与最后干预的时间不相关。

然而，对患处应立即冲洗和进行抗生素治疗。特别是在手指的复合损伤中，如果能够充分清创骨折端，皮肤覆盖骨质，并使用夹板或外固定器使其稳定，就可以延期行更复杂的重建手术。

但是，对于阻断血供的损伤或不稳定骨骼，而使有活性的组织处于危险之中的情况，必须立即处理。

七、手术

在实践中，手部复合伤的手术是分几个步骤进行的，但可遵循的原则很少：

· 简化：在非常复杂的损伤中，将手指或手的所有结构恢复到完美的解剖结构会增加手术的复杂性，可能会耗费太多的时间和资源，而且不会改善最终功能。关注重要的结构。一个典型的例子是屈肌优先于伸肌。或者对复杂指骨骨折的处理，通过小范围的骨缩短，使固定更容易且更稳定，使肌腱、血管和神经更接近，从而避免了多次移植的需要。另一个例子是多发手指损伤。拇指永远是最重要的。然后，重要的是意识到中指的优先性，例如对于食指，比起花时间重建一个糟糕的食指和一个糟糕的中指，更应该用食指重建一个更理想的中指

- 一期全部完成：正如欧洲和美国的大量报道所述，作者倾向于一期尽可能地修复或重建，以便早期开始手部活动。这一原则只是明显地与简化原则形成对比。实际上，这意味着一旦制订了对患区行修复或重建计划，在手术初期就要完成大部分步骤，以便早期活动

- 系统性工作：在修复或重建时，研究人员更倾向按结构进行，而不是按节段进行，以防多节段损伤。这具有重要的实用价值；例如，在行显微镜操作前需要先完成术中影像，而不是交替进行。或者，在多个节段血管重构的情况下，避免延迟最后一个节段进行血管重构，于前两个节段进行血管重构

八、手术步骤

（一）清创

清创是重建过程中最困难的时刻。不仅是因为需要技术技巧，还需要对损伤做出专业判断，判断组织是否有活性，判断什么应该重建，什么不应该重建。这应该由最有经验的，且对重建的可能性充满信心的手外科医生进行清创。正如 Lister 和 Scheker 所说，"规范清创训练很有必要，因为二次清创需要付出更大的代价"。

简单地说，清创手术应该由一名能果断清除可疑存活组织的医生来完成，这要归功于她或他扎实的经验。没有潜在活性的组织必须切除，以便进行适当的重建，而不是保留下来，希望它可能存活。

（二）骨固定

骨固定可能是应用于长骨的骨科创伤学原则与手部重建原则存在较大分歧的领域。在复合性损伤中，尤其是血供阻断性损伤中，需要迅速行骨固定。在多次再植或严重创伤中，使用纵向克氏针或克氏针和髓内螺钉共同使用节省了显微外科手术的时间（图 9.2）。螺钉髓内固定优于钢板，因为它是无须在骨表面应用固定材料就可以快速固定的方法，且功能更理想。

与许多人所认为的相反，如果能够立即使用局部、

远端带蒂或游离皮瓣提供可行的软组织覆盖，在充分清除肿瘤后的初次手术中就可以植骨。

同样，在关节破坏的情况下，使用硅胶植入物或垫片可以简化手术进程，并提供活动关节。此时没有任何证据表明感染的风险增加。同样在这种情况下，血供良好的软组织覆盖也是必需的（图 9.3）。

（三）血供重建

如果任何终末节段血供阻断，下一步手术步骤就是恢复血供。如果需要额外的静脉回流，部分研究人员倾向于先进行静脉吻合术。在静脉缺损时，很少的情况下需要移植；在一些病例中，静脉可以从相邻的手指获取或切取背侧 V-Y 皮瓣或 hatchet 皮瓣以接近静脉末端。在腕中部、手腕和前臂受伤时，改变近端静脉的走向以满足长度所需。对于撕脱伤，即使在明显的骨短缩后，也可能需要静脉移植。静脉移植可以从前臂远端移植到手指上，包括皮岛。如果皮肤缺损，可行顺行游离静脉皮瓣。如果腕中部大面积皮肤缺损或上肢更近端缺损，则可以通过皮瓣携带血管用于血供重建（图 9.1）。

（四）屈肌腱重建

下一步应是屈肌腱修复。在研究中，对于单纯 2 区屈肌腱损伤，要避免修复屈指浅肌腱。对于 2 区复合骨折，通常不修复屈指浅肌腱。在腕管水平的病变也是如此。屈指浅肌腱和屈指深肌腱同时修复，断端粗大，将不可避免地导致腕管内有限空间的粘连。研究人员认为，缝合技术本身并不像人们通常认为的那样相关。作者更倾向使用一种被称为在 Tang 技术基础上改进的 M 六股核心缝线技术，因为已经证明使用这种技术时不需要进行环形缝合。举例来说，对于广泛手部撕裂伤，避免 6 针或 7 针的环形缝合是至关重要的，以便节省时间。

在手指上，如果不伴有 A1 和 A2 滑车损伤、A4 和 A2 滑车损伤，作者不行滑车重建术。当伴有 A1 和 A2 滑车损伤或 A2 和 A4 滑车损伤时，作者通常切除屈指浅肌腱斜行重建 A2 滑车。

传统认为，即使简单的损伤也可能对拇指造成不良后果。拇指复合骨折中，我们修复拇长屈肌（FPL），但不做任何滑车重建，因为肌腱很可能与瘢痕组织粘连。在严重爆炸伤、创伤或前臂严重复合伤中，我们将屈指深肌可用的肌肉肌腱复合体直接转位行屈拇长肌腱功能重建（图 9.2，图 9.3）。

（五）伸肌腱重建

对于严重的复合骨折伴广泛的软组织缺失的情况，研究人员不行掌指关节（MCP）的伸肌腱功能重建。即使缺损被筋膜皮瓣覆盖，瘢痕非常有收缩性，以至于最终手指通过瘢痕组织轻微的弹性而伸直。这在以白种患者为主的经验中是行得通的，或许在亚洲患者中并非如此。如果

内部结构严重损伤，研究人员更倾向于延期行肌腱转位（一期实行全部修复原则的一个例外）。

（六）神经重建

严重创伤病例的神经处理与简单撕裂伤并无不同；如果指神经缺损，我们从下肢、前臂、前臂外侧切取皮神经做神经移植，可修复所有可修复的神经。选择前臂外侧

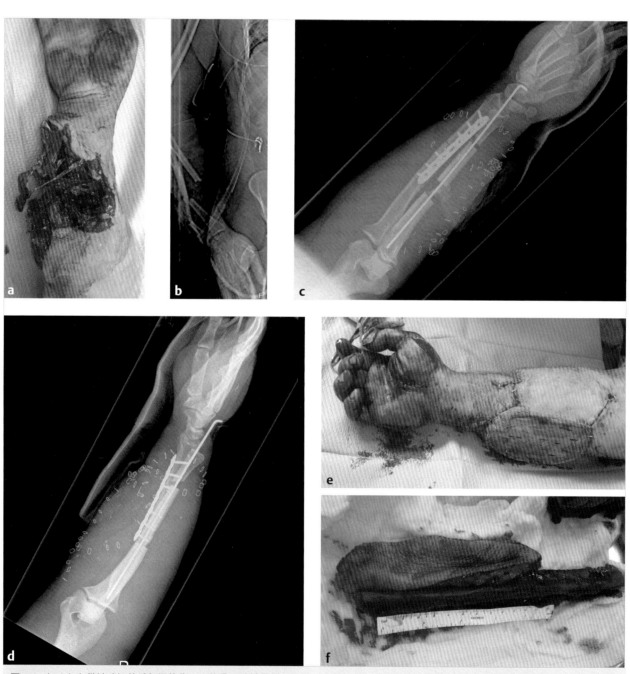

图 9.2 （a,b）血供被破坏的手部爆炸伤，尺桡骨开放性骨折，尺骨部分骨缺损，皮肤缺损，指浅屈肌、指深屈肌缺损，正中神经缺损。一期清创，用钢板固定桡骨；(c, d) 由于缺血时间的原因，用髓内钉固定尺骨，二期行骨重建。立即用腓肠神经移植重建正中神经，将桡侧腕屈肌转移至屈指深肌腱，掌长肌转移至屈拇长肌腱；(e) 植皮，一期关闭伤口

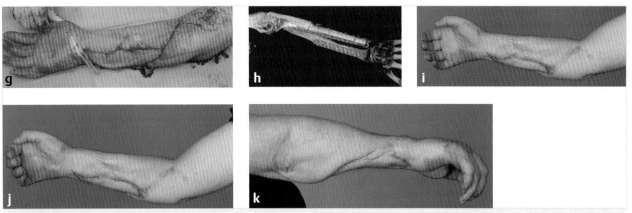

图 9.2（续） (f, g) 在第二次手术时，静脉移植，将游离腓骨骨皮瓣与肘部肱动脉端侧吻合，并用钢板固定，以重建尺骨；(h, i, j, k) 术后 6 个月时的结果

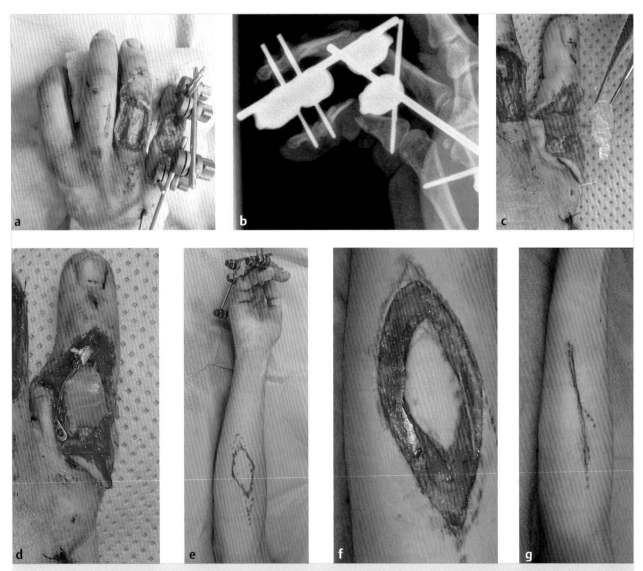

图 9.3 1 例 32 岁的女性患者，职业摩托车手，右手环指和小指摩擦伤后，皮肤缺损，小指 PIP 关节大块骨缺损。(a,b) 清创后几天，使用外固定架进行临时固定；(c,d) 进一步清创后，使用从植入式硅胶块上切出的垫片重建 PIP 关节和骨缺损，该植入式硅胶块使用人工韧带；(e,f,g,h) 没有重建伸肌腱、环小指并指，采用同侧前臂的游离逆行静脉皮瓣覆盖两指创面

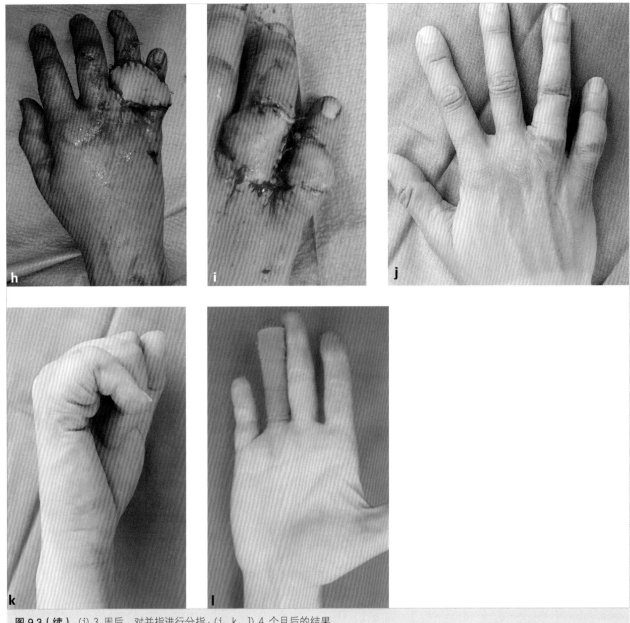

图 9.3（续）（i）3 周后，对并指进行分指；(j, k, l) 4 个月后的结果

皮神经更为实用，因为其比较恒定，不像内侧皮神经那样分成许多小分支。此外，前臂内侧的皮肤感觉比外侧要重要得多，因为我们正常休息时通常前臂内侧会接触桌子。我们有时用静脉肌肉技术来修复手指神经少许缺损，最近也开始使用同种异体神经移植，但我们也意识到患者可能负担不起。

（七）皮肤覆盖

医生需要一本专门的教材，全面回顾手部复合骨折的皮肤覆盖情况。此外，不可能提供普遍有效的指南，因为目前的策略主要取决于外科医生的经验、技能和偏好。

随着包括整形外科和骨科的显微外科手术在世界各地的应用稳步增长，即使在相对较小的缺损情况下，甚至在急诊情况下，外科医生也不应该害怕考虑游离皮瓣。虽然局部皮瓣和远端带蒂皮瓣在临床应用中仍有一定的适应证，但游离皮瓣的适应证仍有扩大的趋势。即使对于比较大的缺损，我们仍特别热衷在手背和指背上使用前臂的游离逆行静脉皮瓣。白种患者前臂皮肤的弹性比大腿皮肤的弹性要好得多，而腹股沟皮瓣的血管蒂动脉的长度和口径往往令人失望，除非是特别瘦的患者，否则外观并不十分令人满意。此外，可根据所需血管的直径以及神经和肌腱设计游离静脉皮瓣（图9.4）。我们仍然使用股前外侧皮瓣（ALT）修复手部大面积缺损，并覆盖残端骨（指骨、掌骨）；并观察到，即使骨端足够圆润，骨也能突出于肌瓣。

在前臂复杂的复合损伤中，游离组织移植的使用几乎是定律（图9.2）。它用于骨和软组织重建，但有时用复合皮瓣。我们倾向于将带筋膜或筋膜皮瓣应用于手部，这有利于肌腱更好的滑动。即使观察到，肌瓣用于手腕和前臂掌背侧大面积皮肤缺损往往具有良好的长期美学效果，有时甚至比筋膜皮瓣更好。然而，在第二次手术中重新切开肌瓣要比重新切开筋膜皮瓣复杂得多，也更耗时。

在实践中，治疗复杂骨折的最佳时机是伤后48h内，有时需急诊行皮瓣移植。但在实践中，由于人力、操作空间和一般资源的限制，这一原则也并不总是适用。

致谢：特别感谢 M Scaglioni 医生在图9.1的病例中进行了一期再植。感谢苏黎世大学医院手外科治疗师的参与和宝贵的帮助。

参考文献

[1] Foucher G, Merle M, Michon J. [Treatment in one stage of com-plex injuries of the hand with early mobilisation (author's transl)] Ann Chir. 1977; 31(12):1059–1063.

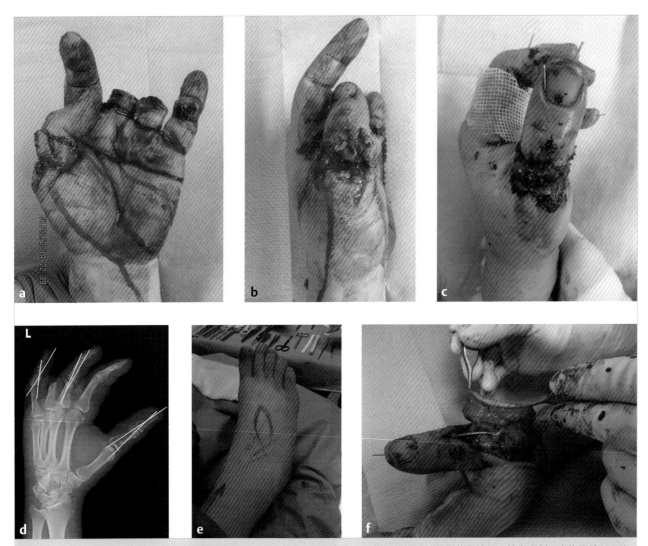

图9.4　1例42岁男性患者，左侧非优势手刺伤。(a, b) 中指和环指离断，拇指严重开放性骨折伴骨缺损。首先清创，中指再植，因为中指是唯一可用的手指，髂骨移植行急诊拇指重建；(c, d) 皮肤继发性完全坏死。立即从足部切取包括趾长伸肌在内的复合游离静脉皮瓣覆盖移植骨，重建拇长伸肌腱(EPL)；(e, f, g) 由于患者肥胖，选择足部作为供区

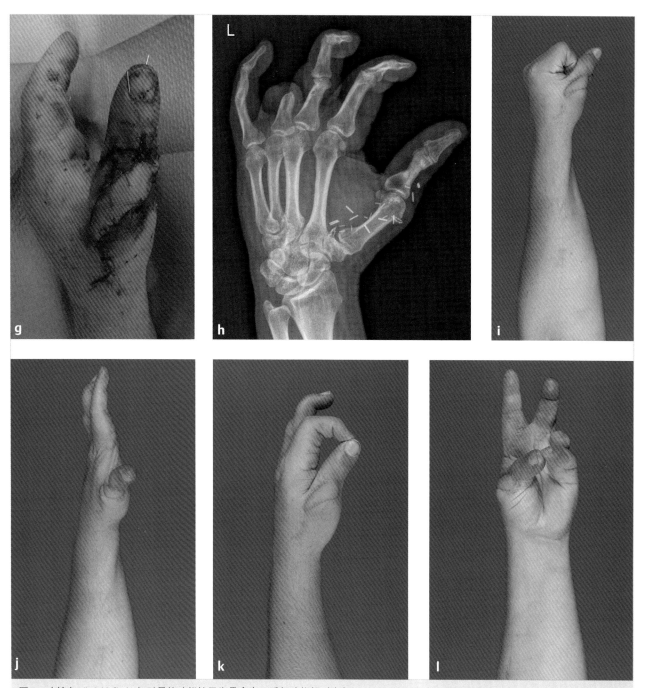

图 9.4（续）(h,i,j,k,l) 1 年时最终功能结果为骨愈合，手部功能相对良好

[2] Anderson JT, Gustilo RB. Immediate internal fixation in open fractures. Orthop Clin North Am. 1980; 11(3):569–578.

[3] Tulipan JE, Ilyas AM. Open fractures of the hand: review of pathogenesis and introduction of a new classification system. Orthop Clin North Am. 2016; 47(1):245–251.

[4] Ng T, Unadkat J, Bilonick RA, Wollstein R. The importance of early operative treatment in open fractures of the fingers. Ann Plast Surg. 2014; 72(4):408–410.

[5] Sundine M, Scheker LR. A comparison of immediate and staged reconstruction of the dorsum of the hand. J Hand Surg [Br]. 1996; 21(2):216–221.

[6] Sabapathy SR, Venkatramani H, Bharathi RR, Bhardwaj P. Replan-tation surgery. J Hand Surg Am. 2011; 36(6):1104–1110.

[7] Lister G, Scheker L. Emergency free flaps to the upper extremity. J Hand Surg Am. 1988; 13(1):22–28.

[8] Giesen T, Gazzola R, Poggetti A, Giovanoli P, Calcagni M. Intra-medullary headless screw fixation for fractures of the proximal and middle phalanges in the digits of the hand: a review of 31 consecutive fractures. J Hand Surg Eur Vol. 2016; 41(7):688–694.

[9] Saint-Cyr M, Miranda D, Gonzalez R, Gupta A. Immediate corti-cocancellous bone autografting in segmental bone defects of the hand. J Hand Surg [Br]. 2006; 31(2):168–177.

[10] Sabapathy SR, Venkatramani H, Giesen T, Ullah AS. Primary bone grafting with pedicled flap cover for dorsal combined injuries of the digits. J Hand Surg Eur Vol. 2008; 33(1):65–70.

[11] Mantero R, Grandis C, Rota F, Meloni P. Considerazioni sull'impiego in urgenza delle endoprotesi di Swanson in alcune lesioni traumatiche esposte della mano. Riv Chir Mano. 1979; 16:79–89.

[12] Emmett AJ. The closure of defects by using adjacent triangular flaps with subcutaneous pedicles. Plast Reconstr Surg. 1977; 59(1):45–52.

[13] Tsai TM, Matiko JD, Breidenbach W, Kutz JE. Venous flaps in dig-ital revascularization and replantation. J Reconstr Microsurg. 1987; 3(2):113–119.

[14] Giesen T, Calcagni M, Elliot D. Primary flexor tendon repair with early active motion: experience in Europe. Hand Clin. 2017; 33(3):465–472.

[15] Wang B, Xie RG, Tang JB. Biomechanical analysis of a modifica-tion of Tang method of tendon repair. J Hand Surg [Br]. 2003; 28(4):347–350.

[16] Giesen T, Sirotakova M, Copsey AJ, Elliot D. Flexor pollicis lon-gus primary repair: further experience with the tang technique and controlled active mobilization. J Hand Surg Eur Vol. 2009; 34(6):758–761.

[17] Pilanci O, Ozel A, Basaran K, et al. Is there a profit to use the lateral antebrachial cutaneous nerve as a graft source in digital nerve reconstruction? Microsurgery. 2014; 34(5):367–371.

[18] Tos P, Battiston B, Ciclamini D, Geuna S, Artiaco S. Primary repair of crush nerve injuries by means of biological tubuliza-tion with muscle-vein-combined grafts. Microsurgery. 2012; 32(5):358–363.

[19] Giesen T, Forster N, Künzi W, Giovanoli P, Calcagni M. Retrograde arterialized free venous flaps for the reconstruction of the hand: review of 14 cases. J Hand Surg Am. 2014; 39(3):511–523.

第十章　小儿手部骨折

Pernille Leicht
译者：周晓玲，俞淼

摘要：在小儿群体中，手是身体受伤最频繁的部位，常会发生骨折。小儿手部骨折的治疗在某种程度上有别于成人骨折。小儿手部骨折通常累及生长板，在治疗中必须注意儿童骨骼的生长潜力。大多数骨折可以保守治疗，但一些特殊的骨折需要手术治疗。需要早期手术治疗的特殊骨折包括近节和中节指骨颈骨折和指甲脱位伴远节指骨骨骺骨折。

关键词：小儿手部骨折，Seymour 骨折，远节粉碎性骨折，指骨颈骨折，近节指骨骨折，掌骨骨折，舟状骨骨折

一、简介

小儿手部骨折是指仍有开放骺板的儿童骨折，因此在固定、重塑潜力和手术指征方面有特殊的考量。儿童骨折愈合比成人快，愈合时间短，因此早期诊断和骨折复位至关重要。尤其是如果骨折累及骨骺，5 天是安全复位的极限。

某些研究中，儿童手部骨折的发生率是仅次于前臂远端骨折的第二常见的骨折。

几项研究表明，骨折发生率从 11 岁开始增加，在 14~15 岁达到顶峰，这是由于儿童在这个年龄段开始参加体育活动。骨折常见于男孩，男女比例为 3∶1，但在 2 岁以下的年龄组中，女孩骨折占总数的比例为 4∶6。

不同年龄组骨折类型和损伤类型不同。最常见的是第五掌骨骨折，其次是近节指骨骨折。

损伤模式随年龄的不同而变化，0~5 岁儿童大多数为指尖挤压伤，10~17 岁儿童为运动相关创伤，0~4 岁儿童多为粉碎性骨折，5~8 岁儿童为远节指骨骨折（粉碎性和横形骨折）。9~12 岁儿童为小指近节骨折，13~16 岁儿童为掌骨颈骨折。

很多儿童手部骨折会累及骨骺，根据 Salter-Harris 的分类分为 1~5 型（表 10.1）（另请参见图 1.5）。在手部，骨骺位于指骨近端、第一掌骨近端和第二至第五掌骨的远端。近节指骨骨骺在 10~24 个月龄时骨化，中、远节指骨骨骺在 6~8 个月后骨化。骨骺闭合方向从远端向近端，男孩 16.5 岁时骨骺闭合，女孩 14.5 岁时骨骺闭合。骨骺在闭合前未矿化，因此比周围的成熟骨脆弱，也因此骨骺在儿童骨折中更易损伤。小儿骨周围的骨膜血管化程度高，是骨折愈合过程中细胞分化的来源。小儿骨折后，骨量的增长和骨干的重塑可以纠正初期的骨折畸形。这种纠正在矢状面和邻近骨骺部位更有效，在年幼的儿童中效果更好，而在冠状面重塑效果欠佳。旋转畸形无法被重塑，因此需要进行复位。这通常为闭合复位，且经皮克氏针内固定（CRPP）或切开复位内固定（ORIF）治疗。尽管儿童手部骨损伤 1/3 会累及骨骺，但很少行骺骨干固定术。然而，在年幼儿童中，骨骺是非常敏感的，因此尝试多次复位骨骺骨折可能会破坏骺板，从而导致医源性生长停滞。如果一次或两次尝试无法复位，建议考虑切开复位以避免生长停滞。

检查受伤的儿童往往是一项挑战。必须采取温和的操作观察儿童，才能获得诊断所需的正确信息。试着谈论其他事情，给孩子一些玩的东西。然后检查肿胀、血肿和主动活动能力。肌腱固定作用或对近端肌腹施加轻微的压力有助于评估旋转畸形。仔细检查甲板也很有效。超过相邻甲板 10° 的旋转提示检查者有旋转畸形。然而，如果可

表 10.1　Salter-Harris 骨折类型分类

1 型：骨骺板增宽
2 型：骨折通过干骺端
3 型：骨折通过骨骺板
4 型：骨折通过骨骺和干骺端
5 型：骨骺压缩

以的话，最好的检查旋转不良的方法还是让孩子握拳与健侧手对比。

儿童骨折的诊断通常可以通过临床检查和影像学来确定。这必须在两个平面上进行影像学检查。患指真实的侧位片不与其他手指重叠是很重要的。除舟状骨骨折外，其余很少需要做进一步检查（见下文）。

小儿手部骨折的治疗在某些方面与成人手部骨折的治疗有所不同。大约80%的儿童手部骨折可以进行非手术治疗，最终获得正常的功能和良好的外观。非手术治疗包括石膏、夹板或胶带（图10.1）。这些治疗可用于稳定性骨折，无脱位或骨折复位至可接受位置。胶带的使用要求儿童配合，因此只能在7~8岁的儿童使用。对于7~8岁以下的儿童，应使用夹板或石膏。不稳定骨折和无法复位的骨折需用克氏针或螺钉行闭合复位经皮内固定 CRPP 或切开复位内固定（ORIF）。对于幼儿（<5岁），通常需要使用过肘环形软石膏（图10.2）或石膏绷带，以防止他们拆除绷带。固定时间为3~4周之后，儿童开始在无束缚下使用手。通常不需要职业疗法，儿童在日常的游戏和体育活动中使用手和手指进行专属他们自己的职业疗法。

手术治疗通常是闭合复位经皮内固定 CRPP，如果不行，则行切开复位内固定（ORIF）。由于原始骨性愈合，在受伤1~2周后无法进行闭合复位。

内固定必须用夹板或石膏保护，因为儿童不适应早期活动，而且他们在固定后会很快恢复活动。

一些特殊的儿童骨折需要特别注意。

二、特殊儿童骨折

（一）骨折

Seymour 骨折是指近骨骺骨折或 Salter–Harris1~2 型远节指骨骨折伴甲床撕裂（图10.3）、骨折部位屈曲畸形，常伴有甲板半脱位。这是开放性骨折，应进行相应治疗。骨折通常发生于门挤压伤，因此在较小的儿童中是一种常见的骨折。在临床上，它看起来像槌状指，通常指甲的近端部分与近端甲皱表面相连（图10.4）。

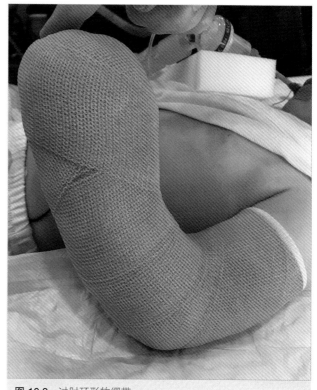

图 10.2　过肘环形软绷带

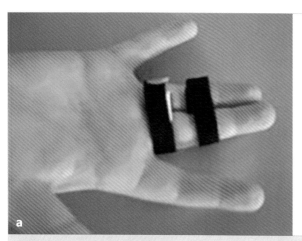

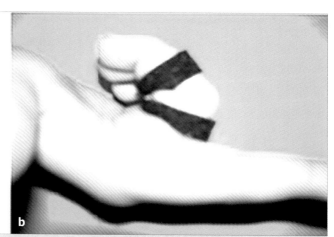

图 10.1　手指胶带（与相邻手指固定）

伸肌腱和掌板插入远节指骨骨骺，而屈肌腱插入干骺端掌侧。这导致近端骨块向背侧移位，远端骨块向掌侧移位。干骺和骨骺之间的骨是骨质最脆弱的部分，因为它未矿化。Seymour 骨折的手术治疗包括清创，清除任何嵌

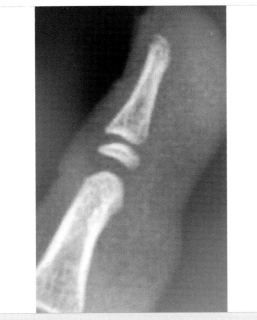

图 10.3 Salter-Harris 1 型远节指骨骨折

入骨折端的软组织，骨折 / 骨骺分离复位、甲床修复和甲板固定。这可能需要去除指甲，用可吸收缝线缝合甲床，并重新固定指甲，以支撑骨折 / 骨骺分离。当指甲的近端部分与近端甲褶表面接触时，必须在近端甲褶下重新回植。建议用 0.8mm 克氏针固定远端指间关节（DIP 关节）。克氏针露在皮肤外，因此 3 周后不需要麻醉就可以很容易地取出。对于 4~5 岁以下的小儿，建议用过肘环形石膏绷带包扎，包住整只手（图 10.2），以防止固定的绷带脱落。5 岁以上的儿童通常可以用手指夹板固定，这取决于儿童的依从性。取下绷带和克氏针后，儿童可以自由使用手和手指。

Seymour 骨折是一种较为严重的损伤，因此诊断和适宜治疗非常重要。

如果治疗不当，Seymour 骨折会有生长停滞的风险，这可能是由于骨骺闭合、骨畸形、指甲畸形（图 10.5）和感染。即使治疗得当，生发层甲基质破坏也可能导致指甲畸形。

（二）粉碎性骨折

如果发生外伤，即儿童手指远端挤压伤，这可能是

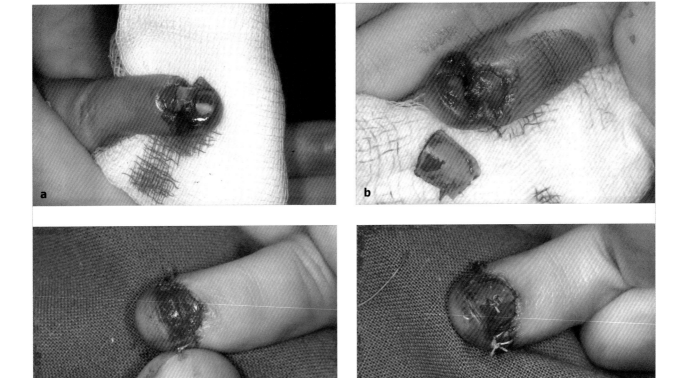

图 10.4 与 Seymour 骨折相关的甲床损伤。（a）指甲的近端部分与近端甲褶表面相连；（b）拔出指甲后，显露撕裂的甲床；（c）骨折复位和清创后，使用可吸收缝线缝合甲床伤口；（d）指甲回植并用可吸收缝线固定。如果不稳定，可以用纵向克氏针固定骨折

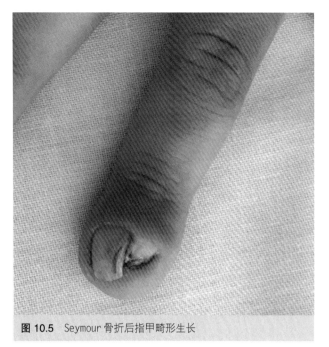

图 10.5 Seymour 骨折后指甲畸形生长

远节指骨骨折或骨骺分离。在两个平面进行影像学检查。矢状位可能显示前后位无法显示的骨折。对于 3~4 岁以上的儿童，如果骨折或骨骺分离不伴有甲床裂伤和（或）甲板半脱位，可采用闭合复位和掌侧夹板治疗 3 周。如果复位不佳或患者为小于 3~4 岁的儿童，则建议闭合复位，用克氏针穿过 DIP 关节。1 周后行影像学检查是很重要的，因为有再脱位的风险需要行切开复位内固定（ORIF）。

（三）指骨颈骨折

指骨颈骨折包括位于近节或中节指骨、侧副韧带隐窝远端的几种不同类型的骨折（表 10.2）。这些骨折相对较少，但在儿童中发生率是成人的 10 倍，并可能引发问题。指骨颈骨折通常发生在手指被门夹住同时又缩回时。骨折很难发现，因此常在畸形愈合时才延迟发现。尽管与骺板距离相对较大，但几项研究表明，其重塑潜力，尤其是在矢状面上，是令人满意的。因此，9 岁以下儿童晚期发现的指骨颈骨折，如果没有旋转畸形或冠状成角，建议

保守治疗。否则，可能需要截骨。

根据 Al-Quattan 的分类（表 10.3），骨折可分为 3 种类型。

1 型骨折是无移位的骨折，可以用石膏或夹板治疗 3~4 周，但是由于存在移位风险，1 周后行两个平面的影像学检查非常重要。2 型和 3 型移位骨折（图 10.6），由于远端骨块使肌腱止点缺损，导致髁状突的软骨帽通常向背侧旋转。无论是经皮复位还是切开复位，都需要用克氏针或螺钉进行复位和固定（图 10.7a）。切开复位可以采用背侧或中外侧入路，但必须注意保护附着在髁状头部的侧副韧带。这是必要的，因为髁部的血液供应来自侧副韧带和周围软组织。如果血供破坏，有发生髁部缺血性坏死的风险。

表 10.2 指骨颈骨折

髁突下骨折
头下骨折
软骨帽骨折
髁突远端指骨骨折
髁上骨折
单髁指骨骨折
双髁指骨骨折
指骨髁间骨折
指骨撕脱骨折

表 10.3 指骨颈骨折 Al-Quattan 分类

1 型：无移位骨折
2 型：移位骨折，部分骨质接触
3 型：移位骨折，无骨质接触

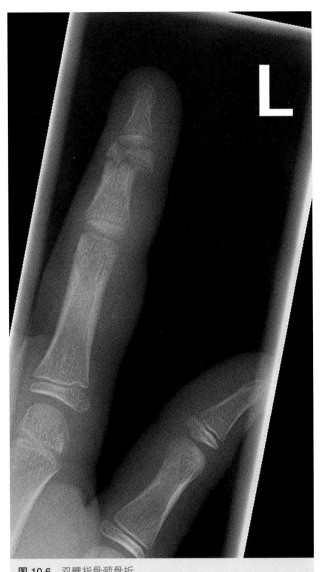

图 10.6 双髁指骨颈骨折

如果儿童受伤 2 周以上，骨折端无压痛，骨折可能愈合，从而无法闭合复位。如果冠状面没有旋转或成角畸形，建议开始活动并等待重塑。如果出现无法接受的畸形，尽管存在缺血性坏死和关节僵硬的风险，仍然需要开放截骨。

（四）近节指骨骨折

在儿童中，这些骨折最常见于骨骺，如 Salter - Harris2 型（图 10.8a）（见第一章）。小指是最常受累的手指，而小指近节指骨骨折通常导致所谓的"额外 8°骨折"（图 10.8a），因为创伤的手指极度外展。如果骨折无移位，可采用夹板或环形绷带治疗。7~8 岁以上的儿童可以用胶带固定相邻手指（图 10.8b）治疗，并鼓励早期活动。如果冠状面成角超过 10°，或者如果存在旋转畸形，则需要复位。矢状面上的较大成角是可以接受的。闭合复位通常是可行的，采用石膏或夹板固定至少两个手指 3~4 周。1 周后的影像学检查很重要。不稳定的骨折必须通过闭合复位和经皮 0.8mm 克氏针治疗。无法复位的骨折需要用克氏针固定。建议将克氏针留在皮外，因为这样通常可以在门诊无麻醉下拔除。这就需要 5~6 岁以下的儿童使用过肘石膏以防止他们取除敷料。

（五）掌骨骨折

掌骨骨折占所有儿童手部骨折的 10%~30%（见第一章）。这在幼儿中极为罕见，且由于体育活动，最常发生在 13~16 岁的儿童中。

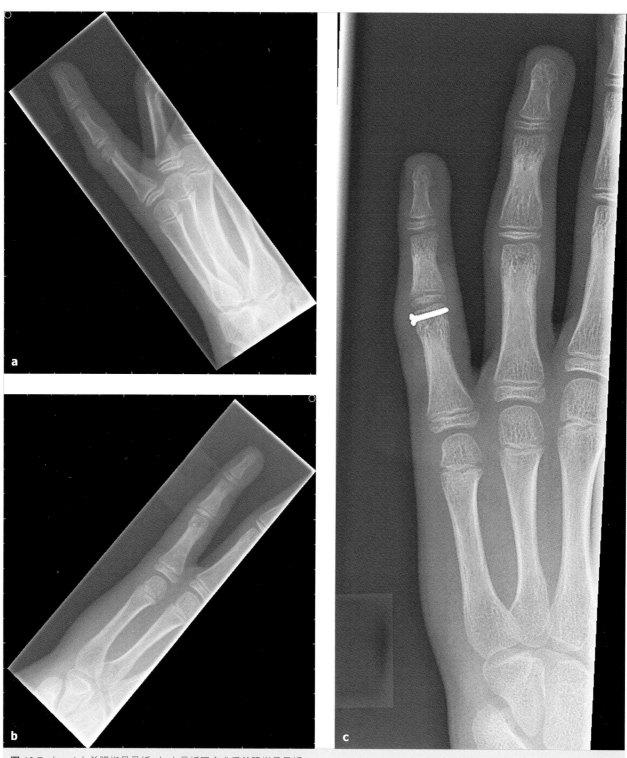

图 10.7 （a，b）单髁指骨骨折；（c）骨折固定术后单髁指骨骨折

骨折可分为位于掌骨头、颈、干或基底部的骨折，颈和干骨折最常见。

治疗方法类似于成人，采用石膏或夹板进行复位和固定，有时需要克氏针固定。

掌骨头骨折通常为 Salter-Harris2 型，典型的是第五掌骨头骨折。这些骨折可导致缺血性坏死和生长停滞。于

是应避免尝试多次闭合复位，因为这会影响生长区，并导致生长停滞。因此可能需要切开复位和克氏针内固定。由于有重塑潜能，第二和第三掌骨颈矢状面成角达 15°，第四和第五掌骨颈矢状面成角达 30° 是可以接受的。在掌骨干骨折中，第二和第三掌骨掌侧成角达 10°，第四和第五掌骨掌侧成角达 20° 是可以接受的。用直观的矢状位影像

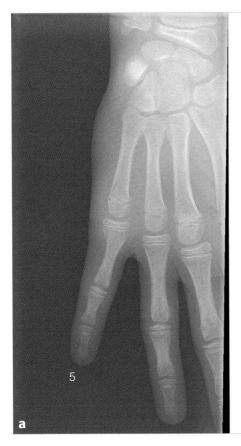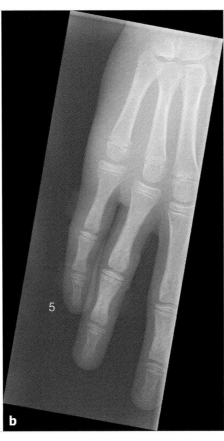

图 10.8 复位和胶带固定环指治疗 "额外 8° 骨折"（"5"：小指）

学检查来评估成角是很重要的。与成人一样，旋转不良的临床检查是必要的。这需要孩子试着握拳来评估旋转。即使是一个小的旋转不良也会导致握拳时交指。5°旋转不良可能导致手指重叠 1.5cm。

第一掌骨干骨折常见，且重建迅速。最多可接受 30°的侧方成角。

第一掌骨基底骨折常累及骨骺，正如 Salter-Harris3 型或 4 型骨折。这些小儿 Bennett 骨折不稳定，通常需行经皮内固定术 CRPP 来闭合复位。

（六）腕骨骨折

儿童的腕骨骨折与腕韧带损伤同样很少见。在儿童早期，由于腕骨大部分是软骨，所以能抗损伤。由于腕骨未完全骨化，正常儿童手腕上的舟月间隙在放射线上显示较宽。

与成人一样，最常见的腕骨骨折发生在舟状骨，但仅占儿童手部骨折的 3%。舟状骨骨折可由摔倒时手腕极度伸展引起。由于舟状骨在 6 岁以下的儿童中主要由软骨组成，因此舟状骨骨折在 6 岁以下的儿童中非常罕见。当

儿童 4~5 岁时，骨化从远极向近端发展，12 岁左右完成骨化。这或许可以解释年幼儿童舟状骨远极更易发生骨折的原因。

传统上，舟状骨骨折被认为主要发生于儿童和青少年的舟状骨远极。在以后的几年里，分布规律同成人一致。腰部骨折现在也是儿童最常见的舟状骨损伤。这可能是由于儿童高能量运动活动的增加以及 BMI 的增加所致。

当鼻烟窝和（或）舟状骨结节处有压痛，以及在拇指上施加纵向力有间接压痛时，临床上显示有潜在舟状骨骨折。这种情况下，采用手腕的正位和侧位片行舟状骨特殊影像学检查（图 10.9a）。如果影像学未显示骨折，患者应使用夹板治疗 2 周，再次进行影像学检查，必要时使用 CT 或 MRI 进行复查（图 10.9b）。

一些研究建议对所有有舟状骨相关疼痛和 X 线检查阴性的儿童进行早期 MRI 检查。在某些情况下，MRI 可以显示其他腕部骨折，但其临床相关性尚不清楚。

大多数儿童的舟状骨骨折可以采用石膏治疗。远极骨折采用不过肘环形石膏绷带治疗 4~6 周。无移位的舟状

骨腰部骨折采用不过肘环形石膏绷带治疗 6~8 周，甚至达 12 周，直至影像学愈合。移位的舟状骨腰部或近极骨折采用加压螺钉或克氏针切开复位内固定。典型的儿童舟状

骨骨折骨不愈合是由于骨折发现晚或固定不良造成。舟状骨骨折骨不愈合的治疗原则与成人相同（见第二十五章）。

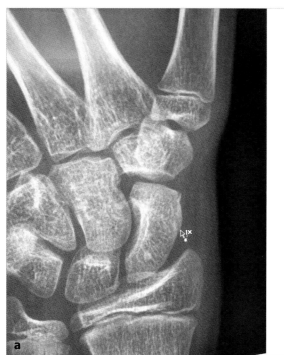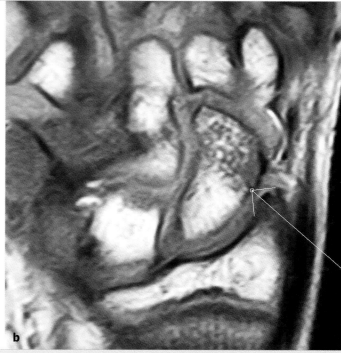

图 10.9 （a）无移位舟状骨骨折；（b）MRI 显示舟状骨骨折

参考文献

[1] Landin LA. Fracture patterns in children. Analysis of 8,682 fractures with special reference to incidence, etiology and secular changes in a Swedish urban population 1950–1979. Acta Orthop Scand Suppl. 1983; 202(54):1–109.

[2] Naranje SM, Erali RA, Warner WC, Jr, Sawyer JR, Kelly DM. Epidemiology of pediatric fractures presenting to emergency departments in the United States. J Pediatr Orthop. 2016; 36(4):e45–e48.

[3] Bhende MS, Dandrea LA, Davis HW. Hand injuries in children presenting to a pediatric emergency department. Ann Emerg Med. 1993; 22(10):1519–1523.

[4] Chew EM, Chong AK. Hand fractures in children: epidemiology and misdiagnosis in a tertiary referral hospital. J Hand Surg Am. 2012; 37(8):1684–1688.

[5] Vadivelu R, Dias JJ, Burke FD, Stanton J. Hand injuries in children: a prospective study. J Pediatr Orthop. 2006; 26(1):29–35.

[6] Liu EH, Alqahtani S, Alsaaran RN, Ho ES, Zuker RM, Borschel GH. A prospective study of pediatric hand fractures and review of the literature. Pediatr Emerg Care. 2014; 30(5):299–304.

[7] Rajesh A, Basu AK, Vaidhyanath R, Finlay D. Hand fractures: a study of their site and type in childhood. Clin Radiol. 2001; 56(8):667–669.

[8] Hastings H, II, Simmons BP. Hand fractures in children. A statistical analysis. Clin Orthop Relat Res. 1984(188):120–130.

[9] Nellans KW, Chung KC. Pediatric hand fractures. Hand Clin. 2013; 29(4):569–578.

[10] Seymour N. Juxta-epiphysial fracture of the terminal phalanx of the finger. J Bone Joint Surg Br. 1966; 48(2):347–349.

[11] Al-Qattan MM. Extra-articular transverse fractures of the base of the distal phalanx (Seymour's fracture) in children and adults. J Hand Surg [Br]. 2001; 26(3):201–206.

[12] Krusche-Mandl I, Köttstorfer J. Thalhammer, Aldrian S, Erhart J, Platzer P. Seymore fractures: retrospective analysis and therapeutic considerations. J Hand Surg Am. 2013; 38A:258–264.

[13] Goodell PB, Bauer A. Problematic pediatric hand and wrist fractures. JBJS Rev. 2016; 4(5):1–9.

[14] Al-Qattan MM, Al-Qattan AM. A review of phalangeal neck fractures in children. Injury. 2015; 46(6):935–944.

[15] Puckett BN, Gaston RG, Peljovich AE, Lourie GM, Floyd WE, III. Remodeling potential of phalangeal distal condylar malunions in children. J Hand Surg Am. 2012; 37(1):34–41.

[16] Mintzer CM, Waters PM, Brown DJ. Remodelling of a displaced phalangeal neck fracture. J Hand Surg [Br]. 1994; 19(5):594–596.

[17] Hennrikus WL, Cohen MR. Complete remodelling of displaced fractures of the neck of the phalanx. J Bone Joint Surg Br. 2003; 85(2):273–274.

[18] Al-Qattan MM. Phalangeal neck fractures in children: classification and outcome in 66 cases. J Hand Surg [Br]. 2001; 26(2):112–121.

[19] Matzon JL, Cornwall R. A stepwise algorithm for surgical treatment of type II displaced pediatric phalangeal neck fractures. J Hand Surg Am. 2014; 39(3):467–473.

[20] Leicht P, Mikkelsen JB, Larsen CF. Scapholunate distance in children. Acta Radiol. 1996; 37(5):625–626.

[21] Gholson JJ, Bae DS, Zurakowski D, Waters PM. Scaphoid fractures in children and adolescents: contemporary injury patterns and factors influencing time to union. J Bone Joint Surg Am. 2011; 93(13):1210–1219.

[22] Johnson KJ, Haigh SF, Symonds KE. MRI in the management of scaphoid fractures in skeletally immature patients. Pediatr Radiol. 2000; 30(10):685–688.

[23] Dorsay TA, Major NM, Helms CA. Cost-effectiveness of immediate MR imaging versus traditional follow-up for revealing radiographically occult scaphoid fractures. AJR Am J Roentgenol. 2001; 177(6):1257–1263.

[24] Jørgsholm P, Thomsen N, Besjakov J, Abrahamsson S, Björkman A. MRI shows a high incidence of carpal fractures in children with posttraumatic radial-sided wrist tenderness. Acta Orthop. 2016; 87(5):533–537.

第十一章　瘫痪患者的四肢骨折

Gürsel Leblebicioğlu, Egemen Ayhan, Tüzün Fırat
译者：李一，胡浩良

摘要：肌肉功能是维持骨骼结构和功能的重要组成部分。许多研究表明，在不同的瘫痪状态下，包括脊髓损伤、中风、周围神经损伤，甚至注射肉毒杆菌，都会导致骨质流失。除了病理状态的全身副作用，瘫痪还会导致骨矿物质流失和骨折。即使是轻微的负荷也可能导致瘫痪性疾病的骨折。长期有限的活动导致瘫痪患者骨折后的高发病率和死亡率。因此，了解瘫痪性骨矿丢失和骨折可能有助于预防骨矿丢失相关的骨折和疾病。本章提供了关于不同瘫痪模型中骨矿物丢失和骨折原因的广泛知识。此外，还介绍了骨折的预防和处理方法。然而，这个领域需要更多的研究，尤其是在下运动神经元损伤方面。

关键词：瘫痪，骨折，脊髓损伤，脑卒中，肉毒毒素

一、简介

继发于中枢和周围神经系统功能失调的肌肉骨骼功能丧失，大多是一种破坏性损伤。许多患者都很年轻，治疗的可能性通常局限于改善他们的生活质量、恢复自愈能力和延长生存期。神经受累，以及它的继发性后果，如活动能力下降和与原发性疾病相关的感觉减弱，都是非常痛苦的。治疗原发性神经问题和预防继发性并发症可能有助于提高生活质量。

中枢和周围神经系统疾病患者脊柱和四肢严重骨折的风险可能会增加。骨折可能在神经损伤时发生，如出生时发生的臂丛神经麻痹的婴儿锁骨骨折；或在疾病过程中后期发生，如截瘫患者的髋部骨折。

骨密度（BMD）的降低可能与肌肉麻痹和代谢变化有关，从而降低了骨骼的机械阻力。因此，即使在生理负荷或物理治疗过程中，骨折也可能发生。根据神经活动的不同，四肢可能有不同程度的肌肉麻痹和感觉丧失。肌肉无力和肌张力障碍的模式、固定时间、代谢和激素状况的改变，以及疾病持续时间都会以各种方式影响骨密度。骨折的风险可能因基础条件和持续时间而异，大多数骨折发生在慢性疾病期间。即使是骨折前未进行日常活动的部位，四肢瘫痪性骨折也会导致严重的功能受限。

瘫痪患者最常见的骨折部位是股骨骨干和髁上区。上肢和手的受累是相对罕见的。本文就瘫痪性上肢骨折的病因、发病机制、诊断及可能的治疗方法进行综述。

二、基础科学

（一）骨骼变化

脊髓损伤

完全性脊髓损伤（SCI）会导致肌肉立即瘫痪，并使四肢发生废用性萎缩。随后是结缔组织侵入、血管系统破坏、软骨退化和骨量损失。骨质疏松症也是脊髓损伤患者常见的一个症状。这是由于肢体失用，类似于观察到的衰老、卧床休息或失用性萎缩。骨量损失与骨小梁微结构的恶化有关。骨小梁微结构损伤后出现骨转换不平衡，有利于再吸收，3~5个月达到峰值，2年达到稳定状态，并可能持续超过此水平。骨丢失在骨小梁中发生率更高，在皮质骨中持续稳定。Garlan的研究表明，前4个月骨量的快速下降归因于完全性脊髓损伤后的代谢变化。骨弱化的确切病因尚不清楚。除了正常的生物力学应激和神经营养衰竭、营养支持不足、血管畸形、皮质激素过多、性腺功能改变和其他内分泌紊乱外，骨弱化的其他可能原因还包括内分泌紊乱。

损伤的严重程度、功能损害的程度、损伤的持续时间和老化影响了完全性脊髓损伤患者的骨量。许多研究强

调，骨质疏松症低于损伤水平。机械负荷和活跃的肌肉力量可能影响骨的组成。在他们的横断面研究中，Tsuzuku等比较了 10 例四肢瘫痪患者和 10 例截瘫患者的骨密度。研究人员发现，四肢瘫痪患者的腰椎、上肢和转子区骨密度明显低于截瘫患者。同样，在其他作者的报道中，四肢瘫痪患者的手臂骨丢失也比截瘫患者多。脊髓损伤程度也是骨代谢反应的另一个重要因素。在对 Comarr 等的早期有价值的研究中，研究人员认为病变越不完整，保存的肌肉越多，导致的萎缩就越少，骨性骨质疏松也就越少。一些研究人员报道了完全性脊髓损伤患者的骨密度损失比不完全性脊髓损伤患者更大，以支持这一观点。在完全性脊髓损伤患者中，假设反射收缩的缺乏可能增加骨质软化。一些研究人员报道了完全性脊髓损伤患者随着损伤后时间和年龄的增加，骨质的整体质量会随之降低。

下运动神经元损伤患者比上运动神经元损伤的患者更容易骨折。下运动神经元损伤可导致松弛性麻痹和肌肉萎缩，而上运动神经元损伤可导致痉挛性麻痹和肌肉痉挛。肌肉萎缩导致骨骼的机械力减少或缺失，并可能引起骨缺损。Demirel 等支持这一理论，他们报道了与松弛患者相比，痉挛患者的骨密度损失较小。同样，Eser 等发现痉挛性较强的受试者与痉挛性较弱或不存在的受试者相比，脊髓损伤后股骨骨质丢失减少。然而，Wilmet 等声称痉挛和松弛对骨密度丧失没有影响。很可能痉挛对保存骨量和降低骨折风险是有效的。另一方面，在最近对 Kostovski 等的研究中，研究人员发现脊髓损伤 12 个月后，痉挛的频率和严重程度越高，骨密度越低。他们报道，不完全性脊髓损伤的男性痉挛性较低，而且活动性更强，因此痉挛性与骨密度呈负相关。虽然轻微的痉挛可能对保持骨量有有益的效果，但严重的痉挛形式会导致行走或康复问题，使患者容易骨折。

脊髓损伤最常见的部位是颈部，会导致上肢功能障碍，占外伤性脊髓损伤的 50%~64%。对于永久性神经功能障碍的严重程度来说，脊髓损伤可能是完全的或不完全的。自 2010 年以来，最常见的神经系统分类为不完全性四肢瘫（41%）、不完全性截瘫（19%）、完全性四肢瘫（18%）和完全性四肢瘫（12%）。

四肢瘫是由于颈髓 1~8 节损伤引起的。损伤脊髓的区域，即损伤后的节段，决定了瘫痪的类型。处于损伤水平以上神经支配的肌肉具有正常的力量（损伤节段以上的神经功能正常）。损伤节段肌肉会松弛，但可能会随着时

间的推移而改善（神经功能缺失）。在损伤节段以下肌肉可能松弛或有一些痉挛。如果下运动神经元在损伤节段以下完好无损，则可能刺激肌肉收缩。

神经功能丧失的其他常见原因有脑卒中、脑瘫、创伤性脑损伤、感染性或代谢性疾病、遗传性疾病、多发性硬化症、格林 - 巴利综合征和脑或脊柱肿瘤。不管是什么原因，骨骼都会受到瘫痪肢体的影响。

脊髓损伤后第一个月内钙稳态变化。这些变化包括导致肾结石的高钙血症和高钙尿症，以及钙营养激素谱的变化。根据组织病理学数据，骨丢失的主要原因是由于侵蚀表面和破骨细胞数量的增加，骨吸收增加。从受伤后的第一周开始，骨吸收不断增加，10~16 周达到峰值。在脊髓损伤后的前几个月，骨密度每月下降 2%~4%。这个速率是代谢因子的 5~20 倍。骨小梁区的骨质量损失大于皮质区。损伤 1 年后，骨吸收标志物羟脯氨酸和脱氧脯氨酸仍然升高，而骨标志物只显示轻微升高。这种不平衡在受伤后立即开始，并在 3~5 个月之间达到顶峰。损伤后 2 年左右，骨代谢过程达到稳态水平。然而，根据病变程度、性别、年龄和伴随的系统性问题，即使在受伤 2 年后，骨组织的更新也可长达 8 年。下肢骨丢失与病变程度无关，而上肢骨丢失多见于四肢瘫痪患者。创伤程度决定了骨丢失的限度，而不是程度。

一些 MRI 研究表明，在长时间完全脊髓损伤中，骨体积和小梁数量的减少导致小梁空间的增加，CT 也显示出类似的变化。经过所有的过程，脊髓损伤患者的骨密度值比健康同龄人低 50%~60%。

在小鼠研究中，脊髓损伤的骨骼变化也得到了支持。骨髓腔增加 24%，皮质宽度变薄 30% 左右。此外，与四肢石膏固定（HCI）模型相比，脊髓损伤导致骨小梁微结构和皮质骨几何结构更严重的骨密度丢失和破坏。

Hammond 等指出，完全性脊髓损伤中骨质疏松症的患病率为 34.9%。损伤持续时间超过 1 年的患者中，骨质疏松症患者是其他患者的 3 倍。同时，骨折在完全性脊髓损伤中很常见。在慢性脊髓损伤中，最常见的骨折原因是从轮椅上摔下来（51%），在转环时扭伤下肢（14%），在使用轮椅时撞到门框上。由于骨密度降低，脊髓损伤患者中几乎 75% 出现骨损伤。男性和女性的骨折率分别为 1.8% 和 2.5%（5 年以上），在美国，受伤后 5 年的骨折率为 14%。这一比率在 10 年后上升到 28%，15 年后上升到 39%。此外，骨折率随着年龄的增长而增加，在

完全性脊髓损伤、副神经病变和女性患者之中骨折率更高。此外，脊髓损伤中除脊柱外的骨折率为28%。其中，胸部占52%，下肢占25%，上肢占24%，头部占17%，骨盆占9%。

脑卒中

骨质疏松症被认为是脑卒中的主要并发症之一。因为四肢的骨质流失，脑卒中时发生的骨折也很常见。骨密度丧失、功能水平和跌倒风险增加了脑卒中患者的骨折风险。失用被定义为脑卒中中骨密度损失的主要原因。Ramnemark等指出，脑卒中后1年，头部或脊柱没有明显的骨密度损失。然而，脑卒中4个月后，桡骨远端和股骨近端骨密度与非麻痪侧相比有所下降。此外，脑卒中后1个月，手臂骨密度也出现了下降。同样，de Brito等认为，在脑卒中前不久，与未受影响的前臂相比，轻瘫前臂的骨密度值较低。在脑卒中后的第一年内，在异常情况下，麻痪侧股骨颈的骨密度丢失率为14%，而在非接麻痪侧为8%。同样地，肱骨近端的骨密度丢失也高于脑卒中后1年的非麻痪侧臂。在完全性脊髓损伤中也显示了固定时间对骨密度丢失的影响。

脑瘫

脑瘫的骨折率相对较高。在患有脑瘫的儿童中，具有特定危险因素的线性生长降低，包括体重、肌肉质量不足、钙和磷酸盐稳态、营养、药物和固定，它们导致骨骼矿物化不良和非创伤性骨折。此外，运动障碍的严重程度与骨密度的损失相关。

在Leet等的研究中，418名儿童中有50例出现骨折。其中36例为四肢瘫痪，10例为双肢，4例为偏瘫。平均骨折年龄为8.6±4.0岁。下肢发病率为70%，上肢发病率为25%。最常见的骨折是股骨和肱骨。在物理治疗中使用站立设备的儿童更容易骨折。

分娩性臂丛神经麻痹

分娩性臂丛神经麻痹（OBPP）是导致瘫痪的下运动神经元模型之一。多项研究显示，分娩性臂丛神经麻痹患者的骨密度降低。Z评分是与患者年龄、性别相同的人的骨密度的比较，有助于诊断继发性骨质疏松症。Ibrahim等指出，在根型臂丛损伤中有严重的骨密度丧失，45名儿童中有30名的Z评分显示其研究风险增加。骨密度下降与瘫痪的严重程度有关。肌肉收缩和机械负荷不足是导致骨密度下降的主要原因。

在1576例分娩性臂丛神经麻痹患者中，观察到3例

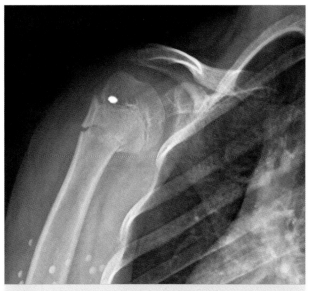

图11.1　右肱骨外科颈骨折。一名10岁的分娩性臂丛神经麻痹患者。4年前，她接受了肩胛下肌松解术和背阔肌移植术

肱骨外科颈部骨折（图11.1）。其中两处骨折是在物理治疗过程中形成的，一处是在自行车运动中摔倒后形成的。在两个病例中，在肱桡肌转位旋后肌时使用的锚钉水平，发生了桡骨中段骨折。

下运动神经元损伤

Charcot–Marie–Tooth（CMT）患者骨折风险增加。患者容易跌倒。Pouwels等表明，CMT患者手、脚和脚踝非骨质疏松性骨折的风险增加了1.5倍，符合该疾病的临床特征。然而，糖尿病CMT患者的骨密度未受影响，而下肢和股骨颈受到严重影响。此外，下肢骨密度与腓骨神经传导速度有关。

孤立的周围神经损伤导致类似的骨质疏松。Suyama等在大鼠坐骨神经收缩损伤后，第二周表现为骨矿物质含量下降，TRAP阳性多核破骨细胞增多。

肉毒杆菌毒素

肉毒杆菌毒素引起人工瘫痪。它干扰了囊泡结合的神经递质乙酰胆碱的突触前释放。然而，它影响骨骼结构和肌肉。正如Warner所表明的，尽管活动性不受限制，但21天后注射肉毒杆菌毒素给小鼠股四头肌后，股骨的小梁退变和小梁变薄。同时皮质贝壳骨体积也减少了。

Grimston等的研究也显示了类似的结果。单剂量肉毒杆菌毒素注射12周后，小鼠的注射肢体出现14%的损失。此外，注射肢体的皮质骨厚度较低。即使肌肉恢复了，这种快速而显著的骨丢失也没有完全恢复。

三、流行病学

瘫痪四肢的骨丢失导致低冲击性骨折的风险增加并不奇怪。然而，有几项研究报告，下肢的低能骨折发生率有所增加，而上肢的低能骨折则不同。据报道，骨折常发生在从床转移到椅子的过程中，或是由于轮椅事故。Vestergaard 等评估了 438 例患者和 654 名对照者，以了解不同类型和不同程度的脊髓损伤患者的骨折发生率和风险因素。研究人员报道，尽管患者下肢骨折比对照组更为突出，但两组患者的上肢骨折率并无差异。他们认为上肢骨折是罕见的，因为使用手动轮椅的截瘫患者可以避免上肢骨丢失，而四肢瘫痪患者则无法使用上肢来防止跌倒。在同一项研究中，发现女性比男性骨折的频率更高。研究人员将这一发现与女性骨质疏松的频率更高相关。

对脊髓损伤患者进行骨折风险评估是一个困难的课题。异位骨化或神经病变可能会错误地增加骨密度。最合适的方法（双能 X 线吸收测量法，外周定量 CT）、测量部位（股骨近端、股骨远端、胫骨近端）、变量（骨密度、骨面积、骨几何）或阈值，这些应用于定义为完全性脊髓损伤人群的骨折风险的因素仍尚未确定。

四、预防

预防骨质流失是预防骨折的一种有意义的方法。然而，对于完全性脊髓损伤患者，骨疏松症的治疗一般没有标准化的治疗指南。

调节饮食以增加钙和维生素 D 的摄入可能是最简单的第一步。众所周知，饮酒和吸烟对骨骼有毒害性作用。此外，饮酒本身也是导致完全性脊髓损伤患者低冲击性骨折的一个危险因素。在一项前瞻性研究中，Morse 等发现低冲击性骨折在运动完全性脊髓损伤中更常见，并且与损伤后更多的饮酒有关。

文献中研究了站立、直立辅助行走、负重运动、功能电刺激、低强度脉冲超声和脉冲电磁场等非药理学治疗方法。被动机械负荷可能对维持骨量有有益的作用。Goemaere 等报道了截瘫患者站立时的骨密度保存较好。Saltzstein 等证明了患者的活动性与骨密度之间有很强的相关性。然而，据 Biering-Sørensen 等报道，痉挛和被动机械负荷对骨密度无明显影响。同样，Dauty 等报道，生物力学应激（即站立、行走、坐姿）对完全性脊髓损伤患者

亚期骨密度的增加没有影响。

功能性电刺激运动对脊髓损伤患者骨骼的影响尚不确定。一些研究显示功能性电刺激运动对增加骨骼质量无效。几项研究表明，功能性电刺激可增强骨密度。在 Warden 等的研究中，患者没有从低强度脉冲超声中获益。虽然关于冲击振动和脉冲电场的报道很有希望，但研究效果较差。

为了预防骨质疏松症，对逆转骨吸收的药物治疗是另一个选择。在完全性脊髓损伤患者中，双磷酸盐能有效降低骨吸收，但治疗不能阻止脱钙过程。瘫痪肢体骨吸收的病理生理过程与绝经后妇女有很大不同。因此，需要为完全性脊髓损伤患者制订药物治疗指南。回顾文献为预防瘫痪性骨折提供了许多线索。无论病因如何，尽可能保持患者活动都是关键的方法。在整个过程中，应牢记支撑原则。

• 负重：四肢应轴向加载，以防止小梁退化。保持患者尤其是在脊髓损伤和中风时的站立状态，对于维持股骨和胫骨等长骨的骨密度是至关重要的。同样，所有康复方法都应实施下运动神经元手臂负重

• 早期活动：缩短固定度，尤其是在上运动神经元损伤中是必要的。脊髓损伤和脑卒中患者的骨密度损失值较高

• 神经肌肉电刺激（NMES）：NMES 可应用于上肢或下肢瘫痪状态，以维持骨密度。它的有效性已与负重和康复方法一起显示出来

• 低强度振动：低强度振动对骨密度的有效性已在几项研究中得到证明。振动产生的机械信号似乎是一种安全有效的方法，特别是在完全性脊髓损伤中

• 膳食补充剂：美纳替列酮（MK-4）是维生素 A- 最低 K2 同系物，尤其在日本被用于预防骨密度。它的有效性可以在瘫痪状态下进行研究

• 环境调整：所有瘫痪患者都应考虑环境调整，包括家庭和外部环境。失足摔倒在中风患者中很常见。明亮的环境也是有益的

五、诊断

麻痹性四肢的诊断可能具有挑战性。在许多患者身上，疼痛是微不足道的。密切检查皱纹、血肿或畸形是必不可少的。护理者必须注意这些体征。

六、骨折处理

上肢骨折的治疗主要取决于外科医生的选择。四肢强直通常与异位骨化、异常骨痂形成和成角畸形有关。尽管保守治疗方法很有希望，但一些外科医生更喜欢内固定以促进患者的自我护理或康复。

七、结论

对瘫痪性上肢骨折患者进行随机对照研究是困难的。这一人群很小，个体间的变异性，如年龄、性别、病变程度和损伤后时间差异都很大。因此很难在控制组和干预组之间建立适当的匹配。

八、展望

缺乏循证研究导致了对瘫痪患者的经验性跟踪方法。所提及的建议涉及非标准参数，对任何瘫痪状态都没有共识。尽管相关文献提供了详细的基础科学方面内容，但治疗和预防策略仍然不明确。

九、参考文献

[1] Laurent MR, Dubois V, Claessens F, et al. Muscle-bone interactions: from experimental models to the clinic? A critical update. Mol Cell Endocrinol. 2016; 432:14–36.

[2] Järvinen TA, Józsa L, Kannus P, Järvinen TL, Järvinen M. Organization and distribution of intramuscular connective tissue in normal and immobilized skeletal muscles. An immunohistochemical, polarization and scanning electron microscopic study. J Muscle Res Cell Motil. 2002; 23(3):245–254.

[3] Olive JL, Dudley GA, McCully KK. Vascular remodeling after spinal cord injury. Med Sci Sports Exerc. 2003; 35(6):901–907.

[4] Vanwanseele B, Eckstein F, Knecht H, Stüssi E, Spaepen A. Knee cartilage of spinal cord-injured patients displays progressive thinning in the absence of normal joint loading and movement. Arthritis Rheum. 2002; 46(8):2073–2078.

[5] Eser P, Frotzler A, Zehnder Y, Denoth J. Fracture threshold in the femur and tibia of people with spinal cord injury as determined by peripheral quantitative computed tomography. Arch Phys Med Rehabil. 2005; 86(3):498–504.

[6] Biering-Sørensen F, Bohr H, Schaadt O. Bone mineral content of the lumbar spine and lower extremities years after spinal cord lesion. Paraplegia. 1988; 26(5):293–301.

[7] Jiang SD, Dai LY, Jiang LS. Osteoporosis after spinal cord injury. Osteoporos Int. 2006; 17(2):180–192.

[8] Giangregorio L, Blimkie CJ. Skeletal adaptations to alterations in weight-bearing activity: a comparison of models of disuse osteoporosis. Sports Med. 2002; 32(7):459–476.

[9] Vandenborne K, Elliott MA, Walter GA, et al. Longitudinal study of skeletal muscle adaptations during immobilization and rehabilitation. Muscle Nerve. 1998; 21(8):1006–1012.

[10] Slade JM, Bickel CS, Modlesky CM, Majumdar S, Dudley GA. Trabecular

[11] Modlesky CM, Majumdar S, Narasimhan A, Dudley GA. Trabecular bone microarchitecture is deteriorated in men with spinal cord injury. J Bone Miner Res. 2004; 19(1):48–55.

[12] Szollar SM, Martin EM, Parthemore JG, Sartoris DJ, Deftos LJ. Densitometric patterns of spinal cord injury associated bone loss. Spinal Cord. 1997; 35(6):374–382.

[13] de Bruin ED, Vanwanseele B, Dambacher MA, Dietz V, Stüssi E. Long-term changes in the tibia and radius bone mineral density following spinal cord injury. Spinal Cord. 2005; 43(2):96–101.

[14] Zehnder Y, Lüthi M, Michel D, et al. Long-term changes in bone metabolism, bone mineral density, quantitative ultrasound parameters, and fracture incidence after spinal cord injury: a cross-sectional observational study in 100 paraplegic men. Osteoporos Int. 2004; 15(3):180–189.

[15] Garland DE, Stewart CA, Adkins RH, et al. Osteoporosis after spinal cord injury. J Orthop Res. 1992; 10(3):371–378.

[16] Chantraine A, Nusgens B, Lapiere CM. Bone remodeling during the development of osteoporosis in paraplegia. Calcif Tissue Int. 1986; 38(6):323–327.

[17] Maïmoun L, Fattal C, Micallef JP, Peruchon E, Rabischong P. Bone loss in spinal cord-injured patients: from physiopathology to therapy. Spinal Cord. 2006; 44(4):203–210.

[18] Roberts D, Lee W, Cuneo RC, et al. Longitudinal study of bone turnover after acute spinal cord injury. J Clin Endocrinol Metab. 1998; 83(2):415–422.

[19] Biering-Sørensen F, Bohr HH, Schaadt OP. Longitudinal study of bone mineral content in the lumbar spine, the forearm and the lower extremities after spinal cord injury. Eur J Clin Invest. 1990; 20(3):330–335.

[20] Eser P, Frotzler A, Zehnder Y, et al. Relationship between the duration of paralysis and bone structure: a pQCT study of spinal cord injured individuals. Bone. 2004; 34(5):869–880.

[21] Uebelhart D, Demiaux-Domenech B, Roth M, Chantraine A. Bone metabolism in spinal cord injured individuals and in others who have prolonged immobilisation. A review. Paraplegia. 1995; 33(11):669–673.

[22] Chantraine A. Clinical investigation of bone metabolism in spinal cord lesions. Paraplegia. 1971; 8(4):253–259.

[23] Tsuzuku S, Ikegami Y, Yabe K. Bone mineral density differences between paraplegic and quadriplegic patients: a cross-sectional study. Spinal Cord. 1999; 37(5):358–361.

[24] Demirel G, Yilmaz H, Paker N, Onel S. Osteoporosis after spinal cord injury. Spinal Cord. 1998; 36(12):822–825.

[25] Frey-Rindova P, de Bruin ED, Stüssi E, Dambacher MA, Dietz V. Bone mineral density in upper and lower extremities during 12 months after spinal cord injury measured by peripheral quantitative computed tomography. Spinal Cord. 2000; 38(1):26–32.

[26] Finsen V, Indredavik B, Fougner KJ. Bone mineral and hormone status in paraplegics. Paraplegia. 1992; 30(5):343–347.

[27] Comarr AE, Hutchinson RH, Bors E. Extremity fractures of patients with spinal cord injuries. Am J Surg. 1962; 103:732–739.

[28] Saltzstein RJ, Hardin S, Hastings J. Osteoporosis in spinal cord injury: using an index of mobility and its relationship to bone density. J Am Paraplegia Soc. 1992; 15(4):232–234.

[29] Sabo D, Blaich S, Wenz W, Hohmann M, Loew M, Gerner HJ. Osteoporosis in patients with paralysis after spinal cord injury. A cross sectional study in 46 male patients with dual-energy X-ray absorptiometry. Arch Orthop Trauma Surg. 2001; 121(1–2):75–78.

[30] Kostovski E, Hjeltnes N, Eriksen EF, Kolset SO, Iversen PO. Differences

in bone mineral density, markers of bone turnover and extracellular matrix and daily life muscular activity among patients with recent motor-incomplete versus motor-complete spinal cord injury. Calcif Tissue Int. 2015; 96(2):145–154.

[31] Dauty M, Perrouin Verbe B, Maugars Y, Dubois C, Mathe JF. Supralesional and sublesional bone mineral density in spinal cord-injured patients. Bone. 2000; 27(2):305–309.

[32] Lazo MG, Shirazi P, Sam M, Giobbie-Harder A, Blacconiere MJ, Muppidi M. Osteoporosis and risk of fracture in men with spinal cord injury. Spinal Cord. 2001; 39(4):208–214.

[33] Eser P, Frotzler A, Zehnder Y, Schiessl H, Denoth J. Assessment of anthropometric, systemic, and lifestyle factors influencing bone status in the legs of spinal cord injured individuals. Osteoporos Int. 2005; 16(1):26–34.

[34] Wilmet E, Ismail AA, Heilporn A, Welraeds D, Bergmann P. Longitudinal study of the bone mineral content and of soft tissue composition after spinal cord section. Paraplegia. 1995; 33(11):674–677.

[35] Tator CH, Duncan EG, Edmonds VE, Lapczak LI, Andrews DF. Neurological recovery, mortality and length of stay after acute spinal cord injury associated with changes in management. Paraplegia. 1995; 33(5):254–262.

[36] Van Heest AE. Tetraplegia. In: Wolfe SW, Hotchkiss RN, Pederson WC, Kozin SH, Cohen MS, eds. Green's Operative Hand Surgery. 7th ed. Philadelphia, PA: Elsevier; 2017:1122–1145.

[37] Coulet B, Allieu Y, Chammas M. Injured metamere and functional surgery of the tetraplegic upper limb. Hand Clin. 2002; 18(3):399–412, vi.

[38] Gross TS, Poliachik SL, Prasad J, Bain SD. The effect of muscle dysfunction on bone mass and morphology. J Musculoskelet Neuronal Interact. 2010; 10(1):25–34.

[39] Marteau P, Nelet F, Le Lu M, Devaux C. Adverse events in patients treated with 5-aminosalicyclic acid: 1993–1994 pharmacovigilance report for Pentasa in France. Aliment Pharmacol Ther. 1996; 10(6):949–956.

[40] Cirnigliaro CM, Myslinski MJ, La Fountaine MF, Kirshblum SC, Forrest GF, Bauman WA. Bone loss at the distal femur and proximal tibia in persons with spinal cord injury: imaging approaches, risk of fracture, and potential treatment options. Osteoporos Int. 2017; 28(3):747–765.

[41] Dionyssiotis Y. Spinal cord injury-related bone impairment and fractures: an update on epidemiology and physiopathological mechanisms. J Musculoskelet Neuronal Interact. 2011; 11(3):257–265.

[42] Hammond ER, Metcalf HM, McDonald JW, Sadowsky CL. Bone mass in individuals with chronic spinal cord injury: associations with activity-based therapy, neurologic and functional status, a retrospective study. Arch Phys Med Rehabil. 2014; 95(12):2342–2349.

[43] Morse LR, Battaglino RA, Stolzmann KL, et al. Osteoporotic fractures and hospitalization risk in chronic spinal cord injury. Osteoporos Int. 2009; 20(3):385–392.

[44] Ragnarsson KT, Sell GH. Lower extremity fractures after spinal cord injury: a retrospective study. Arch Phys Med Rehabil. 1981; 62(9):418–423.

[45] Wang CM, Chen Y, DeVivo MJ, Huang CT. Epidemiology of extraspinal fractures associated with acute spinal cord injury. Spinal Cord. 2001; 39(11):589–594.

[46] de Brito CM, Garcia AC, Takayama L, Fregni F, Battistella LR, Pereira RM. Bone loss in chronic hemiplegia: a longitudinal cohort study. J Clin Densitom. 2013; 16(2):160–167.

[47] del Puente A, Pappone N, Mandes MG, Mantova D, Scarpa R, Oriente P. Determinants of bone mineral density in immobilization: a study on hemiplegic patients. Osteoporos Int. 1996; 6(1):50–54.

[48] Ramnemark A, Nyberg L, Lorentzon R, Englund U, Gustafson Y. Progressive hemiosteoporosis on the paretic side and increased bone mineral density in the nonparetic arm the first year after severe stroke. Osteoporos Int. 1999; 9(3):269–275.

[49] Houlihan CM. Bone health in cerebral palsy: who's at risk and what to do about it? J Pediatr Rehabil Med. 2014; 7(2):143–153.

[50] Marciniak C, Gabet J, Lee J, Ma M, Brander K, Wysocki N. Osteoporosis in adults with cerebral palsy: feasibility of DXA screening and risk factors for low bone density. Osteoporos Int. 2016; 27(4):1477–1484.

[51] Lingam S, Joester J. Spontaneous fractures in children and adolescents with cerebral palsy. BMJ. 1994; 309(6949):265.

[52] Mughal MZ. Fractures in children with cerebral palsy. Curr Osteoporos Rep. 2014; 12(3):313–318.

[53] Leet AI, Mesfin A, Pichard C, et al. Fractures in children with cerebral palsy. J Pediatr Orthop. 2006; 26(5):624–627.

[54] Ibrahim AI, Hawamdeh ZM, Alsharif AA. Evaluation of bone mineral density in children with perinatal brachial plexus palsy: effectiveness of weight bearing and traditional exercises. Bone. 2011; 49(3):499–505.

[55] Heinrich CH, Going SB, Pamenter RW, Perry CD, Boyden TW, Lohman TG. Bone mineral content of cyclically menstruating female resistance and endurance trained athletes. Med Sci Sports Exerc. 1990; 22(5):558–563.

[56] Pouwels S, de Boer A, Leufkens HG, Weber WE, Cooper C, de Vries F. Risk of fracture in patients with Charcot-Marie-Tooth disease. Muscle Nerve. 2014; 50(6):919–924.

[57] Young MJ, Marshall A, Adams JE, Selby PL, Boulton AJ. Osteopenia, neurological dysfunction, and the development of Charcot neuroarthropathy. Diabetes Care. 1995; 18(1):34–38.

[58] Suyama H, Moriwaki K, Niida S, Maehara Y, Kawamoto M, Yuge O. Osteoporosis following chronic constriction injury of sciatic nerve in rats. J Bone Miner Metab. 2002; 20(2):91–97.

[59] Warner SE, Sanford DA, Becker BA, Bain SD, Srinivasan S, Gross TS. Botox induced muscle paralysis rapidly degrades bone. Bone. 2006; 38(2):257–264.

[60] Grimston SK, Silva MJ, Civitelli R. Bone loss after temporarily induced muscle paralysis by Botox is not fully recovered after 12 weeks. Ann N Y Acad Sci. 2007; 1116:444–460.

[61] Vestergaard P, Krogh K, Rejnmark L, Mosekilde L. Fracture rates and risk factors for fractures in patients with spinal cord injury. Spinal Cord. 1998; 36(11):790–796.

[62] Nottage WM. A review of long-bone fractures in patients with spinal cord injuries. Clin Orthop Relat Res. 1981(155):65–70.

[63] Gifre L, Vidal J, Carrasco J, et al. Incidence of skeletal fractures after traumatic spinal cord injury: a 10-year follow-up study. Clin Rehabil. 2014; 28(4):361–369.

[64] Kirby RL, Ackroyd-Stolarz SA, Brown MG, Kirkland SA, MacLeod DA. Wheelchair-related accidents caused by tips and falls among noninstitutionalized users of manually propelled wheelchairs in Nova Scotia. Am J Phys Med Rehabil. 1994; 73(5):319–330.

[65] Liu CC, Theodorou DJ, Theodorou SJ, et al. Quantitative computed tomography in the evaluation of spinal osteoporosis following spinal cord injury. Osteoporos Int. 2000; 11(10):889–896.

[66] Jaovisidha S, Sartoris DJ, Martin EM, Foldes K, Szollar SM, Deftos LJ. Influence of heterotopic ossification of the hip on bone densitometry: a study in spinal cord injured patients. Spinal Cord. 1998; 36(9):647–653.

[67] Giangregorio L, McCartney N. Bone loss and muscle atrophy in spinal cord injury: epidemiology, fracture prediction, and rehabilitation strategies. J Spinal Cord Med. 2006; 29(5):489–500.

[68] Bauman WA. Risk factors for osteoporosis in persons with spinal cord injury: what we should know and what we should be doing. J Spinal Cord

Med. 2004; 27(3):212–213.

[69] Morse LR, Giangregorio L, Battaglino RA, et al. VA-based survey of osteoporosis management in spinal cord injury. PM R. 2009; 1(3):240–244.

[70] Phaner V, Charmetant C, Condemine A, Fayolle-Minon I, Lafage-Proust MH, Calmels P; groupe de travail Sofmer-AFIGAP. [Osteoporosis in spinal cord injury. Screening and treatment. Results of a survey of physical medicine and rehabilitation physician practices in France. Proposals for action to be taken towards the screening and the treatment] Ann Phys Rehabil Med. 2010; 53(10):615–620.

[71] Bauman WA, Zhong YG, Schwartz E. Vitamin D deficiency in veterans with chronic spinal cord injury. Metabolism. 1995; 44(12):1612–1616.

[72] Goemaere S, Van Laere M, De Neve P, Kaufman JM. Bone mineral status in paraplegic patients who do or do not perform standing. Osteoporos Int. 1994; 4(3):138–143.

[73] Kaplan PE, Roden W, Gilbert E, Richards L, Goldschmidt JW. Reduction of hypercalciuria in tetraplegia after weight-bearing and strengthening exercises. Paraplegia. 1981; 19(5):289–293.

[74] Leeds EM, Klose KJ, Ganz W, Serafini A, Green BA. Bone mineral density after bicycle ergometry training. Arch Phys Med Rehabil. 1990; 71(3):207–209.

[75] Pacy PJ, Hesp R, Halliday DA, Katz D, Cameron G, Reeve J. Muscle and bone in paraplegic patients, and the effect of functional electrical stimulation. Clin Sci (Lond). 1988; 75(5):481–487.

[76] Eser P, de Bruin ED, Telley I, Lechner HE, Knecht H, Stüssi E. Effect of electrical stimulation-induced cycling on bone mineral density in spinal cord-injured patients. Eur J Clin Invest. 2003; 33(5):412–419.

[77] Castello F, Louis B, Cheng J, Armento M, Santos AM. The use of functional electrical stimulation cycles in children and adolescents with spinal cord dysfunction: a pilot study. J Pediatr Rehabil Med. 2012; 5(4):261–273.

[78] Bélanger M, Stein RB, Wheeler GD, Gordon T, Leduc B. Electrical stimulation: can it increase muscle strength and reverse osteopenia in spinal cord injured individuals? Arch Phys Med Rehabil. 2000; 81(8):1090–1098.

[79] Mohr T, Podenphant J, Biering-Sorensen F, Galbo H, Thamsborg G, Kjaer M. Increased bone mineral density after prolonged electrically induced cycle training of paralyzed limbs in spinal cord injured man. Calcif Tissue Int. 1997; 61(1):22–25.

[80] Chen SC, Lai CH, Chan WP, Huang MH, Tsai HW, Chen JJ. Increases in bone mineral density after functional electrical stimulation cycling exercises

in spinal cord injured patients. Disabil Rehabil. 2005; 27(22):1337–1341.

[81] Warden SJ, Bennell KL, Matthews B, Brown DJ, McMeeken JM, Wark JD. Efficacy of low-intensity pulsed ultrasound in the prevention of osteoporosis following spinal cord injury. Bone. 2001; 29(5):431–436.

[82] Petrofsky JS, Phillips CA. The use of functional electrical stimulation for rehabilitation of spinal cord injured patients. Cent Nerv Syst Trauma. 1984; 1(1):57–74.

[83] Garland DE, Adkins RH, Matsuno NN, Stewart CA. The effect of pulsed electromagnetic fields on osteoporosis at the knee in individuals with spinal cord injury. J Spinal Cord Med. 1999; 22(4):239–245.

[84] Gilchrist NL, Frampton CM, Acland RH, et al. Alendronate prevents bone loss in patients with acute spinal cord injury: a randomized, double-blind, placebo-controlled study. J Clin Endocrinol Metab. 2007; 92(4):1385–1390.

[85] Bubbear JS, Gall A, Middleton FR, Ferguson-Pell M, Swaminathan R, Keen RW. Early treatment with zoledronic acid prevents bone loss at the hip following acute spinal cord injury. Osteoporos Int. 2011; 22(1):271–279.

[86] Lanyon LE. Using functional loading to influence bone mass and architecture: objectives, mechanisms, and relationship with estrogen of the mechanically adaptive process in bone. Bone. 1996; 18 suppl (1):37S–43S.

[87] Elnaggar RK. Shoulder function and bone mineralization in children with obstetric brachial plexus injury after neuromuscular electrical stimulation during weight-bearing exercises. Am J Phys Med Rehabil. 2016; 95(4):239–247.

[88] Asselin P, Spungen AM, Muir JW, Rubin CT, Bauman WA. Transmission of low-intensity vibration through the axial skeleton of persons with spinal cord injury as a potential intervention for preservation of bone quantity and quality. J Spinal Cord Med. 2011; 34(1):52–59.

[89] Iwasaki-Ishizuka Y, Yamato H, Murayama H, et al. Menatetrenone ameliorates reduction in bone mineral density and bone strength in sciatic neurectomized rats. J Nutr Sci Vitaminol (Tokyo). 2003; 49(4):256–261.

[90] Iwasaki-Ishizuka Y, Yamato H, Murayama H, Ezawa I, Kurokawa K, Fukagawa M. Menatetrenone rescues bone loss by improving osteoblast dysfunction in rats immobilized by sciatic neurectomy. Life Sci. 2005; 76(15):1721–1734.

[91] Garland DE. Clinical observations on fractures and heterotopic ossification in the spinal cord and traumatic brain injured populations. Clin Orthop Relat Res. 1988(233):86–101.

第十二章　运动员手部损伤

William Geissler, David Alvarez
译者：田敏涛，刘林海

摘要：出于追求完美的目的，运动员们常常让自己的身体接受极为严格的训练。然而，这样的训练可能会导致非常严重的损伤和经历无法估量的恢复时间，这些都给临床治疗带来了严峻的挑战。幸而运动员在面对治疗时拥有较高的积极性，并且有大量的康复资源可供他们使用。因此，运动员们也常作为积极性治疗方案的候选人，而这些治疗方案可能会使僵硬和虚弱的普通患者痛苦不堪。队医们常常在帮助运动员尽早回到运动赛场和避免出现毁掉职业生涯的损伤之间铤而走险。在制订治疗方案时，运动相关性损伤的成功治疗依赖于运动员自身、家庭、教练和医生等。在制订治疗方案过程中，需要特别考虑的因素包括认识到何时可以将手术安全推迟至赛后季节，确定何时需要尽快进行手术，以及确保如果提前返回赛场不会导致不可弥补的损伤。本章节将对舟月骨不稳定，指骨、掌骨和腕骨骨折的评估和治疗进行讨论。

关键词：运动员，手部骨折，腕骨骨折，舟月骨韧带损伤

一、掌骨和指骨骨折

掌骨和指骨骨折是运动员和普通人群上肢损伤中最常见的损伤类型。尽管运动员和普通人群的骨折类型很相似，但运动员对恢复时间和功能恢复有着更高的预期值。稳定的解剖复位和固定是开始早期主动性关节活动度（ROM）训练的关键。近年来手术设备方面的进展使我们可以利用经皮手术进行治疗，能够获得更稳定的固定效果，并且降低了手术的侵入性。

（一）关节内指骨骨折

单髁骨折在运动员中非常常见。然而，这种骨折损伤常常被误诊为关节扭伤，因此，这种骨折常常以一种亚急性形式就诊。Weiss等的研究报道了他们对连续30例就诊的近端指骨单髁骨折患者的研究结果。他们的结果表明这些患者中出现的38次骨折中，有19次发生在运动赛事中，并且确定了其中4种最主要的骨折类型。1型骨折为掌侧倾斜性骨折，2型为长轴矢状面骨折，3型为背侧冠状面骨折，4型为掌侧冠状面骨折。1型和2型是由于侧副韧带牵拉导致，3型和4型则分别为屈曲过度和伸展过度产生的压迫性损伤。1型掌侧倾斜性骨折是最常见的类型（$n=22$）。目前认为导致这种骨折性损伤的机制是由于外力作用于轻度弯曲的手指后产生向侧方成角和旋转的力量。另外，掌侧倾斜性骨折类型也会累及最外侧手指的

内侧骨突。最后，如果使用单根克氏针治疗这种骨折，患者很有可能会出现迟发性骨折错位，这也是最坏的结局。

研究人员推荐的手术方式

在患者损伤后7~10天之内，可以尝试经皮手术方式。如果采用非开放式或经皮手术不能完成复位，可以在侧中线做一微小切口来暴露骨折部位。用尖刀切开皮肤，找到侧束结构并向背侧牵拉。使用点式复位钳进行临时固定，并用X线透视确定是否成功复位。然后将无头空心加压螺钉的引导针沿与关节面平行的方向植入，尽量与骨折面垂直。将第2根克氏针插入到骨折碎片中，以防止在植入螺钉时发生旋转。使用空心深度测量标尺确定螺钉大小。然后在近皮层处绞孔并将适当大小的螺钉沿引导针插入并穿过骨折部位。螺钉的尺寸一般为8~10mm。如果需要做较大的干骺端延伸，可以将防止旋转的克氏针作为导针再植入一枚螺钉。如果预计要植入2枚螺钉，则第二根导针应该从手指对侧沿指骨植入到髁突碎片。第2根克氏针的植入途径一般是沿背侧近端向掌侧远端方向以垂直方式穿过骨折平面。用11号手术刀切开皮肤，然后钝性分离皮下组织至骨面，并及时止血。用深度测量标尺确定螺钉的长度，然后按上述方法植入适当大小的螺钉。

术后护理和疾病转归

手术后可以立即开始主动性ROM训练，手术后4~6周进行力量训练。运动员们可以在术后1周返回竞技赛场

上，但需要用绷带将受伤的手指与邻近手指包扎固定。

　　Geissler 等报道了 25 例患者因关节内骨折进行经皮指骨无头空心加压螺钉固定术的结果。其中 18 例患者为指骨近端单髁骨折，3 例为指骨近端基部关节内骨折，4 例为拇指指骨远端基部关节内骨折。所有的骨折经治疗后均得到痊愈，未出现错位或畸形愈合等情况。所有患者都不需要取出内植物。指骨单髁骨折的平均 ROM 为屈曲 5°~85°。拇指远端指骨基部骨折的平均 ROM 为伸展 15°~60°。Geissler 的结论认为经皮无头空心加压螺钉固定术优于克氏针固定术，前者可以获得稳定的固定效果，且避免了针孔通道感染的风险和金属材料的刺激作用。在其他类型冠状面不稳定性指骨关节内骨折中也使用了这种固定方法（图 12.1~ 图 12.6）。

（二）指骨体骨折

　　指骨体骨折存在多种形式，包括横断形、倾斜形、螺旋状和粉碎性类型等，以上所有类型骨折都可以通过不同的固定方式进行修复。

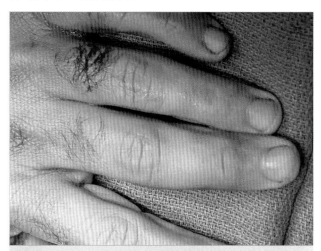

图 12.2　中节指骨骨折，临床上可以观察到向尺侧弯曲成角

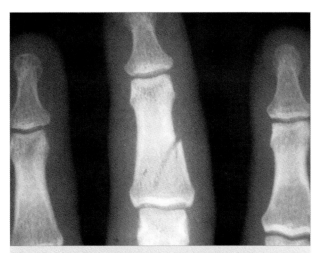

图 12.1　中节指骨近端底部关节内骨折，并向尺侧弯曲成角

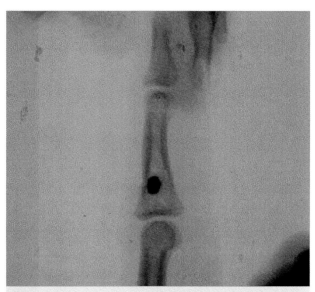

图 12.4　侧位片显示第二指节基底部骨折，并累及关节内。使用单枚空心螺钉穿过骨折部位来维持转动稳定性

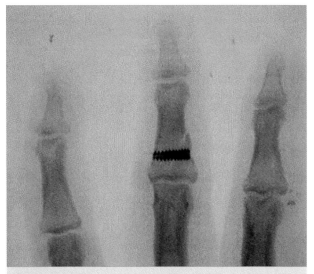

图 12.3　正位观第二指节基底部骨折，并累及关节内。使用单枚空心螺钉穿过骨折部位来维持转动稳定性

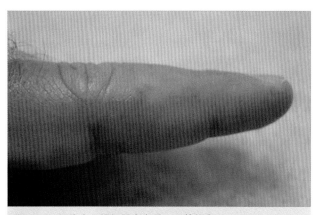

图 12.5　经皮空心螺钉固定术后 8 周的状态

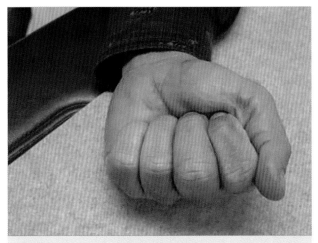

图 12.6 经皮空心螺钉固定术后 8 周的状态

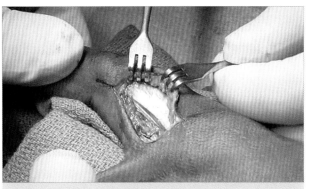

图 12.7 手指尺侧中侧位路径

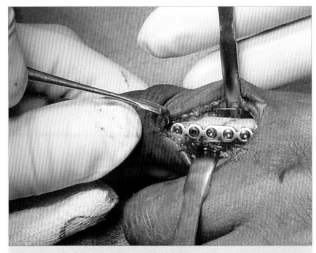

图 12.8 2mm 锁定钢板 Medartis 钢板

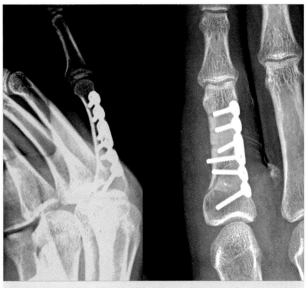

图 12.9 2mm 锁定钢板 Medartis 钢板

然而运动员们需要尽早返回竞技赛场，这为治疗增加了难度。在研究中可以使用低断面锁定钢板来获得最稳定的固定效果。

但使用锁定钢板的话，需要扩大手术切口，这有可能会导致手指僵硬发生率的增加和愈合时间的延长。手指僵硬风险增加的原因是由于手指和指骨之间伸肌和屈肌的联系非常紧密。因此在放置锁定钢板时，并没有能够防止损伤手指附属肌腱入路。大学生运动员因为拥有较多的物理治疗资源，在一定程度上可能会降低瘢痕和手指僵硬的发生率。Kodama 和同事回顾性分析了 105 例手掌和指骨骨折的病例，其中有 20 名运动员需要在受伤后 1 个月内尽早返回竞技赛场。这一类患者接受了切开复位内固定（ORIF）治疗。他们的平均随访时间为 27 个月，总体平均主动性 ROM 为 263°。但由于样本量只有 20 例，并且接受治疗的骨折类型具有较大的异质性，因此该结论具有一定局限性。

作者推荐的手术方式

根据前文所述，可选择骨折中央部位中轴路径进行手术（图 12.7，图 12.8）。如果需要暴露指骨的基部，可以分离一部分侧束来提高手术视野的暴露。

在实际操作过程中，研究人员更倾向于从手指尺侧进入来暴露骨折部位，这样可以避免在植入内固定装置时损伤侧束的蚓状肌。确定骨折部位后，清理骨折部位的血肿，然后用克氏针临时固定骨折部位，必要时可以用夹钳辅助。通过临床检查来检测旋转对线，通过 X 线检查来确定骨折是否复位。将一枚 1.5mm 的预塑形钢板放在指骨侧面。先用非锁定螺钉将钢板固定于骨面，然后使用固定螺钉来形成一个固定的角度。一般会在骨折的一侧放置 3 枚螺钉（图 12.9）。

如果患者不需要尽早返回运动赛场，就可以采用前文所述的方法进行微创性经皮手术。骨折长度大于骨干直径 2 倍的长轴斜行骨折和螺旋形骨折非常适合用无头空心加压螺钉进行固定。在指骨体上使用无头空心螺钉时，需

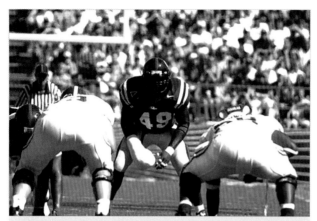

图 12.10 密西西比大学中后卫球员在近端指骨骨折切开复位内固定（ORIF）术后 1 周返回球场

要在近端和远端皮质层都做一个预钻孔，这样可以避免在插入螺钉时皮质层发生爆裂。

术后护理和疾病转归

Dabezies 对 22 例近端指骨骨折的患者进行了研究报道，他们在接受切开复位内固定（ORIF）治疗后，总体平均主动性 ROM 为 247°。

技能娴熟的运动员在切口愈合后用绷带将骨折手指与旁边的手指固定住，即可尽早回到竞技赛场上。接触型运动项目的运动员可以用石膏绷带固定后返回运动赛场，避免在运动过程中用力拉扯对方球员（图 12.10）。

（三）掌骨骨折

掌骨（MC）骨折一般常见于接触型运动的球员。第四、第五掌骨是最常受累及的掌骨。需要注意的是，掌骨颈骨折（又称为拳击手骨折）在真正的专业拳击手中其实是非常罕见的，而更常见于一些业余选手中。作用于掌骨的主要变形力在本质上是来源于肌肉组织。在这一类型的骨折

中，掌侧轴线的牵拉可产生特征性的骨折向背侧成角。中间的掌骨由于被掌骨间横韧带栓住，因此边缘部位的掌骨比中间的掌骨更容易受到影响而变短。掌骨的长短差异是建立手部独特而复杂功能的基础。当出现骨折时，掌骨每缩短 2mm 就会导致伸肌的运动度减少 7°。当掌侧成角大于 30° 时，就可以测量到明显的握力下降。任何程度的旋转不良都可以导致手指剪式移动，临床上也可以观察到明显的重叠移位。

理论上讲，掌骨体排列不齐的允许偏差可随着手指向远端和尺侧移动而增加。尺侧掌骨的腕掌（CMC）关节运动度的增加使得它们拥有比桡侧对应 CMC 更大的成角能力。在相同的弯曲成角情况下，与近端骨折相比，远侧端骨折较少发生骨折缩短和掌指关节的掌侧移位。因此，小指远端掌骨颈骨折可以承受多达 70° 的屈曲，然而食指掌骨体中段骨折排列不齐的程度如果超过 5°~10° 则不能愈合。复位后如果骨折成角在对齐偏差范围内，用石膏固定 8~12 周后一般可以获得很好的治疗效果。和指骨骨折一样，对于平坦型和对齐良好的骨折，如果需要立即返回运动赛场，医生则需要与球员及其家人讨论是否需要进行切开复位内固定治疗。

作者推荐的手术方式

研究人员一般倾向于使用 2mm 钢板和 1.5mm 或 2.0mm 的螺钉来进行掌骨骨折的固定。目的是尽量减少双皮质固定螺钉的使用数量，即只在骨折的任意一侧植入 4 枚螺钉。如果使用带有交错型螺钉孔的固定融合板架，就可以有更宽的表面来植入螺钉。可以用夹钳对斜形骨折进行临时复位，然后用拉力螺钉固定。接下来按常规方式用一个 2mm 中和接骨板进一步加固骨折部位。尽量增加重

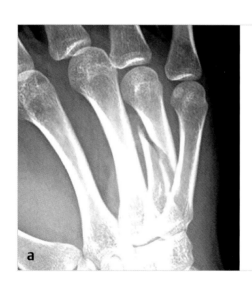
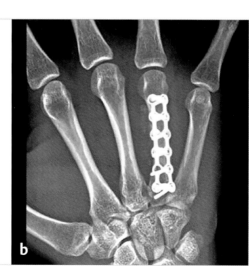

图 12.11 （a）一名大学生足球运动员的无名指掌骨体不稳定螺旋形骨折；（b）采用 2mm 的 Medartis 钢板固定

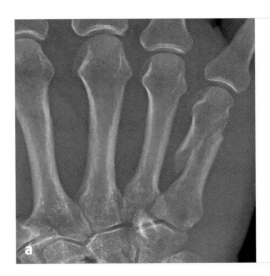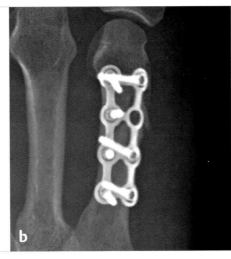

图 12.12　（a）一名大学生足球运动员的小指掌骨体不稳定螺旋性骨折；（b）采用 2mm 的 Medartis 钢板固定

建后的钢板接触面积，并将运动员的应力性损伤和再次发生骨折的风险降至最低（图 12.11，图 12.12）。

术后护理和疾病转归

手术后可立即进行主动性 ROM 训练。运动员在手术切口愈合 1~2 周后即可返回运动赛场。Geissler 发表了关于 10 例掌骨体骨折患者采用 ORIF 治疗的回顾性分析。其中 8 例患者采用了钢板和螺钉的固定方式，2 例患者采用了简单的拉力螺钉的固定方式。所有患者在术后 2 周就返回了运动赛场。所有患者的骨折在术后 8 周得到了痊愈。

二、腕骨骨折

手部和腕部损伤占所有运动型损伤的 3%~9%。腕骨骨折通常是由于直接作用轴向压力引起，或是由于坚硬物体的直接撞击导致，例如球或球棒。由于一些特定的运动类型会导致一些特征性的损伤类型，因此在询问病史过程中，需要重点记录引起骨折的运动类型和运动员的位置。例如，舟状骨骨折在大学生足球运动员中的发生率为 1%。钩骨钩和大多角骨脊骨折则常发生于手持棍棒式运动中，例如高尔夫球、棒球和网球等。

（一）舟状骨骨折

舟状骨骨折是腕骨骨折中最常见的类型，占所有腕骨骨折的 6%~7%。舟状骨骨折并不仅限于运动员中，手掌以伸展位跌倒受力，或者在抓球时过度伸展用力都是导致舟状骨骨折的常见原因。由于舟状骨骨折倾向于发展为骨折不愈合，通常舟状骨骨折的预后较差。舟状骨的不规则解剖结构使得医生很难在 X 线片中发现骨折的存在。因此，这种骨折的治疗常常被延误。血管供应少和变形力

大会进一步增加骨折愈合的难度。舟状骨的主要血液供应血管是沿着舟状骨背脊进入，然后以逆行的方式覆盖了舟状骨近端的 80%。因此，骨折线越靠近近端，骨折愈合的时间越长，缺血性坏死（AVN）的发生率越高。根据文献报道，在舟状骨腰部骨折中，近端骨折的 AVN 发生率可高达 30%，而近端 1/5 位置骨折的 AVN 发生率则高达 100%。舟状骨结节骨折的愈合时间最快为 6 周，而近端骨折的愈合时间可长达 4 个月。如果采用保守治疗和石膏固定，舟状骨腰部骨折的预期愈合时间为 3 个月。如果愈合时间延长则会对运动员的职业生涯造成严重的影响，因此应该在治疗的初期阶段就和运动员进行深入讨论。

评估方法

运动员在跌倒时手掌以伸展位触地后，可能出现急性或亚急性的手腕桡侧疼痛。患者的症状可能相对较轻，而且骨折损伤可能会被误诊为手腕扭伤。在体格检查中，患者可能表现为鼻烟窝区域压痛，或者在直接按压舟状骨结节区域时出现压痛。除了腕骨 3 个标准方位（正斜）的 X 线检查之外，还应增加对舟状骨的 X 线观察。观察舟状骨的方法是将手掌平放在片匣上，肩部和肘部的夹角为 90°，腕部向尺侧偏移。如果 X 线检查结果为阴性，但临床上仍高度怀疑存在舟状骨骨折，可以让患者使用短臂石膏绷带，并在取石膏后 2 周再次进行 X 线检查。如果需要立即确认是否存在舟状骨骨折，可以在出现症状 48h 之内进行 MRI 检查，或在 72h 之内进行 X 线复查来确定是否存在隐匿性骨折。临床上一直使用 CT 来鉴定骨折的类型和排列不齐现象。但 CT 在确定是否存在隐匿性骨折方面不如 MRI 和 X 线有效。如果运动员不需要立即返回运动赛场，舟状骨腰部的无移位骨折可以采用石膏固定方法

进行治疗，其愈合率可高达 90%~95%。舟状骨中段和近端 1/3 骨折使用"人"字形绷带固定治疗，可以缩短愈合所需的时间。无论使用何种类型的固定石膏，舟状骨结节骨折或远端 1/3 骨折的愈合都比较快。

紧急固定术的绝对适应证是存在骨折错位，以及骨折并发有腕关节不稳定症状。舟状骨错位的特征为存在 1mm 的平移，1mm 的间隙，或 15° 成角。可以采用侧位 X 线测量舟月或桡月的角度来评估舟状骨的成角情况。如果舟月的角度大于 60°，或者桡月的角度大于 15°，则认为异常，其骨折不愈合的发生率可高达 50%。一般认为舟状骨近端 1/3 骨折、不稳定性骨折和陈旧性骨折是固定手术的相对适应证。超过 4~6 周的陈旧性骨折如果采用保守治疗方法，会增加骨折不愈合的发生率。纵轴斜形骨折在本质上属于不稳定骨折，在用石膏固定期间，一般无法维持无移位的状态。尽管舟状骨近端 1/3 的骨折一直是采用石膏固定的保守方法治疗，但患者通常需要进行 4~5 个月的石膏固定。因此，一些医生建议应在早期对这种棘手的骨折类型进行固定手术治疗，以减少长期石膏固定治疗引起的相关并发症。舟状骨骨折不愈合是导致舟状骨折不愈合进行性塌陷（SNAC）的常见原因。因此，即使患者为无症状性骨折，临床上也一般推荐采用手术方式解决骨折不愈合的问题。在运动员中，如果已经确定存在无症状性骨折不愈合，应该在本赛季结束之后再进行手术治疗。

手术治疗

已发表的文献中报道了多种用于治疗舟状骨骨折的手术技术。例如背侧和掌侧经皮手术方式、关节镜辅助手术方式、背侧和掌侧开放式手术方式等。掌侧切开式手术可以暴露舟状骨的中段和远端 1/3，还可以纠正驼背式畸形，并且有机会进行血管化骨移植术。另外，这种手术方式可以保证背侧的主要血管供应不受影响。背侧手术路径可以到暴露舟状骨的近端。然而，背侧的血液供应特点限制了骨折区域的暴露程度和骨折复位的可操作性。掌侧路径从舟状骨结节近端沿着桡侧腕屈肌（FCR）桡侧延伸。找到桡动脉的浅层分支并向两侧牵拉。如果需要暴露更多的手术视野，可以将这些血管结扎。然后切开桡侧腕屈肌的肌腱鞘，并向尺侧牵拉桡侧腕屈肌，以暴露手掌侧的腕关节囊。用与手术切口对齐的方式分离腕关节囊。找到舟状骨 – 大、小多角骨（STT）关节后，切开大多角骨的掌侧结节，这样可以到达植入 Acutrak 螺钉引导针的起始部位。在近端和远端骨折碎片中分别植入 1 根克氏针，可以作为操纵杆来对骨折进行复位。将第 3 根克氏针穿过骨折部位进行临时复位，还可以防止在插入螺钉时发生旋转错位。随后，在骨折部位沿舟状骨长轴方向以逆行的方式植入无头螺钉的导针。X 线确定导针的末端没有穿透至近端骨干软骨下骨的致密层。在这个时候，如果骨折部位还残留有骨缺损，可以从桡骨远端取得疏松自体骨移植物来进行填充。用深度计预测螺钉尺寸，选择的螺钉长度应比测量的长度短 4mm 的螺钉。钻孔的距离要适当，避免近端和远端的内植物发生碰撞。在正、侧 X 线下确定内植物的位置和骨折复位的情况。取下用于防止旋转的克氏针，并关闭关节囊，在缝合皮肤之前确认清除血肿。

背侧手术路径可以暴露舟状骨近端。在舟状骨近端中央位置做一纵向手术切口，并且与中指的桡侧对齐。锐性分离皮下组织，并避免损伤表层桡侧感觉神经的背侧皮肤分支。找到背侧第 3 和第 4 区域的间隙，以与手术切口对齐的方式切开关节囊。在切开关节囊的时候小心操作避免损伤舟月骨韧带。一旦看到舟状骨近端之后，应小心操

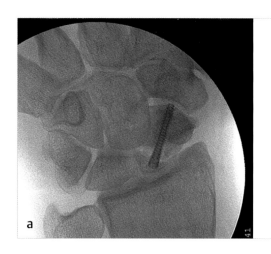
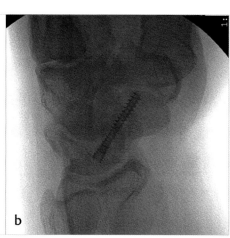

图 12.13 从背侧路径用无头螺钉固定

a

b

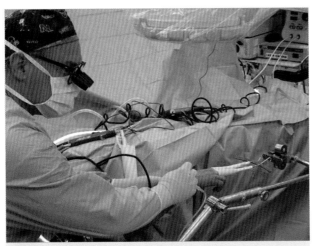

图 12.14　将关节镜牵引器水平放置，这样可以同时进行 X 线检查

作避免过多切开舟状骨背侧组织，防止破坏舟状骨的血液供应。弯曲手腕可以最大程度暴露舟状骨的近端掌侧结构。导针的起始位点位于舟状骨近端处舟月骨韧带桡侧附近。将导针向下对准到舟状骨长轴植入，直到导针埋入到远端的软骨下骨。在 X 线下确定导针的位置，确保在处理手腕过程导针不能弯曲。将第 2 根克氏针穿过骨折部位，以防止在植入螺钉的过程中发生旋转错位。测量螺钉的长度后，然后按照上述方法植入螺钉。在正交 X 线下确定内植物的位置和骨折复位的情况（图 12.13）。

关节镜手术非常适用于无移位的舟状骨骨折。但由于无移位的骨折一般仍采用非手术方式进行治疗，因此对于手术治疗的适应证仍存在争议。关节镜的优势包括可以经皮插入内植物、直视骨折的复位情况，以及减少术后的固定治疗。

作者推荐的手术方式

将内窥镜经 3—4 入口植入进行常规诊断性腕关节内窥镜检查。在排除相关的损伤之后，将内窥镜转移至 6R 入口，然后将一根 14 号针从 3—4 入口植入至桡腕关节。将关节镜牵引器水平放置，这样可以在做内窥镜检查时实时进行 X 线观察（图 12.14）。

然后将 14 号针从舟月骨近端掌侧舟月骨韧带嵌入到关节软骨中。接下来将空心螺钉的导针朝向拇指基部植入，沿着 14 号针前进并沿着舟状骨长轴植入到舟状骨中。可以用一根栓钉穿过骨折部位来防止旋转，但必须在中央螺钉之外的位置放置这个栓钉。将关节镜移动至桡侧和尺侧腕骨入口来确定骨折是否复位。利用 X 线确定导针的位置和骨折部位是否对齐。在骨折附近的皮质层做预钻

孔，然后按照文献介绍的方法将适当大小的螺钉植入。

术后护理方案

使用无头空心加压螺钉固定术治疗后，运动员返回赛场的时间根据骨折部位和运动类型而定。例如，舟状骨腰部骨折在术后即可开始主动性 ROM 训练，然而近端骨干骨折需要在术后进行石膏固定 1 个月。举重运动员和体操运动员在术后需严格限制活动直到 CT 扫描结果确认有 50% 的骨融合。近端骨折术后进行严格的固定治疗有助于加快术后康复速度，但与舟状骨腰部骨折相比，固定时间仍需延长 4 周。

（二）钩骨骨折

钩骨骨折占所有腕骨骨折的 2%~4%。钩骨钩骨折是运动员人群中的主要骨折类型，多发生于手持棍棒式运动员中。钩骨钩向手掌侧突出，并且与紧握住的棍棒直接接触。在双手操作棍棒式运动中会造成持续性损伤，容易造成辅助手的钩骨骨折，例如长曲棍球或曲棍球。相反，单手操作棍棒式运动则容易造成主导手的损伤，例如美式壁球或网球。

评估方法

运动员通常表现为亚急性或慢性损伤。通常患者的主诉为手握紧后小鱼际区域疼痛进行性加重。在某些情况下，患者的主诉也可能为尺神经感觉异常，包括无名指和小指，以及手部握力减弱。在体格检查中，患者通常表现为直接按压于钩骨钩部位时出现压痛。患者可能还表现为无名指和小指弯曲状态下做抗阻力运动时疼痛。由于在进行手腕标准方位检查很难发现骨折，因此在进行 X 线检查时需要进行腕管位观察。CT 扫描有助于确定骨折碎片的特征，并且可以确定是否存在其他并发损伤，例如同样的损伤机制也会造成大多角骨脊骨折，但在 X 线检查中很难反映出来。

钩骨钩

无移位的钩骨钩骨折如果在急性期就进行石膏固定治疗的话，治疗效果一般很好。与舟状骨相似，钩骨钩的血液供应较少，骨愈合的时间一般为 8~12 周。另外，钩骨钩作为多种解剖结构的连接部位，在骨折时很容易发生错位。腕关节的位置在中和变形力时有着重要的作用。一般情况下会推荐在固定时将腕关节置于轻微的弯曲状态，而掌骨位于 90° 的弯曲位置。一旦存在骨折错位，应进行手术干预治疗。

根据文献报道，ORIF 和切除术都可以用于治疗这种

棘手的骨折，但由于骨折碎片的尺寸较小，因此术后的固定治疗比较困难，并且术后需要较长的愈合时间，而这正是阻碍运动员返回赛场的主要原因。以前的研究表明进行切除术不会对患者的运动功能造成影响，而且患者可以尽早返回运动赛场。

手术方法

在掌侧钩骨钩中央部位做一纵行切口。打开腕尺管（Guyon's 管）。小心切开和分离皮下组织，找到尺侧神经血管束，并小心将其向桡侧牵拉。在操作过程中需要特别注意和保护肌支，因为这些肌支分布在钩骨钩的基部。找到骨折碎片后，沿着碎片的外周进行骨膜下切除术，切除骨折碎片。将边缘锋利的骨头部位磨平，并关闭骨膜。如果患者能够耐受，则可尽早返回运动赛场。如果患者仍存在小鱼际区域不适，可佩戴厚手套来缓解不适。

钩骨体

钩骨体骨折为暴力作用导致的损伤，一般伴随有环月状骨折脱位。损伤机制通常为作用于尺侧掌骨的轴向负荷。冠状面和矢状面均可以发生骨折。CT 扫描在确定骨折的类型中具有重要作用，并且可以发现其他相关性损伤。可以通过背侧路径暴露钩骨体。用手术刀切开靠近无名指和小指之间基部的皮肤，并向远侧桡尺关节（DRU 关节）延伸。找到并保护好背侧尺神经的皮肤分支。找到小指的伸肌肌腱并向桡侧牵拉。沿着腕掌（CMC）关节横向分支做"T"字形关节囊切开术，切口与纵向分支对齐。用克氏针进行临时固定。用一个无头空心加压螺钉进行最终的固定。冠状面骨折时可以将内植物直接植入到钩骨钩的基底部。手术医生需要特别注意的是确保植入单皮质螺钉，因为突出的螺钉可能会造成掌尺侧神经血管束的损伤。

（三）三角骨骨折

三角骨骨折非常常见，占所有掌骨骨折的 3%~4%。三角骨的损伤主要由两种机制造成。第一种机制是手掌以伸展位跌倒受力，同时手腕处于过度伸展和尺侧偏移的状态。若尺骨茎突撞击在三角骨上则可能造成背侧碎片性骨折。另一种机制是由于腕关节处于过度屈曲状态跌倒，对背侧腕骨间韧带和背侧桡腕间韧带产生过大的压力。三角骨附着的韧带撕裂导致背侧碎片性骨折。

评估方法

运动员可能因手腕背侧疼痛以及三角骨区域接触性疼痛而到门诊就诊。腕关节侧位片以腕关节处于轻度内转

状态是最佳的 X 线观察方位，可以观察到三角骨的背侧轮廓。三角骨骨折的治疗一般采用保守治疗，石膏固定4~6 周。接触型运动项目运动员在用夹板固定或绷带石膏固定后即可立即返回赛场。尽管非常罕见，但这种类型的骨折有可能发展为无症状性骨折不愈合，如果出现这种情况，可能需要切除未愈合的骨折碎片，运动员如果能够耐受，则可返回运动赛场。

（四）豌豆骨骨折

豌豆骨其实不属于真正的腕骨，实际上，豌豆骨是一种籽骨，位于尺侧腕屈肌（FCU）的肌腱之中，与三角骨相接。导致豌豆骨损伤的机制主要是由于物体直接撞击导致，例如球体，或者手掌以伸展位跌倒受力。豌豆骨折并不常见，占所有腕骨骨折的 1%~3%。50% 的豌豆骨骨折多伴随有桡骨远端骨折或邻近腕骨骨折。

在体格检查中，运动员的典型特征可能是在抵抗腕关节屈曲/尺侧侧偏时出现疼痛。直接触摸豌豆骨时常常出现压痛。做豌豆骨三角骨关节轴向运动时可能出现捻发音。X 线检查时，最好的观察方法是腕关节侧位同时手腕向前/上半旋 45°。无错位的豌豆骨骨折可以采用短臂石膏绷带固定 3~6 周治疗。关节面塌陷可能会导致患者出现豌豆骨三角骨创伤后关节炎和慢性尺侧腕关节疼痛。可以采用豌豆骨切除术来治疗豌豆骨粉碎性骨折和豌豆骨三角骨关节炎。

通过掌侧路径暴露豌豆骨，采用 Bruner "Z"形切口，将水平分支对齐至位于豌豆骨中央区域的掌侧手腕褶痕。提起全层皮瓣，找到并保护尺侧神经血管束。在尺侧腕屈肌中剔除豌豆骨骨折碎片，注意保留其纤维组织。确定无出血后常规缝合皮肤。运动员如果能够耐受，即可返回运动赛场，可以佩戴加厚手套缓解小鱼际的不适感。

（五）大多角骨骨折

大多角骨骨折占所有腕骨骨折的 1.0%~1.5%。这种类型的损伤主要分为两种类型，大多角骨体骨折和大多角骨脊骨折。大多角骨体骨折的损伤机制是由于拇指掌骨的轴向压力产生的剪切力，导致大多角骨桡侧破裂。随后在剪切力的作用下掌骨发生脱臼或者不完全脱位。大多角骨脊是延伸至手掌的骨突，非常容易受到直接损伤。采用腕关节标准方位 X 线很容易诊断大多角骨体骨折，但大多角骨脊的诊断则非常困难。腕管位可能有助于进行诊断，但由于舟状骨结节的叠影有可能会遮掩住骨折部位。通常情况下需要做 CT 扫描对骨折进行诊断。错位性大多角骨体

骨折在本质上属于不稳定性骨折，通常需要进行 ORIF 固定治疗。

可以采用标准的 Wagner 法来暴露大多角骨体骨折部位。在手部无毛区和毛发区连接部位做一切口至腕掌（CMC）关节。将手术切口向近端和掌侧延伸至手腕弯曲折痕处。用钝头剪刀分离皮下组织，避免损伤表层桡侧感觉神经的掌侧分支。找到鱼际的肌肉组织并向桡侧提起。切开关节囊，暴露骨折部位。仔细检查关节表面是否存在关节凹陷。如果存在关节凹陷，则用从远端桡骨或鹰嘴顶端获得的松质骨进行填充。对骨折部位进行临时固定，然后用无头空心加压螺钉进行固定。

大多角骨脊骨折又可分为两种亚型。1 型为基部骨折，2 型为顶端撕裂性骨折。如果能够尽早诊断，无错位的 1 型骨折可以采用单纯的短臂石膏绷带固定 6 周进行治疗。陈旧性骨折和错位性骨折是导致骨折不愈合性疼痛的高危因素。在运动员中，如果立即进行骨折碎片切除术的话，运动员可尽早返回运动赛场，不需要等待骨折愈合。大多角骨脊的暴露方法与舟状骨掌侧暴露的方法相同。在切除骨折碎片后，运动员即可返回运动赛场，可通过佩戴加厚手套来缓解大鱼际的不适感。

（六）小多角骨骨折

小多角骨骨折非常罕见，在所有腕骨骨折类型中的占比不到 1%。小多角骨的损伤是由于第二指掌骨的轴向压力导致。骨折的类型变化很大，包括背侧碎片性骨折到骨体粉碎性骨折伴随有食指掌骨错位。尽管标准方位 X 线很容易诊断食指腕掌（CMC）关节错位，但通常还需要进行 CT 扫描来确认是否存在小多角骨骨折。如果存在关节面不平或 CMC 不稳定，则需要进行手术治疗。治疗的目标是恢复关节面的平整性和 CMC 的结构稳定性。可以采用闭合性复位术，用克氏针穿过 CMC 进行临时固定来治疗粉碎性骨折伴随 CMC 错位。使用两根 0.062mm 克氏针进行固定。将其中一根从第二掌骨植入到小多角骨，另一根从基底部植入到第三掌骨基部，在皮下位置将针切断。石膏固定腕部 3 个月，在术后第 8 周取出克氏针。接触型运动项目运动员可在取出克氏针之后佩戴石膏绷带返回运动赛场。

（七）头状骨骨折

头状骨骨折非常罕见，占所有腕骨骨折类型的 1%~2%。头状骨骨折可以单独发生，或者作为环月状骨的伴随性骨折出现。头状骨骨折的损伤机制为手掌以伸展位向桡侧偏移跌倒导致。典型的头状骨骨折一般发生在颈部。头状骨的头部与舟状骨的近端相似，由软骨覆盖，并且血液供应较少。因此，头状骨颈部错位性骨折治疗的难度与舟状骨腰部骨折类似。头状骨颈部骨折容易发生延迟愈合，骨折不愈合，以及头部缺血性坏死（AVN）。腕关节标准方位 X 线即可进行诊断。头状骨颈部骨折的治疗和手术方案和舟状骨腰部骨折类似。无错位性骨折可以使用长臂石膏固定 6~8 周治疗，随访时密切关注 X 线检查结果。一旦有错位和陈旧性骨折等情况，或运动员需要尽早返回赛场时则可以考虑手术治疗。

作者推荐的手术方式

可通过背侧路径暴露头状骨颈部骨折部位。在中指桡侧位于头状骨颈部中央位置做一切口。将全层皮肤及皮下脂肪皮瓣提起，找到第 3 和第 4 区域的中间区域。在与手术切口对齐的位置进行关节囊切开术，将腕关节过度屈曲以暴露头状骨颈部。根据骨折损伤的严重程度，头状骨头部可能会过度延伸至 180°。复位骨折后，然后以顺行的方式用导针进行临时固定。一般情况下头状骨可以容纳 2 枚无头空心加压螺钉。常规关闭关节囊和缝合皮肤。单纯性头状骨骨折术后使用手掌休息位夹板固定治疗 4~6 周。如果头状骨骨折是作为月状骨周围骨折脱位的伴随性骨折，则固定治疗需要延长至 12 周。在停止石膏固定治疗后即可以开始 ROM 训练。CT 结果显示有 50% 骨融合后才可返回运动赛场。

（八）月状骨骨折

月状骨骨折相对罕见，占所有腕骨骨折的 0.5%~1.0%。根据 Teisen 等的描述，月状骨骨折可分为 5 种类型：掌侧缘、背侧缘、骨体横向骨折、骨软骨和跨关节型前部骨折。月状骨体骨折一般是由头状骨向月状骨的轴向压力导致。背侧缘骨折是由于腕部呈尺侧偏移时过度伸展导致。在这个体位时，头状骨和桡骨背侧边缘之间的背侧月状骨会被压碎。X 线片很难发现掌侧缘骨折碎片。一般情况下，头状骨掌侧的轻微不完全脱位是提示掌侧缘骨折的唯一证据。CT 扫描可以进一步鉴定骨折的类型，并有助于制订术前手术方案。治疗的目标是获得解剖学复位，恢复月状骨头状骨的排列，防止发生月状骨缺血性坏死（AVN）。如果漏诊，则会导致月状骨无菌坏死（Kienböck's 病）发生率增加。可以使用石膏固定治疗无错位的月状骨体骨折，将掌指关节（MP）置于弯曲位置可帮助复位月状骨。由于这些骨折非常罕见，因此在临床上进行石膏固定或 X

线检查随访的期限方面并没有足够的证据。可根据临床上疼痛的缓解情况和 CT 检查骨愈合的状态来指导临床治疗方案的制订。在运动员中，进行早期 ORIF 可缩短石膏固定的时间和促进运动员尽早返回运动赛场。如果不存在腕关节不稳定，可以用简单的夹板固定来治疗粉碎性骨折，治疗效果良好，运动员在疼痛消失后即可返回运动赛场。边缘性骨折伴随头状骨不完全脱臼则需要进行开放式或闭合性复位术，并用克氏针临时固定。根据月状骨周围脱位的治疗方案确定返回赛场的时间。应密切关注运动员是否出现月状骨无菌坏死。在出现月状骨塌陷或硬化之前可以通过 MRI 来辅助诊断。

三、舟月骨损伤

目前认为舟月骨间韧带（SLIL）损伤是由于腕关节伸展位、尺侧偏移和腕关节后旋跌倒所致。Mayfield 等最早将其描述为月状骨周围不稳定，并将这种损伤分为 4 个阶段，从最开始的单纯性 SLIL 损伤，最后发展为月状骨脱位。接触型运动项目运动员通常都存在这种损伤，但主要维持在下端部位。这种损伤在症状上可能没有实际情况严重，通过 X 线上也很难发现。因此，运动员可能会忽略掉这种损伤，并将其作为简单的"手腕扭伤"进行处理，而不会及时到医院检查。生物力学研究的研究结果表明，SLIL 损伤造成的动态和静态损伤类型同时存在，同时还可能会造成腕关节韧带力量的减弱。单纯性 SLIL 损伤的临床表现为可预见性的畸形进行性加重。延误治疗会导致不良结局。因此，在治疗过程中需要考虑到这种损伤的长期性和严重性。

（一）急性损伤的处理（受伤时间 <4~6 周）

运动员最近因伸展过度损伤到医院就诊，并且指出 SLIL 部位有压痛，进行了 X 线检查，包括腕关节的常规 3 个方位、拳头握紧、桡侧和尺侧偏移的腕关节正位观（PA）。如果 X 线结果没有发现关节不稳定，可以用夹板固定腕关节，告知患者 3 周后再次复查。如果症状消失则说明为单纯的腕关节扭伤，运动员可以返回运动赛场。如果在第 3~4 周复查时仍存在疼痛，一般说明存在更严重的损伤。在临床实践中不推荐使用 MRI，而是直接进行诊断性关节镜检查，以避免再次延误治疗。根据 Geissler 关节镜下腕骨不稳定的分类标准而制订 SLIL 的治疗方案。如果最开始的 X 线检查就显示存在动态不稳定，医生则会立即进行诊断性关节镜检查和治疗。如果是静态的舟月骨

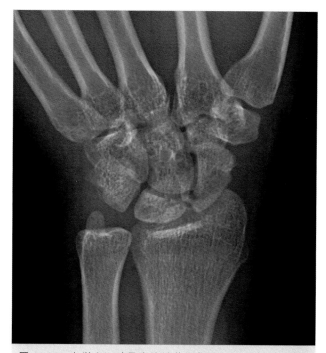

图 12.15　大学生运动员在腕关节损伤后 1 周复查，表现为 Geissler Ⅳ 级 SLIL 损伤

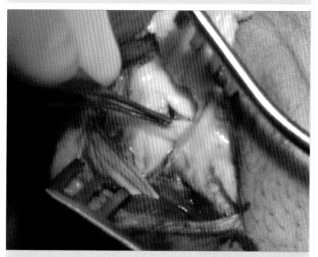

图 12.16　SLIL 从月骨上撕开

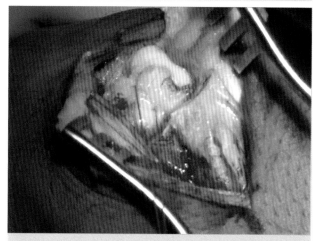

图 12.17　将缝合锚钉插入到月骨中，用水平褥式内翻缝合方法缝合背侧 SLIL 部分

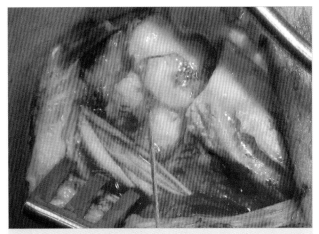

图 12.18　褥式内翻缝合方法缝合韧带

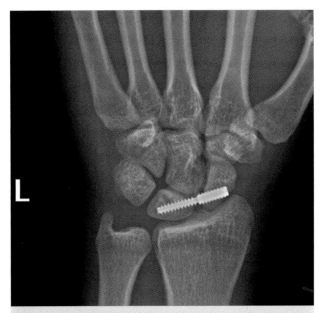

图 12.19　修复后用 SLIL 螺钉固定而不是用克氏针固定，可以在术后尽早进行主动性 ROM 训练。运动员在手术后 2 周用夹板固定后返回竞技赛场

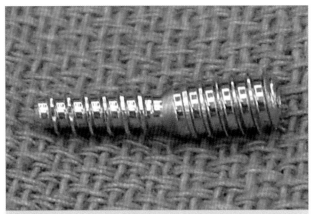

图 12.20　SLIC 螺钉的结构特点是在粗细螺纹杆连接部位有一个球窝接头，可以进行旋转，并有一个 15° 的锥角

（SL）脱位，医生会采用开放性韧带修复术，缝合锚固件，用 SLIC 螺钉增强固定（图 12.15~ 图 12.20）。

（二）慢性损伤的处理（受伤时间 >12 周）

关于慢性损伤的处理存在较多争议。初步检查的目的在于确定韧带损伤是部分性还是完全性。如果为完全性损伤，确定是否存在舟月骨（SL）分离和舟状骨不完全脱位是非常关键的。最后，手术医生必须确定是否已经固定或复位腕骨的变形，并且确保没有软骨损伤。和急性损伤一样，根据上文所述的方案进行 X 线片随访。如果 X 线结果不确定，应立即进行诊断性关节镜检查。在慢性损伤中，X 线片如果存在动态或静态畸形则提示韧带损伤不可自行修复，需要进行开放性韧带修复术（复位舟月骨畸形）或者挽救性手术（不可复位的损伤或关节损伤）。

作者推荐的手术方式

关节镜 SLIL 检查和治疗

手臂消毒和铺巾，使用无菌止血带将手臂悬浮放置在腕部关节镜牵引塔上。首先检查桡腕关节。6U 入路作为入水通道。在常规 3—4 入口插入关节镜。常规诊断性关节镜的目标是排除是否存在相关性损伤。然后检查舟月骨（SL）韧带和 SL 间隙。检查腕骨间区域。桡腕骨间（MCR）入口距离 3—4 入口 1cm，并与中指桡侧对齐。入水通道转到内窥镜套管。将一根 14 号针插入到中掌尺骨（MCU）入口作为出水通道，再次检查舟月骨间隙。

根据 Geissler 的关节镜分类方法治疗腕骨不稳定。Ⅰ级损伤的特点是由于韧带的拉伸导致正常的凹面观消失。Mayfield 的报道表明舟月骨（SL）韧带在破裂之前可以延伸 225%。当从腕骨间入口观察时，Ⅰ级损伤时 SL 关节仍维持原有结构。这种损伤非常容易鉴别，因为单纯的手腕扭伤在急性期进行短期固定和支持治疗后即可治愈。在慢性损伤中，Ⅰ级损伤多为偶发事件，而且很可能与患者的症状无关。

除了 SLIL 凹面结构特点消失之外，Ⅱ级损伤的特点是舟状骨弯曲，从中掌尺骨（MCU）入口处观察可以清晰地看到关节面塌陷。关节镜探头能否够通过舟状骨和月状骨是区分Ⅱ级和Ⅲ级损伤的标准。在非运动员患者中，如果在急性期治疗，可以通过经皮复位术和栓钉固定进行修复。然而栓钉固定需要 3 个月的固定期，这种治疗方案对高水平运动的影响非常大。SLIC 螺钉固定方法可能将术后固定时间降至 6 周，但其在低级别损伤中的应用价值仍需进一步研究。慢性损伤的治疗方案仍存在争议，临床上普遍认为慢性损伤的治疗结局比急性损伤的结局差。

慢性（>6周）不完全性SLIL撕裂（Ⅱ级和Ⅲ级）一直采用关节镜下局部清创术治疗，但治疗效果一般。所有患者在术后采用夹板固定14天，然后开始手部的功能恢复治疗，主要集中在ROM训练和力量训练。另一方面，Geissler的研究对19例患有慢性（>6周）Ⅱ级和Ⅲ级SLIL损伤的患者采用电热固缩治疗的效果进行了分析。结果显示治疗效果非常良好，Ⅱ级损伤的治愈率达到了100%，Ⅲ级损伤的治愈率则达到了50%。但术后的治疗方案仍没有定论，需要治疗医生根据患者的情况而制订。同样地，Lee回顾性分析了13例Ⅱ级SLIL撕裂伤患者采用热固缩治疗的结局。患者症状持续的平均时间为11.2个月。平均随访时间为52.8个月。修正后mayo腕关节评分从70增加到94.68。患者术后采用夹板固定3周，再间断性佩戴可移动性竖腕护套2周。在取下夹板之后，患者即可开始康复治疗计划，包括手腕ROM训练和力量训练。

Ⅳ级损伤的表现是背侧SLIL完全破裂，其特点是舟月骨（SL）间隙增大到足以容纳一个2.7mm的关节镜。在急性期，可以采用开放性韧带修复术治疗这种完全性撕裂伤。我们采用SLIC螺钉巩固修复效果，可以缩短运动员的康复期。石膏固定约4周，然后再使用可移动性夹板固定2周。随后可立即开始手指的ROM训练。在第6周开始ROM训练，第12周开始力量训练计划。慢性可修复性损伤可采用多种不同的韧带重建技术进行治疗，例如Brunelli，3LT，骨韧带骨移植术，舟月骨轴线法（scapholunate axis method，SLAM），以及舟月骨联合复位术（RASL）。到目前为止并没有确定最佳的手术方式，也没有结果显示患者返回赛场后能够恢复到以前的功能状态。舟月骨进行性塌陷（SLAC）是进行重建术的禁忌证。腕部SLAC可采用近端腕骨切除术或四角融合术治疗，但这两种术式很少用于高水平运动员。

参考文献

[1] Emmett JE, Breck LW. A review and analysis of 11,000 fractures seen in a private practice of orthopaedic surgery, 1937–1956. J Bone Joint Surg Am. 1958; 40-A(5):1169–1175.

[2] Stark H. Troublesome fractures and dislocations of the hand. Instr Course Lect. 1970; 19:130–149.

[3] Weiss AP, Hastings H, II. Distal unicondylar fractures of the proximal phalanx. J Hand Surg Am. 1993; 18(4):594–599.

[4] Geissler WB. Cannulated percutaneous fixation of intra-articular hand fractures. Hand Clin. 2006; 22(3):297–305, vi.

[5] Kodama N, Takemura Y, Ueba H, Imai S, Matsue Y. Operative treatment of metacarpal and phalangeal fractures in athletes: early return to play. J Orthop Sci. 2014; 19(5):729–736.

[6] Dabezies EJ, Schutte JP. Fixation of metacarpal and phalangeal fractures with miniature plates and screws. J Hand Surg Am. 1986; 11(2):283–288.

[7] Low CK, Wong HC, Low YP, Wong HP. A cadaver study of the effects of dorsal angulation and shortening of the metacarpal shaft on the extension and flexion force ratios of the index and little fingers. J Hand Surg [Br]. 1995; 20(5):609–613.

[8] Royle SG. Rotational deformity following metacarpal fracture. J Hand Surg [Br]. 1990; 15(1):124–125.

[9] Geissler WB, McCraney WO. Operative management of metacarpal fractures. In: Ring DC, ed. Fractures of the Hand and Wrist. New York, NY: Informa Healthcare, Inc. 2007:75–89.

[10] Rettig AC, Ryan R, Stone J. Epidemiology of hand injuries. In: Strickland JW, Rettig AC, eds. Hand Injuries in Athletes. Philadelphia, PA: Saunders; 1992:37–48.

[11] Borgeskov S, Christiansen B, Kjaer A, Balslev I. Fractures of the carpal bones. Acta Orthop Scand. 1966; 37(3):276–287.

[12] Gelberman RH, Menon J. The vascularity of the scaphoid bone. J Hand Surg Am. 1980; 5(5):508–513.

[13] Gelberman RH, Wolock BS, Siegel DB. Fractures and nonunions of the carpal scaphoid. J Bone Joint Surg Am. 1989; 71(10):1560–1565.

[14] Hanks GA, Kalenak A, Bowman LS, Sebastianelli WJ. Stress fractures of the carpal scaphoid. A report of four cases. J Bone Joint Surg Am. 1989; 71(6):938–941.

[15] Olsen N, Schousen P, Dirksen H, Christoffersen JK. Regional scintimetry in scaphoid fractures. Acta Orthop Scand. 1983; 54(3):380–382.

[16] Gaebler C, Kukla C, Breitenseher M, Trattnig S, Mittlboeck M, Vécsei V. Magnetic resonance imaging of occult scaphoid fractures. J Trauma. 1996; 41(1):73–76.

[17] Sanders WE. Evaluation of the humpback scaphoid by computed tomography in the longitudinal axial plane of the scaphoid. J Hand Surg Am. 1988; 13(2):182–187.

[18] Gellman H, Caputo RJ, Carter V, Aboulafia A, McKay M. Comparison of short and long thumb-spica casts for non-displaced fractures of the carpal scaphoid. J Bone Joint Surg Am. 1989; 71(3):354–357.

[19] Cooney WP, III. Scaphoid fractures: current treatments and techniques. Instr Course Lect. 2003; 52:197–208.

[20] Fernandez DL. Anterior bone grafting and conventional lag screw fixation to treat scaphoid nonunions. J Hand Surg Am. 1990; 15(1):140–147.

[21] Eddeland A, Eiken O, Hellgren E, Ohlsson NM. Fractures of the scaphoid. Scand J Plast Reconstr Surg. 1975; 9(3):234–239.

[22] Szabo RM, Manske D. Displaced fractures of the scaphoid. Clin Orthop Relat Res. 1988(230):30–38.

[23] Lindström G, Nyström A. Natural history of scaphoid non-union, with special reference to "asymptomatic" cases. J Hand Surg [Br]. 1992; 17(6):697–700.

[24] Sheetz KK, Bishop AT, Berger RA. The arterial blood supply of the distal radius and ulna and its potential use in vascularized pedicled bone grafts. J Hand Surg Am. 1995; 20(6):902–914.

[25] Ford DJ, Khoury G, el-Hadidi S, Lunn PG, Burke FD. The Herbert screw for fractures of the scaphoid. A review of results and technical difficulties. J Bone Joint Surg Br. 1987; 69(1):124–127.

[26] Geissler WB. Arthroscopic management of scaphoid fractures in athletes. Hand Clin. 2009; 25(3):359–369.

[27] Slade JF, III, Gillon T. Retrospective review of 234 scaphoid fractures and nonunions treated with arthroscopy for union and complications. Scand J Surg. 2008; 97(4):280–289.

[28] Rand JA, Linscheid RL, Dobyns JH. Capitate fractures: a long-term follow-up. Clin Orthop Relat Res. 1982(165):209–216.

[29] Cameron HU, Hastings DE, Fournasier VL. Fracture of the hook of the hamate. A case report. J Bone Joint Surg Am. 1975; 57(2):276–277.

[30] Abbitt PL, Riddervold HO. The carpal tunnel view: helpful adjuvant for unrecognized fractures of the carpus. Skeletal Radiol. 1987; 16(1):45–47.

[31] Whalen JL, Bishop AT, Linscheid RL. Nonoperative treatment of acute hamate hook fractures. J Hand Surg Am. 1992; 17(3):507–511.

[32] Kadar A, Bishop AT, Suchyta MA, Moran SL. Diagnosis and management of hook of hamate fractures. J Hand Surg Eur Vol. 2017:1753193417729603.

[33] Futami T, Aoki H, Tsukamoto Y. Fractures of the hook of the hamate in athletes. 8 cases followed for 6 years. Acta Orthop Scand. 1993; 64(4):469–471.

[34] Freeland AE, Finley JS. Displaced dorsal oblique fracture of the hamate treated with a cortical mini lag screw. J Hand Surg Am. 1986; 11(5):656–658.

[35] Höcker K, Menschik A. Chip fractures of the triquetrum. Mechanism, classification and results. J Hand Surg [Br]. 1994; 19(5):584–588.

[36] Cassidy C, Ruby LK. Fractures and dislocations of the carpus. In: Browner BD, Jupiter JB, Krettek C, Anderson P, eds. Skeletal Trauma: Basic Science, Management, and Reconstruction. Vol. 2, 5th ed. Philadelphia, PA: Elsevier/Saunders; 2015:1343–1403.

[37] Arner M, Hagberg L. Wrist flexion strength after excision of the pisiform bone. Scand J Plast Reconstr Surg. 1984; 18(2):241–245.

[38] Cordrey LJ, Ferrer-Torells M. Management of fractures of the greater multangular. Report of five cases. J Bone Joint Surg Am. 1960; 42-A:1111–1118.

[39] Botte MJ, von Schroeder HP, Gellman H, Cohen MS. Fracture of the trapezial ridge. Clin Orthop Relat Res. 1992(276):202–205.

[40] Palmer AK. Trapezial ridge fractures. J Hand Surg Am. 1981; 6(6):561–564.

[41] Stein AH, Jr. Dorsal dislocation of the lesser multangular bone. J Bone Joint Surg Am. 1971; 53(2):377–379.

[42] Adler JB, Shaftan GW. Fractures of the capitate. J Bone Joint Surg Am. 1962; 44-A:1537–1547.

[43] Teisen H, Hjarbaek J. Classification of fresh fractures of the lunate. J Hand Surg [Br]. 1988; 13(4):458–462.

[44] Almquist EE. Kienböck's disease. Hand Clin. 1987; 3(1):141–148.

[45] Allan CH, Joshi A, Lichtman DM. Kienbock's disease: diagnosis and treatment. J Am Acad Orthop Surg. 2001; 9(2):128–136.

[46] Mayfield JK, Johnson RP, Kilcoyne RK. Carpal dislocations: pathomechanics and progressive perilunar instability. J Hand Surg Am. 1980; 5(3):226–241.

[47] Meade TD, Schneider LH, Cherry K. Radiographic analysis of selective ligament sectioning at the carpal scaphoid: a cadaver study. J Hand Surg Am. 1990; 15(6):855–862.

[48] Rohman EM, Agel J, Putnam MD, Adams JE. Scapholunate interosseous ligament injuries: a retrospective review of treatment and outcomes in 82 wrists. J Hand Surg Am. 2014; 39(10):2020–2026.

[49] Geissler WB, Freeland AE, Savoie FH, McIntyre LW, Whipple TL. Intracarpal soft-tissue lesions associated with an intra-articular fracture of the distal end of the radius. J Bone Joint Surg Am. 1996; 78(3):357–365.

[50] Paci GM, Yao J. Surgical techniques for the treatment of carpal ligament injury in the athlete. Clin Sports Med. 2015; 34(1):11–35.

[51] Mayfield JK. Wrist ligamentous anatomy and pathogenesis of carpal instability. Orthop Clin North Am. 1984; 15(2):209–216.

[52] Weiss AP, Sachar K, Glowacki KA. Arthroscopic debridement alone for intercarpal ligament tears. J Hand Surg Am. 1997; 22(2):344–349.

[53] Geissler WB, Haley T. Arthroscopic management of scapholunate instability. Atlas Hand Clin. 2001; 6:253–274.

[54] |Lee JI, Nha KW, Lee GY, Kim BH, Kim JW, Park JW. Long-term outcomes of arthroscopic debridement and thermal shrinkage for isolated partial intercarpal ligament tears. Orthopedics. 2012; 35(8):e1204–e1209.

[55] Brunelli GA, Brunelli GR. A new technique to correct carpal instability with scaphoid rotary subluxation: a preliminary report. J Hand Surg Am. 1995; 20(3 pt 2):S82–S85.

[56] Garcia-Elias M, Lluch AL, Stanley JK. Three-ligament tenodesis for the treatment of scapholunate dissociation: indications and surgical technique. J Hand Surg Am. 2006; 31(1):125–134.

[57] Weiss AP. Scapholunate ligament reconstruction using a bone-retinaculum-bone autograft. J Hand Surg Am. 1998; 23(2): 205–215.

[58] Yao J, Zlotolow DA, Lee SK. Scapholunate axis method. J Wrist Surg. 2016; 5(1):59–66.

[59] Rosenwasser MP, Miyasajsa KC, Strauch RJ. The RASL procedure: reduction and association of the scaphoid and lunate using the Herbert. screw. Tech Hand Up Extrem Surg. 1997; 1(4):263–272.

第十三章　音乐家的特殊性

Philippe Cuénod
译者：张辉，李学渊

摘要：发生在音乐家的腕和手骨折需要特别考虑，不仅要恢复演奏乐器所需的精细和精确的动作，还要顾及患者的整体感受。跟其他艺术家一样，音乐家也是非常敏感的人群，他们的手或腕关节的任何创伤都可能引发无法恢复演奏的恐惧，从而使他们的职业生涯处于危险之中。负责治疗的手外科医生应该意识到艺术家对于演奏乐器的特殊需要。根据演奏的乐器的不同，对手的要求可能也会有很大的不同。需要详细了解演奏最常见乐器的动作。骨折治疗的一般原则同其他患者，除了不应该容忍可以干扰精确的运动的任何骨骼移位。稳定的骨折固定使早期的活动和康复成为可能。必须不惜一切代价避免发生关节僵硬。必须谨慎地设计切口，避开手指与乐器接触的部位。只要不增加手术风险，应尽可能使用微创手术。特别是经皮螺钉内固定在择期的手术是有用的。当骨折严重时，应在关节功能位进行关节融合。在整个治疗过程中，还必须注意与患者讨论其对乐器的技术需求，在心理上鼓励和支持患者，防止情绪不良给手术治疗结果带来的灾难。

关键词：音乐家，手，腕，骨折，治疗，特点

一、简介

作为艺术家，音乐家显然是非常敏感的人。考虑到手在大脑皮层中表现的重要性，手的任何骨折，即使是轻微的，都可能对艺术家的演奏能力造成灾难性的后果，这并不奇怪。即使有一个完美的功能结果，这样的事件仍可以把音乐家的职业生涯置于危险之中。音乐家既担心失去发挥才华的技能，也担心失去工作的风险。从历史上看，有很多音乐家因为手部受伤而不得不停止或彻底改变他们的职业生涯。目前尚不清楚是什么导致了 Schumann 的手的问题；为了提高他左手环指的灵活性，他自己发明了一种装置，然后做了手术，结果导致一只手残废，还是因为局部性肌张力障碍而终止了他的钢琴演奏生涯，迫使他成为一名作曲家。

手的缺失或残疾可能引发新的职业生涯，例如，钢琴家 Paul Wittgenstein 在第一次世界大战中失去了右臂，但他仍然继续演奏钢琴作品，这些作品都是由著名作曲家 Ravel、Britten、Korngold、Prokofiev、Strauss 等为他专门创作的。Django Rheinhardt 曾是五弦琴的演奏者，直到他的手发生严重的 2 度和 3 度烧伤。左环小指背侧有一条挛缩的瘢痕，导致他的手残疾。然而，他利用他的特殊手指

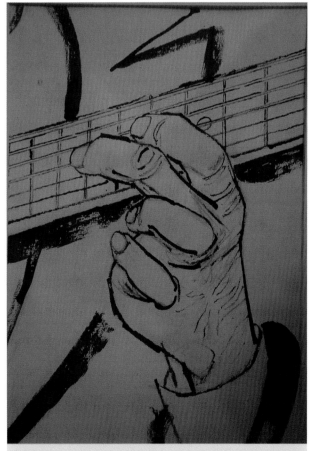

图 13.1　Django Rheinhardt 弹奏吉他的左手。烧伤挛缩引起的环小指爪形畸形

功能转向吉他，发展出一个特别的技术并成为最好的爵士乐吉他手（图 13.1）。在某些情况下，音乐领域的调整可以通过根据患者的残疾情况量身定做乐器来实现。

音乐家骨折的发生率尚未得到准确的报道，但可能与一般人群没有太大的不同。音乐家可能会更加小心避免事故，避免从事危险的活动，尽管有些人承认没有采取任何特殊的措施。一项对交响乐团音乐家的调查正在进行中，试图得出手和腕骨折的发生率及后果，但收集数据很困难。事实上，正如已经报道过的那样，音乐家们不愿承认出现手部问题。在这个竞争激烈的管弦乐队世界里，他们担心会失去工作。

当骨折治疗的一般技术原则应用于音乐家时。研究人员的目标当然是恢复解剖结构，但更重要的是恢复功能。在这方面，随着骨折处理的进展，包括更微型的植入物和微创技术，有助于外科医生实现这一目标。需要记住的是，技术的选择应该遵循"首先不要伤害"的原则。术前需要耐心为患者讲解不同的治疗方案、风险和预期的结果。这一步骤至关重要，可能决定成败。手术结果不满意可能并不是音乐家生涯的终结。一个完整的手指功能也可能不是演奏乐器所必需的，这取决于演奏哪一种乐器。因此，外科医生需要对演奏最常见的乐器所需要的动作有一定的了解，以确定最佳的治疗方案，或者，在有乐器的情况下，仔细询问患者有关弹奏技术方面的问题。

音乐家的手一旦受到创伤，其情感后果不可低估。对某些艺术家来说，即使是轻微的伤害，也可能会造成灾难性的后果，他们在情感上可能特别脆弱。关节僵硬可能会妨碍音乐家正确演奏乐器，同时恐惧、焦虑和抑郁会干扰他们克服障碍的能力。另一方面，一只残疾的手并不总是演奏的终结，因为一些音乐家可以调整他们的技巧以达到继续演奏。

二、演奏乐器需要的动作

在网上快速搜索，列出的乐器数量多达 888 种，其中大部分是研究人员不知道的，可能对大多数读者来说也是未知的。然而，手外科医生应该意识到腕/手与常见乐器之间的接触，以便了解艺术家的需求并正确处理疾病。

标准的西方乐器组成不同类型的管弦乐队或独奏。古典音乐的管弦乐队包括 4 组乐器：弦乐（小提琴、中提琴、大提琴和低音提琴）、木管乐器（长笛、单簧管、双簧管和大管）、铜管乐器（小号、长号、号角、大号）和

打击乐（鼓、钹、管钟、木琴）。其他乐器，如钢琴和大提琴，有时可分为第五大类，如琴键类，也可单独演奏，如音乐会的竖琴、电子和电子乐器。根据乐团的规模，每个乐团几乎都包含所有的标准乐器。

爵士乐团使用的乐器大同小异，但背景不同。早期的合奏是由单簧管、大号、短号、男中音、鼓和钢琴组成的，就像新奥尔良的乐队一样。当时的大乐队主要是管弦乐，包括中音和次中音萨克斯部分，小号和长号部分，以及钢琴和鼓。后来在波普时期，中音萨克斯管和小号由主要的独奏者演奏，由钢琴、弦乐低音和鼓伴奏。随着音乐融合技术的出现，电吉他和键盘合成器等电子乐器变得越来越突出。

手指、手掌和手腕的活动因乐器的不同而明显不同，古典音乐和爵士乐也不一样。爵士钢琴家演奏时手腕弯曲、手指扁平的情况并不少见，这与理论上手腕轻微伸展、手指中度屈曲的姿势相矛盾。Thelonius Monk 使用平手指敲击键盘是爵士钢琴家的一个众所周知的特征，但古典艺术家也可能具有非学术姿势，比如加拿大钢琴家 Glenn Gould。远指间关节（DIP 关节）的位置可以从强力屈曲到过度伸展。

（一）弦乐器

弦乐演奏者的右手保持弯曲，所需要的重要动作是手腕的伸屈以及桡偏和尺偏。小提琴家的左手需要放置在前臂极度旋后和手腕屈曲位，同时需要一个能正常弯曲的手指关节触及琴弦，而小指具有完全伸展的能力（图 13.2）。中提琴需要差不多相同的动作。由于大提琴不是放在下巴和肩之间，而是在身体的前面，不需要前臂的过

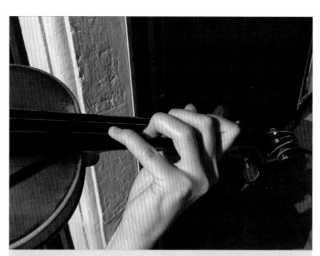

图 13.2 小提琴手的左手。二～四指需要很好地屈曲 PIP 关节和 DIP 关节，小手指需要完全伸展

度旋后，因此手处于更放松的平面。左手主要通过近指间关节（PIP 关节）和 DIP 关节屈曲，而掌指关节（MP 关节）处于中立位或轻度屈曲位（图 13.3）。吉他演奏不需要弯腰。弹奏琴弦时由手指 MP 关节、PIP 关节和 DIP 关节屈曲动作来完成。爵士或摇滚吉他手经常使用琴拨子演奏，这需要拇指与手指的良好对捏。左手紧握琴弦的动作与小提琴手类似，但是手腕动作没有那么夸张（图 13.4）。低音提琴手的左手的 MP 关节和 PIP 关节呈屈曲状增加弯曲，以达到琴弦。右手拉弓时手指处于伸直位，尤其是演奏爵士乐时。典型的动作是侧击，需要一定的灵活性，但

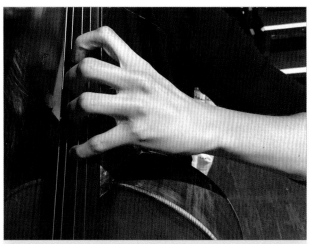

图 13.3　大提琴手的左手。MP 关节处于中立或轻度屈曲，PIP 关节和 DIP 关节需要良好的屈曲动作

没有太多的弯曲。右手手指掌侧和桡侧的皮肤在以这种方式弹奏时是特别暴露的，任何外伤或手术造成的疼痛瘢痕都可能影响弹奏。

与弦乐演奏者相反，钢琴家不是特别需要 PIP 关节和 DIP 关节水平的弯曲，手指运动主要发生在 MP 关节，除了"拇指下方"动作时，MP 关节和指间关节（IP）需要一些屈曲动作（弹奏时拇指在其他手指下方活动）。因此，患有手部指间关节炎的钢琴家仍然可以通过一些调整继续演奏（图 13.5）。

（二）铜管乐器

小号手的左手握着乐器，需要 PIP 关节和 DIP 关节伸直，以及大约 45° 的 MP 关节屈曲。拇指只需要打开虎口，但是 MP 关节和 IP 关节的屈曲很小，因为它的作用基本上是静态的。因此，手不需要太多的活动。右手关节的屈曲很小，因为它的作用基本上是静态的。右手只需要的 MP 关节微屈，但 PIP 关节需要屈曲较大角度，使得指腹碰到号孔。不过，根据手的大小或演奏风格，PIP 关节可以握于更伸展的位置。再重申一次，音乐家之间，尤其是爵士音乐家之间，在风格和技巧上又存在着差异。

号角是用左手按在键上演奏的，但是右手很重要，通过把拳头放在号角的位置来调节声音。因此，需要一个良好的多角骨掌骨关节（TM 关节）屈曲动作，但 IP 关节需要伸展。左手需要二指、三指、四指的 MP 关节和

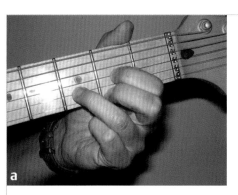
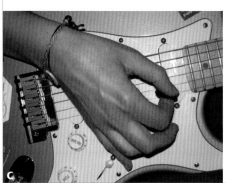
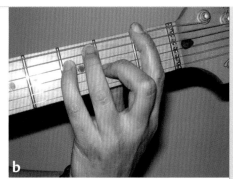
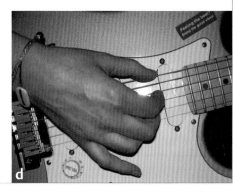

图 13.4　吉他手的手。(a) 左手用 MP 关节、PIP 关节和 DIP 关节屈曲来拨动琴弦；(b) 左手手指伸直按压琴弦；(c) 右手使用拨片；(d) 右手直接用手指弹奏

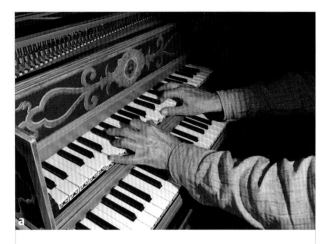

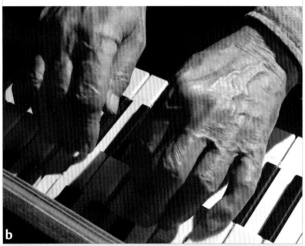

图 13.5　钢琴表演者。(a) 手指有轻微的 PIP 和 DIP 屈曲；(b) 小关节关节炎并不妨碍弹奏。号角是用左手按在键上演奏的，但是右手很重要，通过把拳头放在号角的位置来调节声音。因此，需要一个良好的多角骨掌骨关节屈曲动作，但 IP 关节需要伸展。左手需要二指、三指、四指的 MP 关节和 PIP 关节运动来弹奏琴键。拇指以一种类似静态的方式握住乐器，但还需要一个良好的 IP 关节动作来控制键（图 13.6）

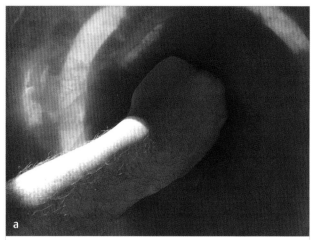

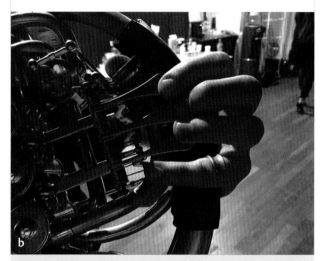

图 13.6　号角演奏者。(a) 把右手放在号角里调节声音；(b) 左手需要 2~4 指的 MP 关节和 PIP 关节动作来弹奏琴键

PIP 关节运动来弹奏琴键。拇指以一种类似静态的方式握住乐器，但还需要一个良好的 IP 关节动作来控制键（图 13.6）。

在长号演奏中，右手握着乐器，拇指绕着钟形支架，食指完全伸展到吹口，其他手指在 MP 关节和 IP 关节水平弯曲。左手拇指、示指和中指握住滑撑。示指和中指需要 MP 关节屈曲和 IP 关节伸直位。

在大号中，右手弹奏琴键，需要 MP 关节比 IP 关节更多的屈曲。右拇指放在阀门旁边的一个环中，以扶住乐器，不需要特殊的活动但需要伸直。左手握住乐器，因此需要 MP 关节和 IP 关节屈曲来完成抓握动作。

（三）木管乐器

长笛需要左手的示指和中指非常灵活，以便按键时

MP 关节过度伸展和 PIP 关节屈曲，而环指和小手指需要更加伸展的姿势。右手的手指在 MP 关节和 PIP 关节的水平轻微弯曲，不需要太大的活动范围。

双簧管演奏的动作没有那么夸张；示指和中指的 PIP 关节需要屈曲更多一些，而尺侧两个手指则需要更多的伸展（图 13.7）。对于单簧管来说，双手手指都需要轻微弯曲，且它们的位置是相同的。在萨克斯管中，手指也处于轻微弯曲的位置，但在演奏时需要增加 PIP 关节的弯曲幅度。MP 关节必须能够进行一些过度伸展以便松开琴键（图 13.8）。

（四）打击乐器

多种打击乐器主要分为 3 类：膜鸣乐器，其声音是由绷紧的膜的振动产生的，主要是由敲击膜产生的，例如鼓；弦鸣乐器是通过敲击（三角琴、木琴、振动琴、大提琴）、刮削或摇动（沙球）使乐器整体振动来演奏的；管弦乐器是一种由打击乐器演奏的弦乐器，如贝里姆堡，扬

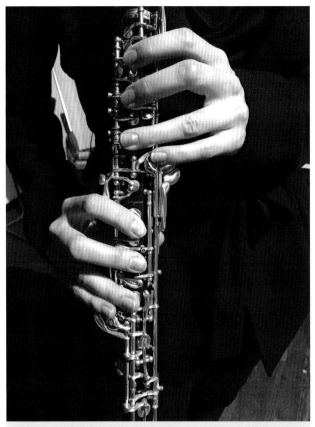

图 13.7 双簧管演奏者。食指和中指的 PIP 关节需要屈曲更多一些，而尺侧两个手指则需要更多的伸展

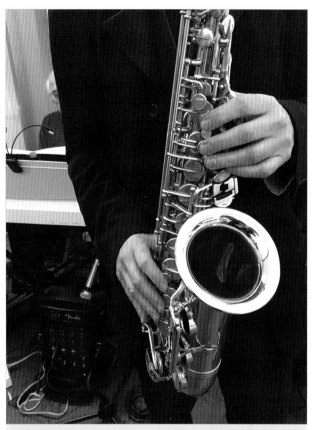

图 13.8 萨克斯管演奏者。左手手指轻微弯曲，但 MP 关节必须能够过度伸展

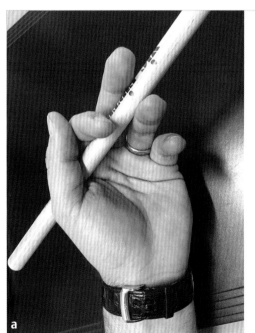

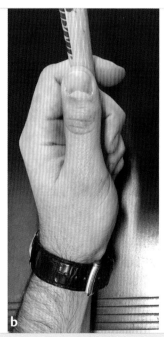

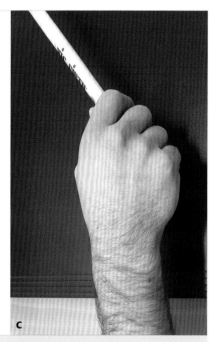

图 13.9 打击乐演奏者 3 种握鼓槌的方法。(a) 传统的铃鼓握法；(b) 法式握螺丝刀法；(c) 德国式握螺丝刀法

琴或钦巴龙；打击乐器是用手或鼓槌直接敲击鼓面来演奏的。拿鼓槌有不同的方法：传统的方法是用左手敲鼓，鼓槌放在示指和中指掌侧，穿过中、环指之间，拇指与示指对捏。握螺丝刀法是另一种方式，前臂在中立位置（法国技术）或前臂内旋（德国技术）。使用鼓槌的动作在法式需要手腕的伸展和有节奏地旋转，在德式则是手腕的伸 - 屈运动（图 13.9）。

在西方国家，最常见的乐器是古典音乐和爵士乐，但有些乐器更适合演奏其中一种或另一种音乐。为了不断地寻找新的声音和和声，如今的作曲家和音乐家在他们的乐器中加入了不寻常的、异国情调的乐器。面对演奏这些异国乐器的音乐家，在演奏乐器时必须仔细检查他们演奏乐器的情况，以便掌握演奏乐器需要完成的动作。

三、一般原则和临床案例

音乐家手部骨折的临床表现与其他人群并无不同。应像评估其他患者一样评估病情，并分析调整治疗的功能需求。然而，由于这些非常敏感的艺术家的情绪介入，患者的临床表现有时更为戏剧化。压力可能是一个加重症状的因素。从有过手受伤史的专业音乐家那里收集到的初步信息显示出明显的心理影响倾向，临床表现从可以理解的痛苦到近乎恐慌的反应（正在进行的个人研究）。患者需要确信这个问题有解决方案，但如果低估了病变的严重性，即使它不是良性的，也让患者相信它是无害的，那也是没有意义的。外科医生应该巧妙地解释问题的性质，有哪些治疗方案，以及预期的结果。简单的指骨粗隆骨折，虽然只是轻微的创伤，但对一个专业的音乐家来说却会产生非常大的影响，手指的肿胀和短暂的手指感觉减退都可能意味着他或她职业生涯的终结。所以一个好的解释有时抵得上几周的物理治疗。

音乐家的手外伤不仅包括骨折，任何创伤都可以遇到；在 7 例手部受伤的音乐家中，Winspur 只报道了 2 例骨折，而 Crabb 报道的 6 例手外伤中没有 1 例骨折。

有时患者来就诊是因为之前在另一家医院做了手术，但结果很糟糕。在这些情况下，医生面临的挑战是在不使情况恶化的情况下设法纠正错误。一名吉他手因中节指骨髁骨折，在另一家诊所使用经皮无头加压螺钉治疗，螺钉直径明显大于骨块，导致髁部坏死。在取出螺钉并进行理疗后，在未纠正骨畸形的情况下，手指的状况得到了改善，患者可以通过技术上的调整而继续弹吉他（图 13.10）。

治疗骨折的最终目标是恢复骨骼的弓形、长度和尽可能接近正常解剖结构的旋转，以便患者在演奏时有同样的感觉。的确，任何角度的变化或失调，特别是在掌骨和指骨水平上，对普通人来说可以容忍，但都可能对器乐演奏的微妙动作造成损害。即使存在相对禁忌证，恢复稳定的解剖结构也可能达到良好的功能结果。在这之后，应鼓励患者早期逐步、谨慎地重返演奏，但应避免过于紧张的

工作，以免造成再次移位。此外，过早地重返工作可能会引发代偿性的动作，导致技术上的变化进而会造成长期的伤害。

为了达到良好的效果，手术计划很重要。根据 Winspur 的意见，手术设计应着重 3 个方面：①切口位置，避免对重要的触觉区域造成干扰；②手术暴露、手术方式和切口缝合设计，以便尽早恢复有限的演奏；③调整任何可能的力学损害，以适应弹奏的姿势，而不是常规的功能位。

PIP 关节和指骨的中外侧入路有利于减少伸肌结构的损伤。切口应避开重要的触觉区域。手术前必须精确地根据患者的情况确定要保护的部位。一些常用的方法可能根本不适合演奏特定的乐器。Winspur 列出了一些需要避免的区域（表 13.1）。显然，例如在弦乐演奏者中，应该避免左手指尖的切口，但也不能忽视个人技巧。分析演奏乐器的区域有助于决定切口的位置。

一位 50 岁的职业吉他手跌倒在地板上，左手第四掌骨骨折的案例，说明了切开复位内固定后早期活动的价值。这个患者因畸形和功能丧失而显得很沮丧。他担心自己的演奏技能会受到很大的影响。经过长时间的术前谈话来解释可能的治疗方法和结果，他决定接受外科手术。骨折复位后用拉力螺钉固定后，患者能很快地恢复他的演奏（图 13.11）。

有些骨折可以用微创的方法治疗，例如，一名 12 岁的钢琴家，她的环指被夹在门里，导致中节指骨头下移位骨折，并与相邻的手指交指畸形。为了预防软组织损伤，骨折复位用 0.8mm 克氏打入髓内固定。1 周后可恢复演奏，功能恢复良好（图 13.12）。尽早恢复演奏确实很重要，甚至具有治疗作用；它向患者表明，他 / 她能够在不丧失技能的情况下恢复演奏和使用手指。

即使存在手术并发症的风险，开放解剖复位和良好固定的适应证也必须比其他病例更宽松。当面临肌腱或神经撕裂的开放性骨折时，风险当然会增加。在这种情况下，康复是最重要的，必须根据患者的需要进行调整。复杂性局部疼痛综合征（CRPS）可能会在手术后发展成严重的并发症，但这种可能性也存在于保守治疗。

开放性关节骨折可通过微创技术解决，以尽量减少软组织损伤。例如，指骨基部凹陷性骨折可通过使用皮质窗引入的撬拨器重新对齐，并通过微创技术使用克氏针和（或）螺钉固定（图 13.13）。末节指骨的开放性骨折，特

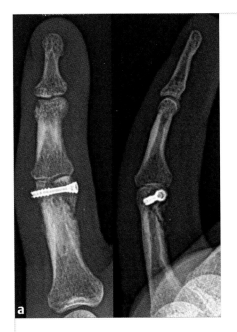
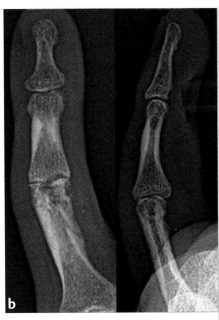

图 13.10　吉他手小指基底指骨髁骨折。(a) 小指近节髁突骨折采用过大、过长的加压螺钉；(b) 内固定取出后，髁突部分坏死，有退行性改变；(c) 尽管小手指的 PIP 关节和 DIP 关节僵硬，但进行一些调整仍然可以演奏

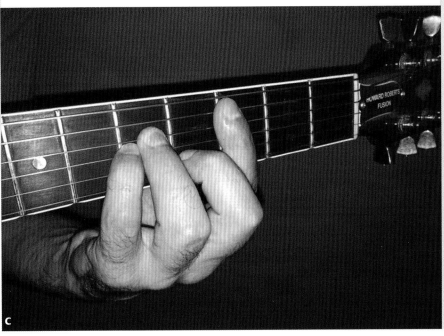

表 13.1　音乐家设计手术切口时应避免的区域

音乐家	避免区域
风笛演奏者	左手拇指桡侧缘及指腹
吹奏风笛者	右手小指腹
弦乐演奏者	左手指的指尖
琴弦演奏者	右手拇指、示指、中指和小指指腹
单簧管和双簧管者	右手拇指尺侧缘
鼓手	中环指的桡/尺侧缘
钢琴家	所有中指指腹和拇指末节指骨桡侧部

注意在此标准之外的个人技巧，包括特殊的区域

别是软组织病变对音乐家来说是灾难性的。治疗这些骨折时必须格外小心。骨折复位并用克氏针固定，修复软组织。手术前必须告知患者预期会出现一些感觉过敏问题。早期的物理治疗对于手指恢复正常的感觉是必要的。对于伴有背侧骨折块脱位的末节指骨骨折，可采用经皮植入螺钉的方法进行复位和固定。将 0.8mm 克氏针穿过皮肤插入骨折块。然后作为杠杆，连同牵引和手法复位骨折块，钻入掌侧皮质。在影像学确认复位后，在第 1 根克氏针旁边植入第 2 根克氏针，并通过影像学检查确认其位置。然后将其取出，并在克氏针透视引导下通过皮肤植入 1.0mm 螺钉。然后用第 2 枚螺钉替换第 1 根克氏针，如果骨折块

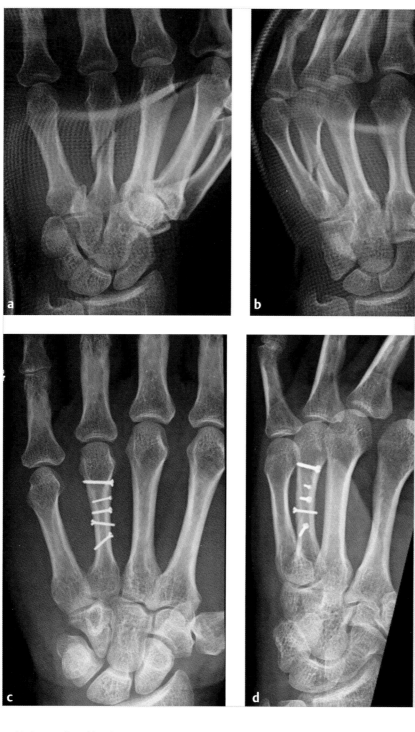

图 13.11　第四掌骨骨折的专业吉他手。(a) 正位 X 线片：骨折线长度被低估；(b) 斜位 X 线片能较好地显示骨折线的近端和远端延伸；(c) 多枚拉力螺钉固定后的正位 X 线片；(d) 术后斜位 X 线片

足够大，可使用第 3 枚钉完成固定（图 13.14）。即使骨折固定，也需 3 周的管型夹板固定，以防继发移位。夹板固定最长 6 周然后开始逐渐活动。

如果损伤的严重程度预示着活动的丧失，则必须设法使手指处于功能位置。当骨折累及关节并导致关节炎时，情况可能是灾难性的，也可能不是。关节炎并不总是疼痛或活动受限。因此，患者可以根据功能障碍的情况调整自己的演奏。但是，如果关节发生僵硬和疼痛，可能需要治疗。尽管有的病例中使用关节置换术效果受到了良好

的效果，在远指间关节，融合仍是首选的治疗方式。融合将提供一些无痛的活动范围，使得演奏能够继续。如果融合，则必须在最佳功能位置进行。在钢琴家身上，关节可以融合在非常轻微的弯曲或中立的位置，但对于弦乐演奏者的左手，需要更明显的弯曲，以便与琴弦有良好的接触。

成角畸形必须根据每个手指的需要进行调整，小指 DIP 关节可以在 40° 屈曲位融合。如果涉及 PIP 关节，也将取决于演奏的乐器、演奏的方式以及音乐家能够做出的

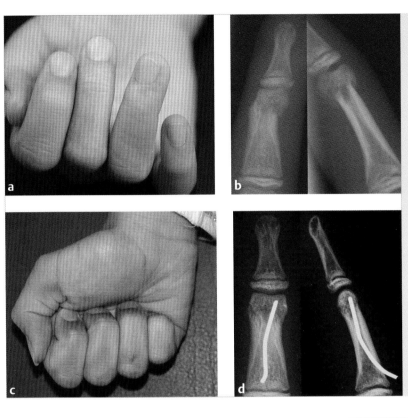

图 13.12　青年钢琴家中节指骨髁下骨折。(a) 第四指与第五指有剪刀样畸形；(b) 正位和侧位 X 线片显示髁下骨折伴移位；(c) 术后图片：活动完全到位。中节指骨背侧有基底小瘢痕；(d) 术后正位和侧位 X 线片：骨折复位，髓内针固定

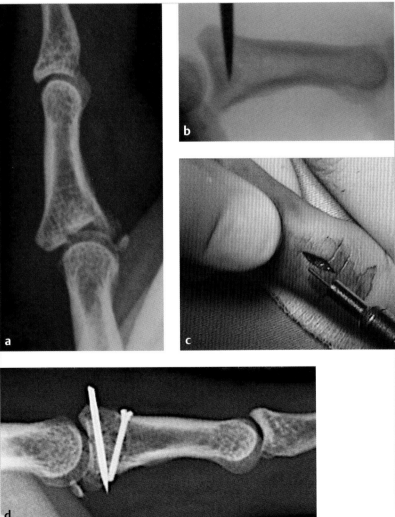

图 13.13　中节指骨基底关节内粉碎性骨折（pilon 骨折）。(a) 中节基底粉碎、凹陷骨折块；(b) 微创入路。纵向牵引骨折块，用撬拨器抬高塌陷的骨折块；(c) 经皮螺钉植入；(d) 术后侧位 X 线片：螺钉固定主要骨折块，克氏针支撑软骨下骨

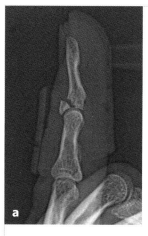
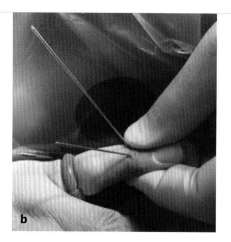
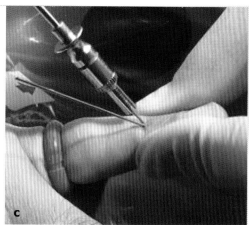
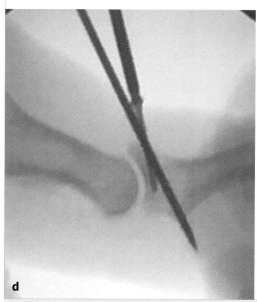
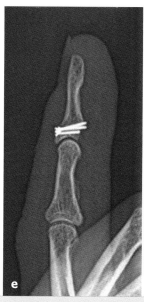

图 13.14 吉他手第五指远端指骨骨折。(a) 侧位 X 线片：大的背侧碎片；(b) 用于骨折复位和临时固定的经皮克氏针，第 2 针植入；(c) 克氏针拆除后螺钉植入；(d) 手术中 X 线引导；(e) 术后 X 线片：3 枚螺钉固定

调整。在弦乐器演奏者（左手）中，关节置换术是能给予最大活动范围的治疗选择。即便 PIP 关节融合与某些经过调整的表演方式相符合，键盘演奏者也会受益于关节置换术。对于其他音乐家，手术策略将取决于所需的动作。再次强调一些乐器基础知识的重要性或对患者进行彻底的乐器了解是很重要的。例如，在低音管演奏者中，左手环指的 PIP 关节僵硬并不是问题，因为这是这个手指的功能位置。可以在术前使用音乐家在演奏时佩戴的夹板确定融合角度，以找到最佳折中方案。

骨不连或畸形愈合需要通过截骨术、植骨和固定进行手术治疗，以恢复手部解剖结构和功能。

在腕骨病变中，毫无疑问新鲜舟状骨骨折应经皮无头螺钉固定治疗。这允许立即主动活动和弹奏乐器。另一种适合经皮无头加压螺钉固定的骨折是钩突骨折。由于舟状骨血供差，这种骨折容易发生骨不连。它也可能引起屈肌腱摩擦或断裂，例如，对于钢琴家来说，在尺侧偏时进行重复手指屈曲动作可能非常痛苦。

经皮螺钉固定有助于防止骨不连，并减轻由于屈肌腱对断裂骨突的压力所导致的疼痛。也可以在不使用任何植骨的情况下治疗钩骨骨不连。通过螺钉实现的稳定性能够允许早期活动。舟状骨骨不连可能因疼痛和僵硬而影响乐器的演奏。对于弦乐和吉他演奏者的左手来说，手腕的有限屈曲尤其受限。在年轻、不吸烟的患者中，如果没有骨吸收，简单舟状骨固定不需要植骨是可能的。如果发生骨吸收和腕骨不稳定，则需要通过植骨重建，并通过螺钉和（或）克氏针进行内固定。关节镜技术可能更加优越（见第八章）。一个年轻的业余吉他手遭受了左侧舟状骨骨不连与骨吸收，影响了他的弹奏。髂骨植骨、无头加压螺钉

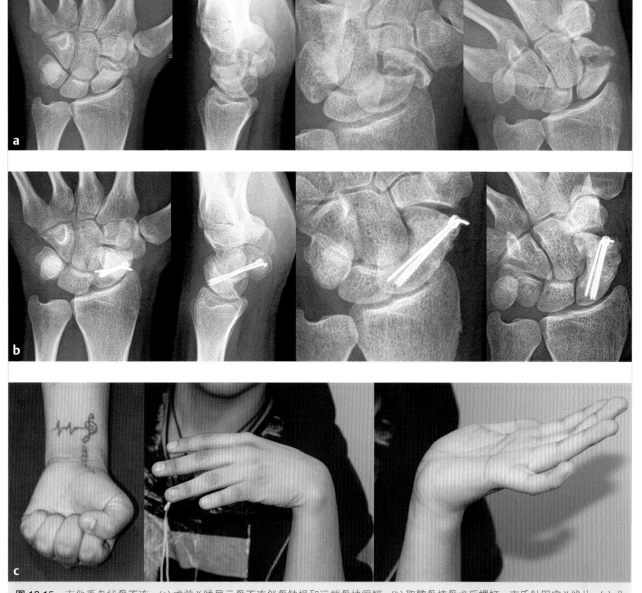

图 13.15 吉他手舟状骨不连。(a) 术前 X 线显示骨不连伴骨缺损和远端骨块很短;(b) 取髂骨植骨术后螺钉、克氏针固定 X 线片;(c) 术后效果

和克氏针重建术被用于骨重建。骨折愈合后,患者能够重新弹奏吉他,就像从前一样(图 13.15)。

四、结论

音乐家手骨折与其他人受伤的手没有太大区别。然而,他需要一种略微不同的治疗方法。在这种意义上,情绪影响不应该被低估,骨折治疗要顺应音乐家的需要。与患者交谈,向其解释可能性和可能的结果,并最好用其乐器了解其功能需求,具有极其重要的意义。他 / 她应该得到鼓励和安慰,以便有信心使治疗获得成功。即便这需要外科手术,也要尽可能恢复正常的解剖结构。解剖复位和坚强内固定允许手早期活动,以便音乐家尽快恢复演奏。

致谢:作者希望对所有同意拍下他们演奏时手的图片的音乐家们表示感谢。

五、参考文献:

[1] Crabb DJM. Hand injuries in professional musicians. A report of six cases. Hand. 1980; 12(2):200-208.

[2] Amadio PC. Surgical assessment of musicians. Hand Clin. 2003; 19(2):241 245, vi.

[3] Ochsner F. La crampe du musicien. A propos de la maladie de Robert Schumann. Rev Med Suisse. 2012; 8(323):66-69.

[4] Brofeldt H. Piano music for the left hand alone. http://www.left-hand-brofeldt.dk/index.htm. Accessed on December 27, 2017.

[5] Pillet J. Main mutilée et musique. In Tubiana R ed. Traité de chirurgie de la main. Paris: Masson; 1998:664–668.

[6] Markinson RE. Adjustment of the musical interface. In: Winspur I, Wynn Parry CB, eds. The Musician's Hand. A Clinical Guide. London: Martin Dunitz; 1998:149–159.

[7] Winspur I. Surgical management of trauma in musicians: going the extra mile. In: Winspur I, Wynn Parry CB, eds. The Musician's Hand. A Clinical Guide. London: Martin Dunitz; 1998:101–122.

[8] Parry CB. The musician's hand. Hand Clin. 2003; 19(2):211–213.

[9] Winspur I. Surgical indications, planning and technique. In: Winspur I, Wynn Parry CB, eds. The musician's hand. A clinical guide. London: Martin Dunitz; 1998:41–52.

[10] Amadio PC, Russotti GM. Evaluation and treatment of hand and wrist disorders in musicians. Hand Clin. 1990; 6(3):405–416.

[11] Rosenbaum AJ, Vanderzanden J, Morse AS, Uhl RL. Injuries complicating musical practice and performance: the hand sur-geon's approach to the musician-patient. J Hand Surg Am. 2012; 37(6):1269–1272, quiz 1272.

[12] Wikipedia. List of musical instruments. https://en.wikipedia. org/wiki/ List_of_musical_instruments. Accessed on December 27, 2017.

[13] Blum J. Examination and interface with the musician. Hand Clin. 2003; 19(2):223–230.

[14] Winspur I. Special operative considerations in musicians. Hand Clin. 2003; 19(2):247–258, vi.

[15] Schwartz DA, Peimer CA. Distal interphalangeal joint implant arthroplasty in a musician. J Hand Ther. 1998; 11(1):49–52.

[16] Sierakowski A, Zweifel C, Sirotakova M, Sauerland S, Elliot D. Joint replacement in 131 painful osteoarthritic and post-traumatic distal interphalangeal joints. J Hand Surg Eur Vol. 2012; 37(4):304–309.

第十四章　手、腕骨折的并发症及处理

Adnan Prsic, Jing Chen, Jin Bo Tang
译者：陈邵

　　摘要：手部及腕关节骨折的并发症是手部手术中难以避免的。掌骨和指骨骨折占所有手部骨折的很大比例。而不包括舟状骨在内的腕骨骨折却极为罕见，占所有手腕部骨折的比例很低。手部及腕部骨折的治疗方法有手术治疗和非手术治疗两种，两者都存在并发症的风险，这些并发症与损伤的性质和后续的治疗直接相关。常见的并发症有感染和骨髓炎、畸形愈合、骨折不愈合、骨坏死、关节僵硬、创伤后关节炎以及其他相关的并发症。掌握这些并发症的原因、治疗的适应证和主要的外科技术应该成为每个手外科医生的必备技能。

　　关键词：手骨折，掌骨，指骨，腕关节，并发症，不愈合，畸形愈合，手术矫正

一、感染 / 骨髓炎

（一）病因

　　手部闭合性骨折的感染并不常见，但开放性骨折的感染风险更高。在大型临床研究中，手指开放性损伤的感染发生率从 34% 上升到 68%。此外，软组织损伤程度、局部缺血、污染、治疗延迟以及清创不足与手部骨折的预后较差和感染增加有关。与掌骨和指骨开放性骨折中的软组织感染相比，骨髓炎——一种由骨或未经治疗的软组织感染引起的化脓性感染——通常预后较差。

（二）手术的临床判断及适应证

　　根据研究人员的经验，非化脓性开放性软组织感染（蜂窝织炎）应采用局部灌洗引流和全身抗生素治疗。对于开放性指骨和掌骨骨折的化脓性感染，如果灌洗引流充分，早期应用抗生素可降低软组织感染和骨髓炎的发生率。

　　与手部开放性骨折的化脓性软组织感染相比，骨髓炎的发病率更高。需要通过临床检查，影像学和必要的骨活检进行诊断。X 线结果显示骨髓炎表现为局部骨质减少、骨膜反应 / 增厚、骨溶解或骨皮质丧失、骨小梁结构

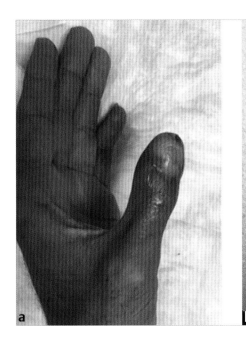
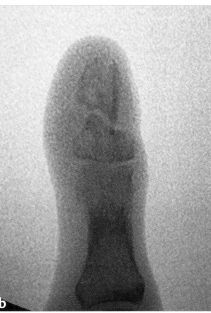

图 14.1　一名 32 岁男子，左手拇指指尖开放性损伤伴骨折。术后 8 周出现骨折部位感染，局部软组织感染。导致愈合延迟，患者口服抗生素及局部切开灌洗治疗。5 周后感染消退，骨折愈合。(a) 受感染的拇指尖；(b) 感染后 8 周延迟愈合，X 线片未见骨坏死

丧失。CT 和核医学研究也有一定诊断价值，但 MRI 在诊断中具有最高的敏感性和特异性；在不确定诊断结果的情况下首选 MRI。骨活检培养阳性可用于诊断骨髓炎。

骨髓炎的治疗需要应用 4~6 周的全身性抗生素，并且患者必须被告知治疗时间。感染导致延迟愈合或不愈合的情况是很常见的（图 14.1）。坏死骨的存在是手术切除病变骨的指征。除此之外，手术医生不应该过于倾向于移除骨组织，因为骨缺损是一个更严重的问题。错误的判断和不恰当的手术切除会导致骨缺损。

抗生素使用 1~2 个月和反复清创后仍不能治愈的严重感染，常导致手指多个关节僵硬，可考虑截肢。据报道，虽然轻度的骨髓炎可以用抗生素成功治疗，但需要注意的是，截肢率在 40% 左右。从症状开始到诊断和最终治疗的时间延迟超过 6 个月，截肢的比例将增加到 86%。这突出了对疑似骨髓炎应该得到控制的紧迫性。

（三）手术方法

骨髓炎的治疗需要抗生素和手术清创的联合应用。研究人员对骨髓炎的治疗包括监测炎症标志物，如白细胞计数、C-反应蛋白（CRP）和血沉（ESR），感染骨的冲洗和清创术，以及早期使用抗生素。足够的软组织覆盖是非常必要的。如果有较大的软组织缺损，可选择局部皮瓣覆盖。骨清创可能形成骨间隙，可用抗生素浸渍的聚甲基丙烯酸甲酯填充骨间隙，作为骨长度的间隔和骨排列，以备后续重建。一旦继发性炎症结束，感染得到充分治疗，骨缺损可用松质骨或骨皮质松质骨移植物填补，常选取的部位有远端桡骨移植，鹰嘴、胫骨平台和髂前上棘也是骨移植供区的首选选择。骨折可用适当的内固定治疗，作者更倾向于用钢板和螺钉固定松质骨。

对于任何骨折内固定，抗生素的使用和局部冲洗应都是非常重要的治疗。应在术中判断内固定物是否需要取出。如果内固定牢固，且骨折端还未达到骨性愈合，则不应拆除内固定。如果内固定物松动或骨性愈合接近完成，外科医生可以摘除内固定物。术后应采用外固定。如果感染范围较广，且为开放性伤口，应考虑使用外部固定架。

感染可能导致骨缺损。根据临床经验，如果骨缺损小于 1cm，即使不植骨，骨再生的可能性也很大。如果缺损长度为 1cm 或更长，则需要植骨。可以使用松质骨或皮质骨移植或同种异体骨移植，但慎重选择手术时机。通常情况下，经过数周的引流清创以及换药，局部组织应无感染。在测量缺损的大小和决定植骨的大小之前，应进一

步清除局部骨以确认健康的出血骨。具有骨皮质成分的髂骨是掌骨缺损的最佳移植对象。另一种方法是使用桡骨远端背侧骨，但骨质量通常不如髂骨好。因此，对于任何较大的骨缺损，应先考虑髂骨移植物，而从桡骨背侧远端取骨适用于相对较小的骨缺损。

二、畸形愈合

（一）病因

骨折畸形愈合的范围包括从轻微的非致残美学问题到严重的残疾。因为不能通过夹板、石膏或内固定来保持复位，所以指骨和掌骨骨折会导致明显的角度变化、纵向缩短、关节面的退化和旋转。有时，畸形愈合是由于没有应用适当的治疗方法，如骨折的充分复位或及时的治疗。

（二）临床判断及手术适应证

指骨畸形愈合因位置、复杂性和畸形的性质而异。位置可因手指而异，包括近端、中部或远端指骨，关节内与关节外。损伤的复杂性可分为单纯畸形愈合、开放性骨折畸形愈合、合并软组织损伤的畸形愈合、合并伸屈肌腱损伤畸形愈合。不同的治疗方法取决于上述因素，但更多地取决于畸形愈合引起的成角、旋转和缩短畸形。

指骨的成角通常是不能接受的。冠状面成角畸形角度小于 10° 通常不会导致功能丧失，但矢状面角度小于 10° 则问题较大，应在初始复位时纠正。然而，如果畸形愈合发生，必须仔细检查患者的情况，看看这种角度是否会导致功能障碍。通常情况下，冠状面成角畸形角度大于 30°，应提示需进行截骨矫正。

掌侧成角畸形愈合超过 30° 可导致手指缩短，并可能导致相对伸肌腱延长和随后在近端指间关节（PIP 关节）处的延伸滞后。这反过来又会导致 PIP 关节的固定屈曲挛缩畸形。

畸形愈合的掌骨不需要手术干预（表 14.1）。然而，对于由于粉碎性骨折、斜形骨折、成角或旋转畸形而导致掌骨短缩功能障碍的患者，应该如之前所述进行手术矫正。

在所有掌骨中，旋转角度比矢状角度更难接受（表 14.1）。从小指到食指，矢状角的容许角度减少了 5° ~10°。在所有掌骨骨折中，大约 1.0~1.5cm 的缩短畸形是可以接受的。

对于手部关节内骨折的分离呈度，目前尚无共识。然而，除了腕掌关节（CMC 关节）通常不需要治疗，任

表 14.1 掌骨骨折可接受畸形的限度

畸形	可忍受的畸形程度	体查可见	可能的并发症
成角畸形	颈部 IF 和 MF 10° ~15° RF 30° SF 50° ~70° 轴 IF 和 MF 10° RF 和 SF 20° ~30°	背侧突起	爪形手，握力不足，畸形愈合
短缩畸形	不超过 6mm	握拳时，MCP 失去突起，伸指障碍	伸指障碍，握拳无力
旋转畸形	不能忍受任何角度的旋转	指甲床排列不齐 闭拳叠指/剪指	剪刀手，握拳无力

缩写：IF：示指；MCP：掌指关节；MF：中指；RF：环指；SF：小指

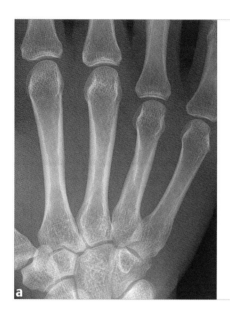
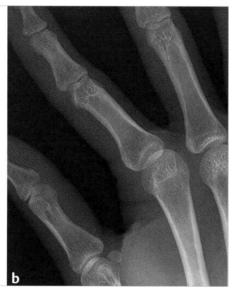

图 14.2 （a）正位片；（b）斜位片。显示第四掌骨不愈合和缩短。患者有伸肌滞后的临床症状

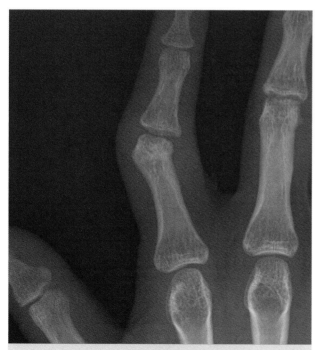

图 14.3 食指近节指骨骨不连和尺侧成角畸形的正位 X 线片

何 2mm 或以上台阶都需要矫正。关节功能障碍的患者，尤其是在关节面中部以外部位的畸形而导致的关节功能障碍，仍可以很好地发挥功能，可避免手术干预。关节炎的发展是一个缓慢的过程，如果存在间隙，外科医生需要仔细权衡患者的意愿，间隙的位置，活动水平和患者的年龄（图 14.2~ 图 14.4）。

数据和临床结果

Strauch 等对新鲜冷冻尸体进行的研究表明，对于第二掌骨和第五掌骨骨折，每缩短 2mm，最大缩短 10mm 或 7° 就会出现伸肌滞后。基于他们的研究结果，掌骨缩短 6mm 仍将提供一个可接受的活动范围，即掌指关节（MCP 关节）背伸大约 20° 以及伸肌腱的驱动，尽管存在伸肌滞后的影响。第二和第三掌骨的严重成角畸形会导致掌骨掌心位置的弱化和疼痛。第四和第五掌骨成角畸形和与之相关的缩短也会导致握力减弱。Westbrook 等研究与手术治疗相比，闭合复位治疗的第五掌骨颈和骨干骨折的

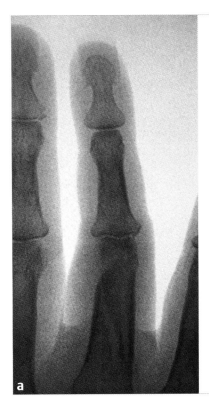
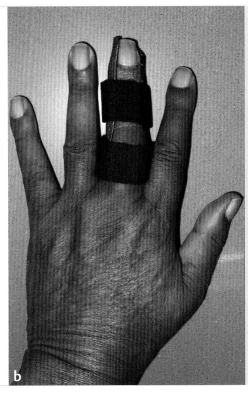

图 14.4 （a）应用外固定 5 周后的中指近端指骨骨折的 X 线片，显示了 PIP 关节处手指夹板尺侧偏移；（b）用侧夹板纠正第 5 周的尺侧偏移。第 5 周的愈合组织仍然是柔软和可纠正的，因为骨折愈合还没有成熟。愈合组织在 6~8 周后成熟，在这之后矫正畸形是比较困难或不可能的

预后。他们证实，掌骨成角畸形的严重程度并不影响非手术治疗的效果。非手术组的臂、肩、手（DASH）评分、运动性 DASH、舒适度评分明显优于手术组。另有文献报道第二掌骨和第三掌骨可耐受 0° ~10° 的成角畸形，而第四掌骨和第五掌骨可耐受 20° ~30° 的成角畸形，而没有显著的不良功能影响。

Trumble 和 Gilbert 采用原位闭合楔形截骨和背侧钢板内固定纠正单平面和多平面畸形，而且愈后无任何并发症。Del Pinal 等采用开放楔形截骨、取桡骨远端植骨，拉力螺钉、钢针或两者并用的方法治疗指骨基底骨折畸形愈合。他报道，所有患者的远端指间关节（DIP 关节）活动范围减少，但 PIP 关节的活动范围达到了功能范围。PIP 关节的慢性损伤伴关节内掌侧唇骨折，可通过切除指骨中部基底部和半关节成形术进行重建而获益。

（三）手术方法

通过开放或闭合楔形截骨来矫正指骨或掌骨轴的成角畸形。在可能的情况下，闭合楔形截骨术比开放楔形截骨术在技术上更简单。考虑到角度校正引起的长度增加，闭合楔形截骨术可获得最小的缩短。如有掌骨明显缩短和骨丢失，建议采用骨移植和劈开楔形截骨术。在这两种情况下，建议用背侧钢板固定（图 14.5）。

关节内畸形愈合较难纠正。例如，髁突骨折与台阶延伸到关节内可能会产生疼痛、旋转和成角畸形、关节僵硬和退形性关节炎。用上述掌侧截骨术、关节旁截骨术和楔形截骨术进行矫正，不足以矫正关节表面的间隙，但足以矫正对齐。相反，截骨应通过关节面及骨折线进行，并与关节面一致固定。

指骨旋转畸形应予以纠正。首选方法是在起始部位用电锯进行横向指骨截骨术，因为这允许多平面校正。固定可用克氏针固定，也可以用微型钢板固定。如有需要，也可在截骨时进行肌腱松解和滑膜切开术。另一种方法是通过掌骨基底截骨术矫正。这项技术的缺点是不允许多平面矫正，如果需要肌腱松解和滑膜切开术来移动手指，则需要单独的切口。

三、不愈合

（一）病因

开放性骨折、严重外伤、伤口感染、骨质丢失均可导致骨不连。这是骨折的严重并发症。然而，它的发生较为罕见。据报道，只有大约 1.5% 的掌骨骨折不愈合，1% 的指骨骨折不愈合。骨不连通常被描述为萎缩性和肥厚性。

（二）临床判断及手术适应证

骨折愈合的临床症状通常在 3~6 周内出现，延迟愈

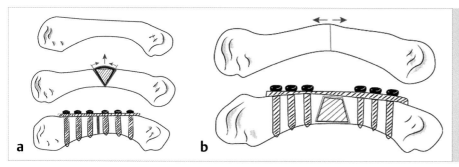

图 14.5　(a) 掌骨正常，畸形，楔形截骨，掌骨内固定牢固，对齐良好；(b) 切开楔形截骨，植骨并固定

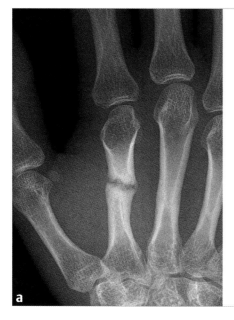
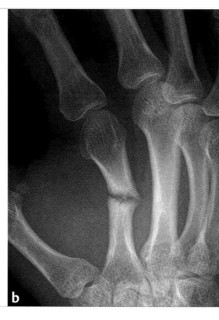

图 14.6　(a) 正位片；(b) 第二掌骨不愈合和缩短的斜位片。患者有压痛和不稳定的临床症状

合和骨不愈合多与开放性骨折伴骨丢失、软组织损伤和血供破坏有关。固定不充分，无论是由于固定时间短还是夹板或石膏固定不充分，都可能导致肥厚性骨不连。诊断应基于 X 线和临床检查，因为放射骨折线可持续长达 1 年（图 14.6）。虽然更先进的模式如 CT 检查和 MRI 已被用作辅助手段，但仍缺乏高质量的研究来鼓励常规使用这类检查。骨不连的临床症状，如压痛和不稳定，应被视为诊断的一部分。Jupiter 和他的同事根据最初受伤后 4 个月愈合的影像学证据对骨不连进行了定义。在他们的研究中，大多数骨不连的克氏针固定不充分或不正确。治疗应包括用钢板或拉力螺钉固定。在开放性骨折和软组织损伤导致的骨丢失的情况下，可能会发生萎缩性骨不连。

（三）外科治疗

关节活动度好、无关节僵硬、无软组织缺损或慢性感染、感觉神经支配充分的骨不连适合植骨和骨延长。对于手指僵硬，特别是关节不活动、动员治疗（手术或非手术）无效的患者，截肢应被强烈考虑作为一种选择。

骨不连部位需要广泛彻底的清创，直到骨折端出现新鲜出血。例如，由骨髓炎引起的骨不连可能需要广泛的清创，但这可能导致较大的骨间隙。如果间隙产生不可接受的缩短，则提示需行骨移植。自体骨移植是手部植骨的标准。供区有几种选择，最常见的有桡骨远端、胫骨平台、髂前上棘等。尽管经常使用，但应用髂前上棘移植物的并发症发生率很高，有 10%~39% 的患者出现轻微并发症，如表面血肿，1.8%~14.3% 的患者出现严重并发症，如持续性疼痛、血管损伤、神经损伤等。

对于关节内和关节周围伴有严重关节僵硬的骨折，关节融合术可以作为一种替代方法。关节表面和邻近的骨不连应彻底清除，使之成为健康的骨。如果仍有较大的骨缺损，应进行骨移植，并在关节和骨不连部位进行内固定，以促进愈合形成稳定的骨结构。指骨和掌骨骨不连常伴有肌腱粘连，因此建议同时进行肌腱松解和滑膜切开术。首选的固定方法是用一个侧面或背面的钢板固定。

四、骨坏死

（一）病因

指骨和掌骨坏死是一种罕见的情况，但由于血管解剖的原因，腕关节骨如舟状骨和钩骨更容易坏死。舟状骨的血液供应来自桡动脉的分支，通过舟状骨背脊从远端进入，供应舟状骨的远端至近端。因此，近端在骨折和随后的缺血性坏死（AVN）后发生骨不连的风险最高（见第二十七章）。舟状骨腰部骨折导致的不愈合虽然不常发生，但同样是舟状骨腰部骨折不愈合的原因。同样的，钩骨也容易坏死。有3个血管蒂灌注钩骨，其中一组来自尺动脉的小营养动脉供应钩骨钩。这种解剖结构是可变的，在79%的人中，营养血管从顶端进入，如果在骨折破坏营养血管，其余的部位将面临缺血性坏死的风险。与舟状骨不同，钩骨钩可切除，且腕关节功能保持良好。

（二）临床判断及手术适应证

舟状骨损伤患者表现为桡侧腕关节疼痛。检查舟状骨的近端、远端和腰部很重要。影像辅助检查可选用X线片、CT和MRI。X线片显示骨坏死伴近端硬化。CT检查显示慢性损伤的吸收性表现，如硬化和塌陷。许多人主张使用MRI作为最终的诊断方式。然而，标准的MRI已经被证明只有68%的准确性，而钆增强MRI将其提高到83%，但仍然留有误差空间。除了影像学检查外，术中检查和点状出血也是评估舟状骨近端血管分布的标准。

（三）外科治疗

带血管蒂的骨移植是治疗舟状骨缺血性坏死的最佳方法。在手术时近端无点状出血的情况下，采用无血管蒂骨移植（如Matti-Russe入路）的介入治疗具有较高的失败率。报道显示，带血管的骨移植可成功达到88%的愈合率，而不带血管蒂的骨转移舟状骨不连则只达到47%的愈合率。游离或带蒂的血管化骨移植（VBG）已被用于治疗舟状骨近端的骨缺血性坏死（AVN）。1，2-跨室间隔上动脉（ICSRA）是桡骨远端血管化骨移植的血管蒂（VBG），且已成功应用于舟状骨骨不连，尤其是近端骨缺血性坏死。另一种选择是股骨内侧髁（MFC）游离VBG，它是基于膝降动脉的关节支。两者在治疗舟状骨AVN方面都有良好的先例。在这两种情况下，有必要对坏死的舟状骨进行适当的清创。植骨后用无头螺钉固定，以实现对移植物的刚性固定。舟状骨骨不连合并舟状骨AVN所导致的晚期塌陷，可采用耐受性良好的抢救手术，如近端行

椎体切除、四角融合、腕部关节融合术等。研究人员认为，将带血管蒂的骨移植到小骨，特别是那些有软骨表面的小骨，对于软骨下血管供应和防止关节表面的退化是至关重要的。

（四）临床预后

以1，2-ICSRA为蒂的VBG在舟状骨不连和近端AVN患者中达到了93%~100%的愈合率。Jones和他的同事报道了一系列舟状骨不连合并动静脉畸形的病例，使用游离血管化的MFC骨移植，并在平均13周内达到100%愈合。对比MFC血管移植和1，2-ICSRA治疗舟状骨骨折不愈合以及相关的近端AVN和腕骨塌陷或驼背畸形表明，用MFC治疗能够实现100%获益，而1，2-ICSRA只能使40%的患者受益。虽然缺乏长期的随访，但这两种方法都显示有治疗舟状骨AVN的希望。

五、关节内骨折的并发症：骨关节炎和韧带僵硬

（一）病因

掌骨和指骨的关节内骨折有可能是毁灭性的打击，对手指活动有长期的影响。特别是粉碎性关节内骨折，是最难治疗的。这些损伤通常伴有软组织损伤、伸肌腱损伤、副韧带损伤和小关节碎片的血供破坏。早期并发症包括骨折愈合时因固定而导致的僵硬、固定时伸肌腱粘连以及难以修复的罕见的关节不协调。侧副韧带挛缩和关节囊挛缩也是由固定和软组织损伤引起的重要问题。

（二）指骨的关节内骨折

关节内骨折经常影响髁突，是导致PIP关节僵硬的最常见原因之一。尽管在复位、固定和恢复关节一致性方面做出了最大努力，创伤后关节炎和退行性关节炎仍是常见的。

正确诊断骨折类型、移位和复位至关重要。单髁骨折本质上是不稳定的，不建议采用非手术治疗，因为效果不佳，而且相关的固定时间长，易导致僵硬。使用拉力螺钉固定是首选的，因为它允许早期活动和减少僵硬。另外，也可以使用克氏针固定。可以用小髁背板固定双髁骨折，但也有些人认为这不是一个有效的选择。研究表明，对于有严重软组织损伤和开放性骨折的骨折，考虑到并发症的高风险，只能在特定情况下使用钢板。钢板引起伸肌腱粘连和干扰肌腱功能的风险应始终受到关注。对于指骨

骨折，已经很多年没有使用钢板了。动力牵引是修复关节面一致性的另一种选择，研究人员强烈推荐。这种方法是有效并简单的。无论采用何种方法，PIP 关节损伤的风险始终存在；后续的康复应该有计划地去除僵硬。关节内骨折即使在骨折愈合后也有发生骨关节炎的风险。

从功能的角度来看，DIP 关节的僵硬或挛缩并不重要，只要关节能够很好地对齐并且没有疼痛感即可。通过康复恢复足够的功能可能较为困难，因此研究人员更喜欢在理想的位置行关节融合术，这可能有助于功能的改善和疼痛的缓解。一旦疼痛严重的 DIP 关节炎恶化，DIP 关节融合是十分必要的。

（三）掌指关节炎

第一掌指关节（CMC）的损伤通常是由于 Bennett 骨折。关节面光滑的复位是治疗的目的。通常经皮固定是必要的，在 X 线定位下，一根克氏针穿过第一掌骨基底外侧的梯形，另一根克氏针从第一掌骨柄穿到第二掌骨，拇指被拉和旋向以实现关节复位。移位的第一掌骨在没有固定的情况下很难稳定复位。光滑的第一掌骨关节面非常重要；否则，易发生关节炎，导致拇指功能受损。

与第一 CMC 关节骨折不同的是，第五 CMC 关节的骨折或骨折错位并不会导致明显的大位移，值得注意的是，关节表面的光滑复位并不是一个重要的考虑因素。闭合复位加石膏夹板固定常用于稳定复位的 CMC 关节错位或骨折错位。如果复位不稳定，则使用经皮克氏针固定来帮助复位。第五 CMC 关节关节炎是没有风险的。关节面不需要完全复位。第五掌骨基底关节内骨折与 Bennett 骨折（第一 CMC 关节内骨折）有很大不同，治疗的目的不是恢复关节表面的完整光滑，而是使关节稳定。一旦达到复位，几乎所有这些骨折都可以用石膏固定或经皮克氏针固定住，持续 4~6 周。也可见第二、第三、第四 CMC 关节的骨折，也不需要恢复关节表面的光滑。通常石膏或夹板固定足以治疗这些骨折。骨关节炎的发展不是治疗的关注点。

六、总结临床要点，以帮助预防并发症

• 手部及腕关节骨折的并发症是不可避免的；然而，它们是骨折损伤、骨折治疗、治疗延误、缺乏治疗的直接结果

• 避免感染可以通过早期彻底冲洗、清除坏死组织以及细致的组织处理

• 细致的组织处理，有助于降低骨不连发生率，避免骨折碎片血供的破坏

• 早期的随访有助于发现不充分的固定

• 长期随访有助于发现骨不连的早期症状，如疼痛和不稳定，此外还有助于发现关节僵硬

七、临床判断和手术治疗的特殊要点

在小儿患者中，X 线上可能不伴有骨折端致密的愈合组织，这可能会导致骨折延迟愈合的假象。小儿闭合性骨折的延迟愈合和不愈合非常罕见。所以治疗小儿骨折的延迟愈合或不愈合，手术医生不应急于进行外科干预。如果有任何顾虑，应该稍微延长外固定时间来允许其钙化，在拆除石膏或夹板之前没有必要等待看到"显著的"骨折愈合的迹象

• 对于骨折部位感染的伤口，在手术冲洗期间不要急于取出内固定物。如果没有内固定，通常会发生手指或手的畸形。必须进行彻底的冲洗和引流，但取出内固定物（如克氏针）则不太必要

• 应重视局部使用抗生素和抗菌溶液。使用碘溶液（浸泡 5~10min）和每日换药是减少指尖感染细菌的一项非常有用的技术

• 当并发症不能保守治疗，需要手术治疗时，应慎重计划手术。感染病例需要分阶段的手术干预，但对于畸形愈合的患者，应在评估多向畸形的基础上规划一期手术

• PIP 关节内骨折是最难治疗的关节内骨折，也是并发症发生率最高的关节内骨折。动态牵引可以非常有效地减少早期并发症以及恢复一个相对光滑的关节表面。如果关节僵硬，可能需要考虑以后的手术选择，如关节置换。关节骨折的治疗和关节置换术在本章都没有讨论，可以在本书的其他相关章节（见第十八章）中找到

八、参考文献：

[1] Chow SP, Pun WK, So YC, et al. A prospective study of 245 open digital fractures of the hand. J Hand Surg [Br]. 1991; 16(2):137–140.

[2] McLain RF, Steyers C, Stoddard M. Infections in open fractures of the hand. J Hand Surg Am. 1991; 16(1):108–112.

[3] Swanson TV, Szabo RM, Anderson DD. Open hand fractures: prognosis and classification. J Hand Surg Am. 1991; 16(1):101–107.

[4] Kollitz KM, Hammert WC, Vedder NB, Huang JI. Metacarpal fractures: treatment and complications. Hand (NY). 2014; 9(1):16–23.

[5] Reilly KE, Linz JC, Stern PJ, Giza E, Wyrick JD. Osteomyelitis of the tubular bones of the hand. J Hand Surg Am. 1997; 22(4):644–649.

[6] Wolfe SW, Hotchkiss RN, Pederson WC, Kozin SH, Cohen MS. Green's

Operative Hand Surgery. 7th ed. Philadelphia, PA: Elsevier; 2017.

[7] Vahey JW, Wegner DA, Hastings H, III. Effect of proximal phalangeal fracture deformity on extensor tendon function. J Hand Surg Am. 1998; 23(4):673–681.

[8] Strauch RJ, Rosenwasser MP, Lunt JG. Metacarpal shaft fractures: the effect of shortening on the extensor tendon mechanism. J Hand Surg Am. 1998; 23(3):519–523.

[9] van der Lei B, de Jonge J, Robinson PH, Klasen HJ. Correction osteotomies of phalanges and metacarpals for rotational and angular malunion: a long-term follow-up and a review of the literature. J Trauma. 1993; 35(6):902–908.

[10] Ali A, Hamman J, Mass DP. The biomechanical effects of angulated boxer's fractures. J Hand Surg Am. 1999; 24(4):835–844.

[11] Freeland AE, Jabaley ME, Hughes JL. Stable Fixation of the Hand and Wrist. New York, NY: Springer-Verlag; 1986.

[12] Westbrook AP, Davis TR, Armstrong D, Burke FD. The clinical significance of malunion of fractures of the neck and shaft of the little finger metacarpal. J Hand Surg Eur Vol. 2008; 33(6):732–739.

[13] Balaram AK, Bednar MS. Complications after the fractures of metacarpal and phalanges. Hand Clin. 2010; 26(2):169–177.

[14] Trumble T, Gilbert M. In situ osteotomy for extra-articular malunion of the proximal phalanx. J Hand Surg Am. 1998; 23(5):821–826.

[15] Del Piñal F, García-Bernal FJ, Delgado J, Sanmartín M, Regalado J. Results of osteotomy, open reduction, and internal fixation for late-presenting malunited intra-articular fractures of the base of the middle phalanx. J Hand Surg Am. 2005; 30(5):1039. e1– 1039.e14.

[16] Calfee RP, Kiefhaber TR, Sommerkamp TG, Stern PJ. Hemi-hamate arthroplasty provides functional reconstruction of acute and chronic proximal interphalangeal fracture-dislocations. J Hand Surg Am. 2009; 34(7):1232–1241.

[17] Jupiter JB, Koniuch MP, Smith RJ. The management of delayed union and nonunion of the metacarpals and phalanges. J Hand Surg Am. 1985; 10(4):457–466.

[18] Zura R, Xiong Z, Einhorn T, et al. Epidemiology of fracture nonunion in 18 human bones. JAMA Surg. 2016; 151(11):e162775.

[19] Myeroff C, Archdeacon M. Autogenous bone graft: donor sites and techniques. J Bone Joint Surg Am. 2011; 93(23):2227–2236.

[20] Devers BN, Douglas KC, Naik RD, Lee DH, Watson JT, Weikert DR. Outcomes of hook of hamate fracture excision in high-level amateur athletes. J Hand Surg Am. 2013; 38(1):72–76.

[21] Smith P, III, Wright TW, Wallace PF, Dell PC. Excision of the hook of the hamate: a retrospective survey and review of the literature. J Hand Surg Am. 1988; 13(4):612–615.

[22] Cerezal L, Abascal F, Canga A, García-Valtuille R, Bustamante M, del Piñal F. Usefulness of gadolinium-enhanced MR imaging in the evaluation of the vascularity of scaphoid nonunions. AJR Am J Roentgenol. 2000; 174(1):141–149.

[23] Green DP. The effect of avascular necrosis on Russe bone grafting for scaphoid nonunion. J Hand Surg Am. 1985; 10(5):597–605.

[24] Merrell GA, Wolfe SW, Slade JF, III. Treatment of scaphoid nonunions: quantitative meta-analysis of the literature. J Hand Surg Am. 2002; 27(4):685–691.

[25] Deng AD, Innocenti M, Arora R, Gabl M, Tang JB. Vascularized small-bone transfers for fracture nonunion and bony defects. Clin Plast Surg. 2017; 44(2):267–285.

[26] Henry M. Collapsed scaphoid non-union with dorsal intercalated segment instability and avascular necrosis treated by vascularised wedge-shaped bone graft and fixation. J Hand Surg Eur Vol. 2007; 32(2):148–154.

[27] Waitayawinyu T, McCallister WV, Katolik LI, Schlenker JD, Trumble TE. Outcome after vascularized bone grafting of scaphoid nonunions with avascular necrosis. J Hand Surg Am. 2009; 34(3):387–394.

[28] Jones DB, Jr, Moran SL, Bishop AT, Shin AY. Free-vascularized medial femoral condyle bone transfer in the treatment of scaphoid nonunions. Plast Reconstr Surg. 2010; 125(4):1176–1184.

[29] Jones DB, Jr, Bürger H, Bishop AT, Shin AY. Treatment of scaphoid waist nonunions with an avascular proximal pole and carpal collapse. A comparison of two vascularized bone grafts. J Bone Joint Surg Am. 2008; 90(12):2616–2625.

[30] Xing SG, Tang JB. Surgical treatment, hardware removal, and the wide-awake approach for metacarpal fractures. Clin Plast Surg. 2014; 41(3):463–480.

第十五章　手部和手指骨折的康复治疗

Jürgen Mack
译者：何凌锋，李基民

摘要：手部康复，就像手部手术一样，已经发展成为物理治疗的一个独立学科。为了成功地治疗，必须考虑到可能出现的问题，以便能够采取适当的措施。只有专门从事手部康复治疗，才能成为这方面有经验的专家。在腕、掌骨和手指骨折的康复治疗中，详细的评估是非常重要的。这也是治疗的基础，以便选用适当的治疗方法。为了得到好的结果，一旦外科医生允许开始治疗，治疗就应该马上开始。康复治疗师的下一步是选用正确的技术，这取决于骨折的位置和分类。手腕、掌骨和手指可以采用不同的康复技术。此外，这也取决于患者能做什么。同时应该有定期的评估来获得进展的反馈。成功治疗的一个重要的关键点就是患者要经常了解治疗情况，并有家庭任务。康复治疗师必须向患者详细解释这些练习，并定期监测其进展情况。如果严格遵循这些步骤，就能取得良好的效果。

关键词：评估，技术，手腕、掌骨、手指骨折的治疗，家庭练习，问题解决

一、手部和腕部骨折康复的问题

手部康复存在以下几个具体问题：

- 治疗开始得太晚会导致手指和手腕僵硬
- 休息太久也会导致手指和手腕僵硬
- 固定在错误的位置也会导致僵硬。通常患者倾向于保持手指弯曲，这样他们的疼痛就会少一些。但只有正位才能避免挛缩
  - 骨折愈合不当（骨不愈合或畸形愈合）
  - 在握拳时，避免手指的旋转变形
  - 持续肿胀
  - 患者运动不足（依从性差）
  - 复杂区域疼痛综合征（CRPS）的开始

二、患者治疗前评估

治疗前需要对患者进行广泛的评估。包括以下来自患者和医生的信息：

- 评估日期
- 创伤或手术日期
- 给手拍照，定位问题所在：手腕、掌骨、手指和左手或右手
- 创伤机制描述：创伤发生的方式和地点（工作时、运动时、家中）

- 骨折类型：横形、斜形、粉碎性，累及的关节
- 患者年龄
- 如果是惯用手，那么治疗对于决定患者何时可以重返工作岗位或继续运动具有重要意义
- 专业，能够有针对性地决定什么时候可以恢复工作
- 爱好，这样患者就可以在他喜欢的活动中使用他的手指
- 吸烟者或非吸烟者
- 疼痛分类、质量和准确的位置，这样就可以确定是区域疼痛综合征还是外围疼痛
- 外科医生的指导，治疗指南
- 患者是否佩戴夹板，医生是否正确指导他如何佩戴夹板
- X线片，尤其是患者做过手术的时候。必须查看金属线和螺钉的位置（手指和掌骨，靠近关节）或手腕骨折处的钢板

（一）测量的工具

对于角度的测量，用手指测角仪行零测法（图15.1）。另一种方法是定期拍摄照片形成参照文档（图15.2）。

（二）测量手的跨度、距离和不完全闭合的拳头

在大拇指处，通过测量拇指尖到第二个手指的指尖（图15.3）之间的距离来测量第一次跨度。对于手掌长度

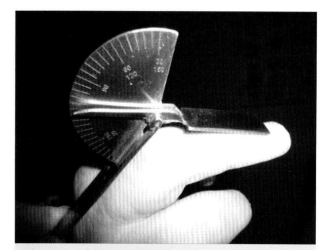

图 15.1　零测法

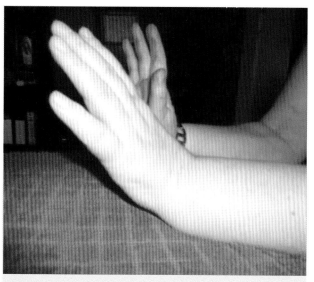

图 15.2　两边拍照比较

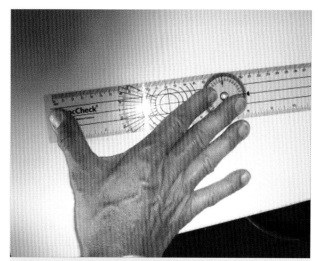

图 15.3　拇指到示指的距离

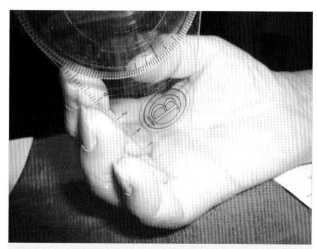

图 15.4　测量指尖到手掌远端弯曲折痕的距离

的评估，拇指指尖和第五指之间的距离是在手指尽可能伸展的时候测量的。

测量指尖到手掌远端弯曲折痕的距离（图 15.4）。

（三）神经系统评估

对于神经系统症状，可用两点鉴别器测量神经支配密度（图 15.5）；不同压力强度的单丝可以用来测量灵敏度（图 15.6），使用 Tinel 氏征来测试神经再生的进程（图15.7）。

（四）周长和体积

在急性期，用卷尺测量周长（图 15.8）。切口愈合后，可使用比重计（图 15.9）。

（五）用 Jamar 握力计测力

为了测量手的力，使用 Jamar 握力计（图 15.10）。

三、康复技术

（一）手法治疗

手部疗法的一个重要部分是用手部疗法进行手部动员。通过这种治疗，能够改善参与运动肢体的功能。如图15.13 所示：前臂向腕骨远端进行按摩。如图 15.14 所示，从第二掌骨头掌背侧向近侧指骨远端进行按摩。

为了能够配合手法治疗，必须知道骨折的确切位置和分类。因此 X 线片是非常重要的（图 15.11）。

手指或手腕的固定取决于骨折的位置（图 15.12）。

为了准确定位，需要一个模具和良好的体位。

对于治疗，患肢（指）需要一个稳定的位置和准确的抓握技术（图 15.13，图 15.14）。

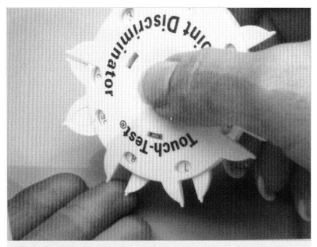

图 15.5 静态或动态两点鉴别器

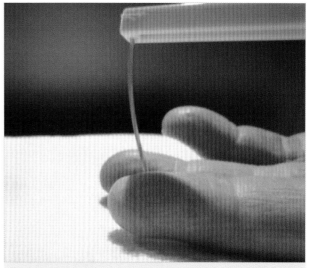

图 15.6 单丝检测

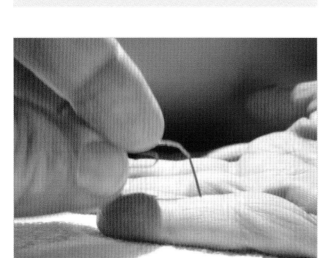

图 15.7 Tinel 氏征

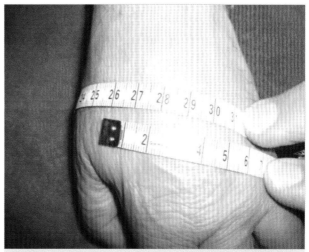

图 15.8 周长测量

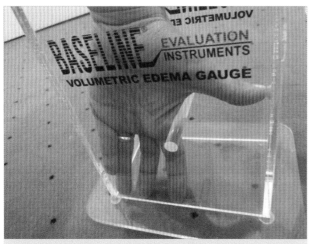

图 15.9 使用测量工具测量

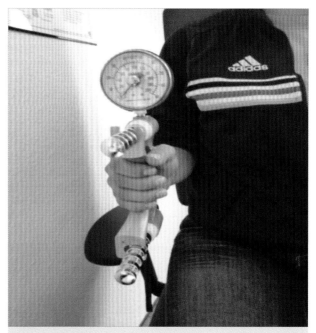

图 15.10 使用握力计

143

（二）拉伸训练

对于这种方法，需要使用宽弹性橡皮筋。把手指从远端包裹到近端，必须把它包得很紧。一旦包好，就开始活动关节（图 15.15），这会对组织产生压力，并有助于解决粘连和非生理性粘连的问题。

手指将被包裹 2min（图 15.16）。在此期间，手指在弯曲和伸展中反复移动。

另一个作用是增加淋巴流量增加和软化瘢痕组织。

使用拉伸的一个很好的作用是改善手指活动。目前还没有科学证据，但实践经验表明，这种方法是有效的。

（三）淋巴引流

这项技术的目的是减少水肿，同时间接地提高活动范围。减少手和手指的肿胀十分必要。为了了解效果，可以用比重计测量患指或测量患指周长，务必在同一时间点进行测量，尤其是在骨折后的第 1 天和 2~3 周内。淋巴引流是非常重要的。为了成功治疗，必须注意在手背上的淋巴结（图 15.17），故治疗是从手掌开始到手背。

对于自我康复，必须非常准确地向患者解释要做什么。

另一种选择是用运动胶带贴淋巴管。这种方法可以持续几天，并能显著减轻肿胀（图 15.18）。手指压缩套管与硅胶衬里是一个很好的选择，以减少手指水肿。必须注意不要 24h 佩戴它，因为可能会对皮肤造成伤害（图 15.19）。

（四）镜像治疗

镜像疗法必须尽快开始，这样患者就可以保持他的思维活动。

患手在镜子后面，患者用健手在镜子里练习和观看练习。这给患者一种患手在活动的错觉。

一开始，受伤的手没有任何动作。经过几次治疗后，

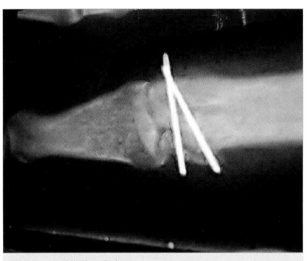

图 15.11 手指的 X 线片

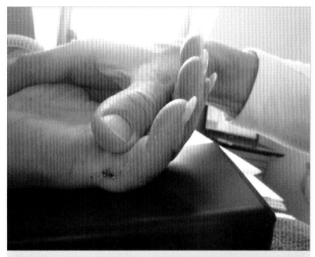

图 15.12 手部运动的固定

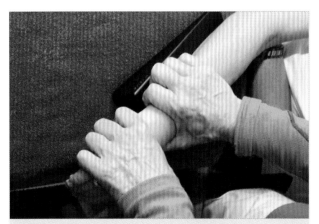

图 15.13 滑动背侧和掌侧

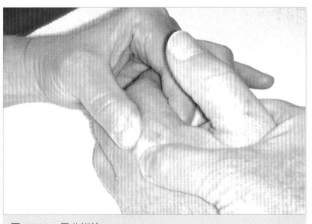

图 15.14 屈曲训练

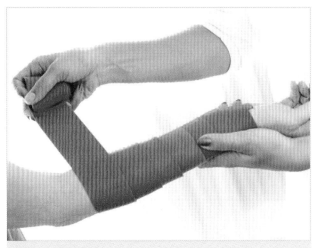

图 15.5　缠绕前臂

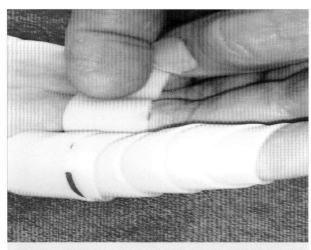

图 15.16　缠绕手指

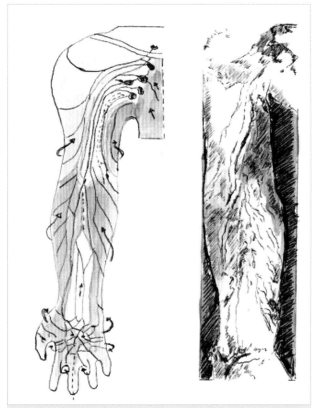

图 15.17　消肿方向

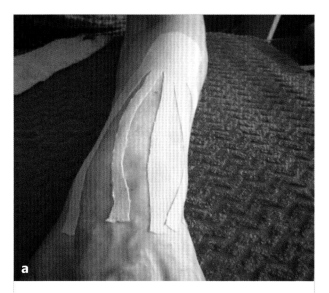

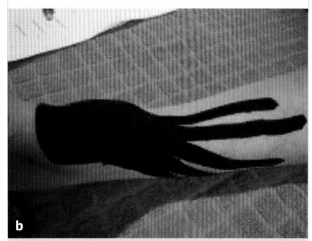

图 15.18　淋巴带

患者开始使用患手，训练做与健手相同的动作（图 15.20，图 15.21）。

　　在移动健手时，患者必须时刻注视镜子，这一点非常重要。

四、伸展和牵引

（一）带延长套的延长疗法

　　为了改善动作，可采用这个伸展训练器，间歇性或者持续性地牵引。牵引拉伸韧带，使关节更加柔软。

　　患者可以自己完成，也可以由治疗师帮助完成（图 15.22）。

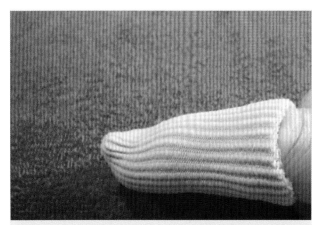

图 15.19　硅胶制的手指套

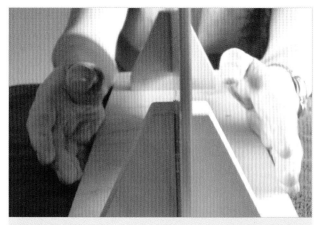

图 15.20　镜像治疗

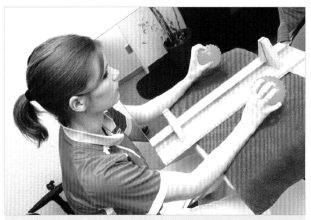

图 15.21　镜像治疗实例

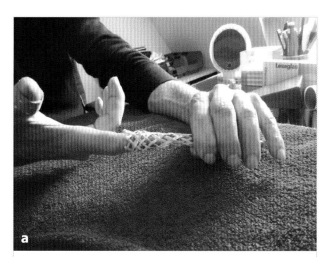

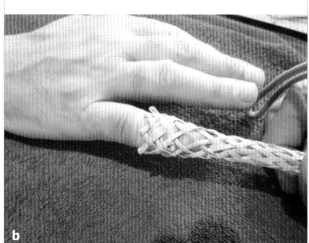

图 15.22　指套训练

（二）敏感性训练

当患者有过敏性瘢痕时，需要进行敏感性训练。这需要用一些培训材料完成（图 15.23）。

患者首先触摸敏感区域，感觉质地舒适。随着阈值的降低，患者使用的材料越来越粗糙（图 15.24）。

（三）瘢痕治疗

腕部和手指的筋膜环如图 15.25 和图 15.26 所示。筋膜环在瘢痕处来回推动。这有助于得到明显的更好的血液循环，并通过手动刺激皮肤层溶解，这个动作一天要做几次。

有瘢痕的患者会面临某些问题，如导致极大地削弱运动。在这种情况下，可以使用拔罐玻璃杯。瘢痕拔罐替代治疗如图 15.27 所示。

按摩治疗也可用于此。对于这种瘢痕需要硅石膏固定（图 15.28），患者必须尽可能多地戴它。

（四）夹板

有不同种类的夹板。用于提高活动性的静态夹板如图 15.29~ 图 15.32 所示。

准确地向患者解释如何戴夹板是非常重要的。必须包括以下内容：

- 如何携带
- 是否存在压力点

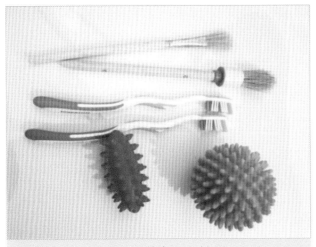

图 15.23　可以用来训练敏感性的工具示例

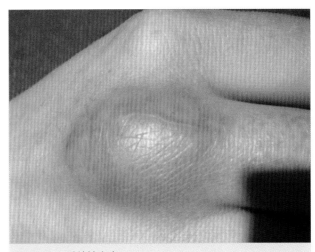

图 15.24　过敏性瘢痕

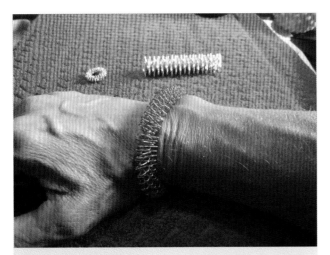

图 15.25　手腕的筋膜环

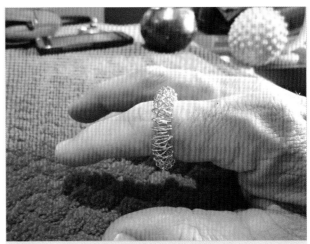

图 15.26　手指的筋膜环

- 观察手或手指是否肿胀
- 建议或不建议移动夹板清洁手部
- 理想情况下，夹板能记录所有信息

（五）家庭练习

家庭练习对手指和手腕非常重要。必须给患者准确地解释和展示，包括患者重复锻炼的频率（每天和每周）以及具体要做什么。此外，康复治疗师必须定期监测。

举例：

患者得到了精确的指导，并且能够控制训练（图15.33）。用图片或精确地给出计划。

练习：硬币计数器。

频率：患者必须执行此练习，每天 3 次。每节课应包括 3 次，每次重复 10 次，两次之间休息 30s。

强化：拇指前后活动。

频率：患者必须每天进行 3 次此练习。每节课应包

括 3 次，每次重复 10 次，两次之间休息 30s。

锻炼日子

17 天

每天锻炼 3 次（以下时间仅供参考）：

第 1 天	上午 □	中午 □	晚上 □
第 2 天	上午 □	中午 □	晚上 □
第 3 天	上午 □	中午 □	晚上 □
第 4 天	上午 □	中午 □	晚上 □
第 5 天	上午 □	中午 □	晚上 □
第 6 天	上午 □	中午 □	晚上 □
第 7 天	上午 □	中午 □	晚上 □

（六）腕关节康复

必须区分是否应该进行保守治疗还是术后治疗。这通常涉及桡骨远端骨折和腕舟状骨骨折，腕舟状骨骨折是最常见的位置。

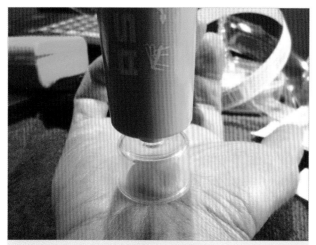

图 15.27　拔火罐治疗瘢痕

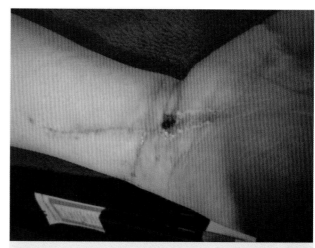

图 15.28　腕部瘢痕

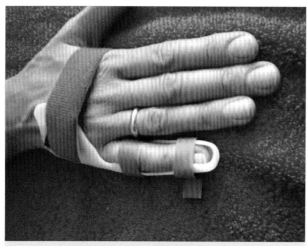

图 15.29　静态背伸夹板

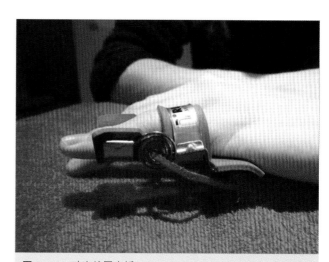

图 15.30　动态扩展夹板

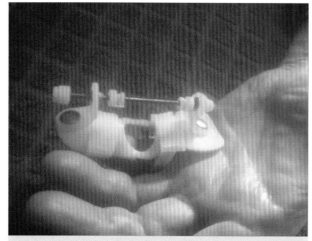

图 15.31　夹板逐渐增加屈曲

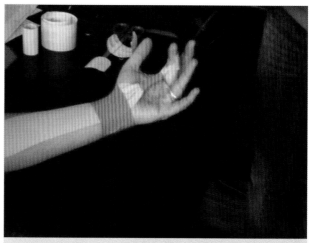

图 15.32　用胶带矫正弯曲

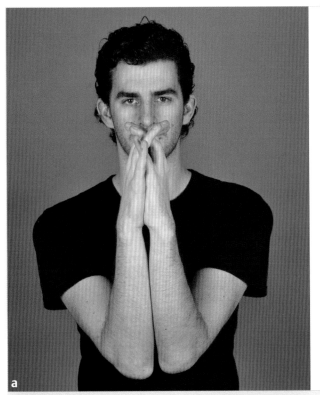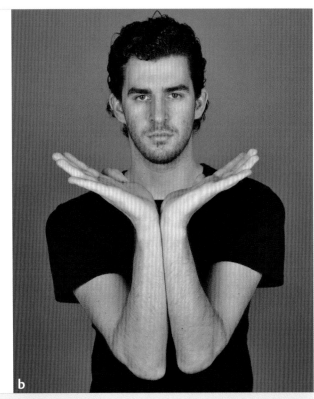

图 15.33　(a)屈曲；(b)扩展

在保守治疗中，如果患者佩戴石膏，必须确保：

• 手臂和手在石膏中的位置正确

• 指导患者进行手指运动训练

• 石膏合适，且不宜太紧

在治疗上，可以从淋巴引流和手指活动开始。此外，必须控制家庭练习。从第5~第6周，在外科医生的同意下，可以从主动运动和适应性手法治疗开始。

从第7~第8周，开始对靠近手术骨的关节进行手法治疗，以提高运动范围。

此外，鼓励患者用手进行日常生活活动，这始终是最好的治疗方法（例如，演奏乐器、洗碗）。

在第12周，达到完全运动并开始重量训练。

（七）操作

在行稳定钢板接骨术后，可尽快开始改善活动性。为此，应向患者提供家庭计划指导。同时也要注意保持手指的灵活性。到第12周，患者可以恢复以前的运动水平。

（八）问题

可能出现的一些问题包括：肿胀、CRPS、过敏性瘢痕、夹板太紧（图15.34~图15.37）。

（九）掌骨骨折的康复治疗

需要知道骨折的位置。在掌骨颈骨折中，必须小心地移动以避免二次移位。

第4~第6周，淋巴引流是必要的，以减少手的肿胀和治疗瘢痕，减少粘连。手指的功能训练能使手指获得更好的活动范围。

从第6周开始，可以继续加强手指运动的训练（揉捏球，抓捏玉米）（图15.38，图15.39）。

患者必须接受指导训练和了解如何使用手直到第6周。

如图15.40和图15.41所示，这不一定能得到好的效果。1年后，一名年轻患者无法达到MCP4的完全伸展和屈曲。另一个患者在手术和内固定拆除后活动并没有得到明显的改善。

（十）指骨骨折的康复治疗

在大多数情况下，手术治疗是用钢板、克氏针或赫伯特螺钉。

关于手部治疗，必须知道骨折的位置（图15.42）。对于此问题，查看X线片是非常有帮助的（图15.43）。X

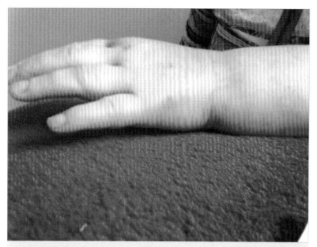

图 15.34　持续肿胀和疑似 CRPS

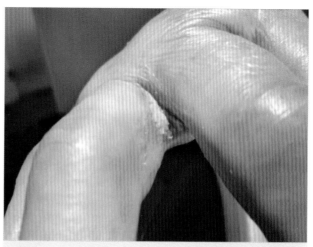

图 15.35　敏感瘢痕

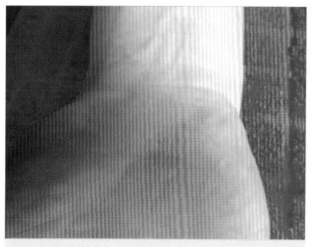

图 15.36　过敏性瘢痕

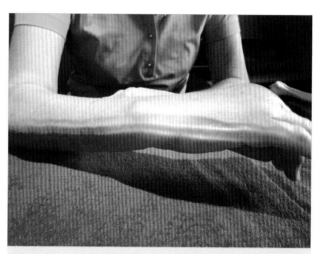

图 15.37　塑形过紧后的痕迹

线片显示可以在哪里固定，关节可以在哪里移动，必须非常精确地做到这一点。

为了防止肌腱粘连，防止功能丧失，需要主动运动。如果骨折离关节很近，建议运动时要小心。

所有没有受伤的关节（以及手腕和掌骨）都必须活动以避免挛缩。

必须告诉患者他需要接受什么培训，主动和被动练习都是必要的。

另一个要点是瘢痕治疗，特别是背侧的瘢痕。必须尽快治疗以避免粘连和挛缩（图 15.44）。通常患者每周至少需要进行 3 次手部治疗（图 15.45）。

患者经常在第五指近节指骨骨折后面临问题。通常情况下，由于伸肌腱粘连，手指不可能达到完全伸展，如

图 15.46 和图 15.47 所示。

手部治疗必须尽快开始。但是，在开始治疗之前，必须进行详细的评估。需要 X 线片和外科医生的医疗报告。

治疗从淋巴引流开始，所有不需要固定的关节必须参与主动和被动治疗，以防止挛缩。

治疗师需要知道达到最佳效果所需的治疗频率。患者必须进行家庭锻炼，且必须得到详细解释和不间断的活动控制。治疗必须适应愈合过程以及所使用的技术。如果患者戴着夹板，必须控制夹板的正确佩戴。

应严格遵循这些治疗过程，以达到手部治疗的目的，即帮助患者在日常生活中重新充分使用手部。

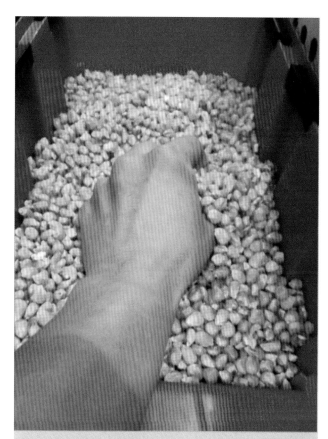

图 15.38　用抓捏玉米训练手指

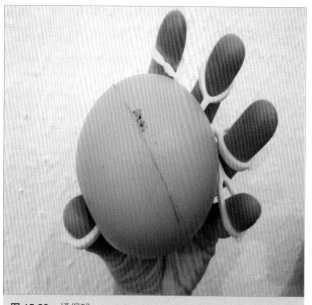

图 15.39　揉捏球

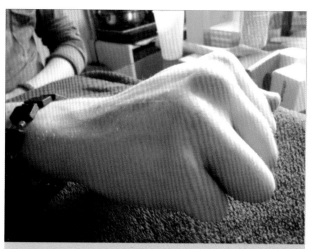

图 15.41　MCP4 中的屈曲缺损与图 15.40 相同

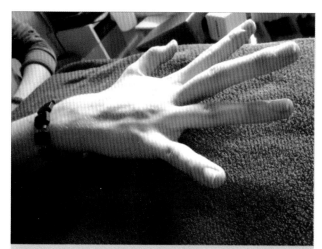

图 15.40　第四掌骨骨折后 MCP4 的伸展功能缺损

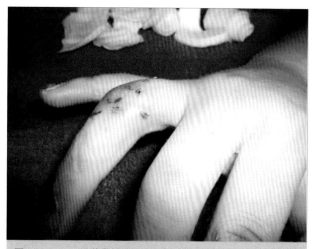

图 15.42　PIP 关节骨折，用克氏针固定

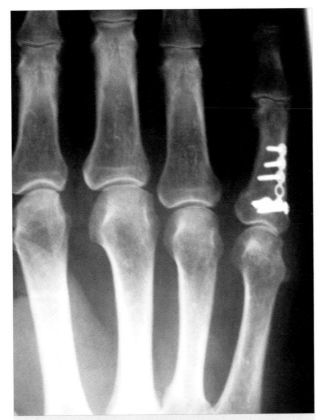

图 15.43　X 线显示 ORIF 后小指近节指骨骨折

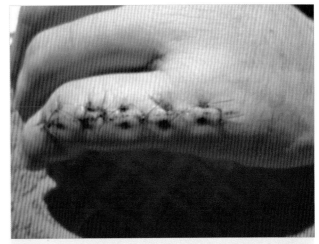

图 15.44　近端指骨骨折的背侧手术入路治疗是避免粘连的关键

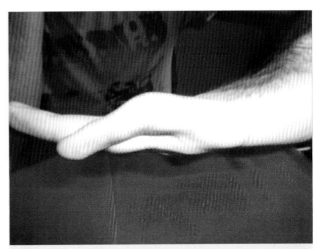

图 15.46　粘连性指间关节屈曲挛缩

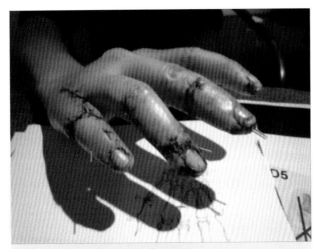

图 15.45　粘连性指间关节屈曲挛缩

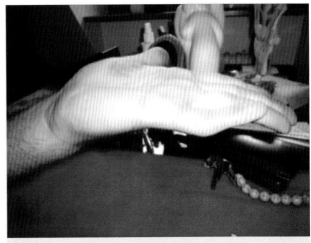

图 15.47　粘连性 PIP 关节屈曲挛缩

第二部分

指骨骨折

2

第十六章　近节指骨基底部骨折

Lars S. Vadstrup

译者：何凌锋，张明华

摘要：近节指骨骨折的治疗取决于骨折类型、移位程度，以及骨折复位是否稳定。在这一章中，回顾了以手指功能恢复为重点的干预方案，并对骨折手指的精确复位进行了回顾。对于非移位的骨折，保守治疗和早期活动是首选。如果需要骨折内固定术来维持闭合复位后的骨折位置，可以考虑使用克氏针，同时需要关注伸肌装置的解剖位置。切开复位钢板内固定是一种特殊手术，维持骨折处绝对的稳定，所以手指才可以在术后早期功能锻炼。

关键词：保守治疗，邻指捆绑，早期活动

一、创伤机制

手指过伸或者外展时容易引起近节手指基底骨折，经常发生于第四或第五指。横形或斜形骨折经常发生于在创伤后，扭伤可能在骨干部发生斜形或螺旋形骨折。直接向手指给予轴向负荷可能导致粉碎性关节内骨折。如果将冠状负荷施加到手指上，近侧指骨基部关节内撕脱骨折是韧带强度优于骨强度的结果。这种类型的断裂导致明显的关节不稳定（图 16.1）。

指骨骨折是骨骼系统最常见的损伤，约占所有骨折的 10%。在 10~30 岁的人群中创伤很可能与运动有关，在 30~70 岁则与工作有关，年龄在 70 岁以上的人则与站立时摔倒有关。近节基底骨折经常出现骨折背侧成角。这种畸形是由于由手内肌肉附着于近节基底部（骨间背侧肌）和中央腱的伸指力量穿过 PIP 关节（掌侧骨间肌和蚓状肌穿过伸肌腱腱帽的侧方）的延伸力。不像骨干骨折，这些不容易引起明显的旋转畸形。

二、分类

AO 协会将近端指骨的基底骨折分为近干骺端和近关节端。近干骺端骨折为关节外骨折，分为横形、斜形两种类型。近关节端骨折分为撕脱、剪切和多段骨折。考虑到骨折指骨的后续治疗，应观察骨折的稳定性、角度和可能的旋转。

三、临床症状和试验

在评估近端指骨骨折时，重要的是要注意所涉及的手指的肌腱功能，因为屈肌腱鞘的底部由指骨的掌部构

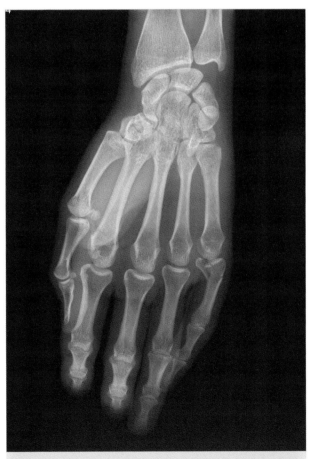

图 16.1　关节近端指骨关节内撕脱骨折是韧带稳定性强于骨强度的结果

成。考虑到可能的近节指骨基底关节内骨折，应在MP关节、PIP关节和DIP关节上进行韧带稳定性的测试。如果对手指屈肌腱的功能或韧带的稳定性有任何疑问，应在局部麻醉（手指麻醉）下检查手指。在手指麻醉的情况下，检查者还可以通过比较手指指甲的平面，当患者主动弯曲并伸展受影响的手指时，对手指可能的旋转畸形做出最佳的评价。旋转畸形是一种临床诊断，不能通过X线片进行评估，且旋转畸形是不被接受的。

四、辅助检查

当怀疑发生骨折时，应进行受伤手指的X线片检查（正位和侧位）。对受伤手的正确评估还应包括整只手的X线片，以排除相关骨折。成人背侧骨折成角，关节外骨折可接受25°，但掌侧成角不应超过10°。畸形愈合导致指功能损害，导致屈伸肌腱失去平衡。在临床上，近侧指骨的缩短会导致由于伸肌机构的松弛而造成PIP关节不能完全伸直，以及在骨折部位和MP关节处的背侧成角过度伸展。如果怀疑肌腱损伤，可以使用屈肌肌腱的超声检查，但很少需要CT检查。

五、可能并发骨及软组织损伤

在确定治疗方法时，必须对受伤手指的软组织、神经和肌腱进行评估。受伤手指运动减少可能是肌腱粘连（屈肌或伸肌）或关节囊挛缩所致。相关的关节损伤和软组织损伤是导致骨折手指活动度降低的因素。当治疗合并骨折和肌腱损伤时，必须在骨折的固定中达到绝对的稳定性，以使肌腱损伤能够早期主动活动。神经损伤通常与开放性损伤有关。

六、证据

近侧指骨干骺端骨折可以是横形、斜形或粉碎性的。骨折复位是通过牵引和手法复位实现的。当骨折无移位、稳定或移位，且闭合复位后稳定时，可采用"邻指捆绑"和立即积极活动5周的非手术治疗。复位骨折易移位，建议治疗1周和2周后进行影像学监测。

移位骨折闭合复位后不稳定，需要稳定的针或经皮螺钉固定。针或螺钉应放置在与断裂面交叉的平面上，且与断裂线至少有两枚针/螺钉直径的距离。当使用拉力螺钉时，获得最大骨折加压。在计划针或螺钉植入时，应考虑神经和肌腱解剖。术后1~2周用石膏制动，然后进行

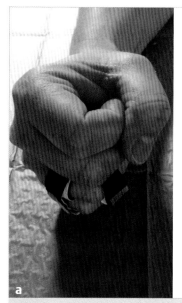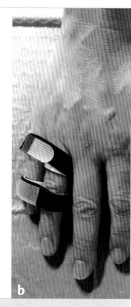

图16.2　第四和第五指邻指固定，允许两个手指完全弯曲和伸展

"邻指捆绑"，并进行5周积极活动。在3~4周后取出针。

粉碎性骨折采用闭合复位外固定或切开复位内固定（ORIF）治疗。在处理粉碎性骨折时，必须考虑软组织是否能承受进一步的移动。闭合复位和外固定可提供稳定，使创伤引起的软组织损伤恶化的风险降至最低。在手术过程中获得坚强的内固定，需要使用钢板和螺钉，因为开放手术后要立即活动，以通过避免软组织与骨的黏附，确保可接受的功能。

七、作者推荐的治疗方式

治疗近端指骨骨折需要综合考虑固定和运动，以恢复手指的全范围运动（ROM）。经皮克氏针内固定或切开复位内固定时，手术固定容易导致严重的运动障碍。标准治疗策略的近节基底骨折应注重功能，并在较小程度上精确复位骨折。在实践中，如果骨折是非移位和稳定的，或移位的骨折在闭合复位后是稳定的，且允许早期活动（图16.2），则常常使用"邻指捆绑"。移位（＞2mm）近端干骺端的桡/尺侧撕脱或剪力型骨折需要闭合或切开复位内固定，因为关节稳定性可能会被破坏。骨折可以通过经皮穿刺技术用克氏针（1~1.25mm）进行治疗。如果骨折复位需要开放手术，建议采用掌侧入路。在MP关节水平使用Brunner切口。识别手指神经和动脉，并将A1和A2近端滑车部分切开，将屈肌腱放在一边以暴露骨折。由于1~2周后的早期动员是确保满意的功能结果所必须的，因

此应进行牢固内固定（图 16.3）。

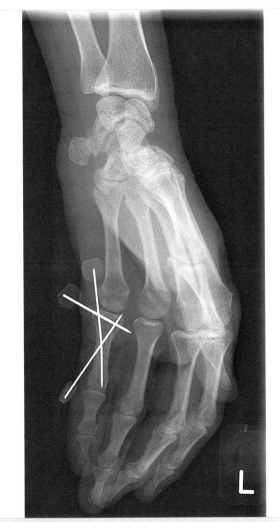

图 16.3 关节内撕脱骨折切开复位克氏针内固定（与图 16.1 相同的患者）

八、替代治疗选项

本文介绍了治疗手指基底部骨折的各种非手术和手术方法。Foket 等的研究报道了用动态夹板法治疗近端指骨骨折 10 年的结果。用一个动态夹板，使 MP 关节最大限度地弯曲，同时允许 PIP 关节和 DIP 关节自由活动，固定受伤手指至少 4 个星期。大约 75% 的患者取得了良好的效果。Figl 等描述了使用类似的手掌石膏夹板以保持伸肌腱膜绷紧，覆盖近端指骨的 2/3。约 86% 的患者在随访时表现为完全恢复活动度。

经皮克氏针可用于近节指骨关节外基部骨折，以减少软组织和伸肌装置的进一步损伤。斜形骨折用复位钳复位，用两根或两根以上平行的克氏针固定。交叉克氏针固定技术是横形骨折理想的固定方法，应记住，克氏针不应该交叉在骨折部位，除非是近端或远端骨折且使用坚实的锚定在近端和远端干骺端。必须注意使用经皮穿刺固定的安全通道。伸肌腱的中央部分在 MP 关节背侧被固定，且在任意一侧，在近端指骨的底部有一个三角形的安全区。当在近侧指骨的骨干处植入克氏针时，应注意避免伸肌装置的横向带穿透（图 16.4）。开放性骨折合并软组织损伤，宜采用外固定。

九、预后

在大多数情况下，近端指骨骨折的患者使用保守治疗，且早期活动报道显示，在创伤后至少 1 年检查时，其有着优秀或良好的结果（ROM，没有疼痛）。如果需要内

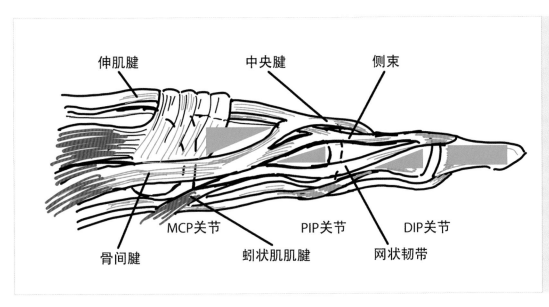

图 16.4 使用克氏针固定的安全区域用绿色标记

伸肌腱　　　中央腱　　　侧束

MCP关节　　　PIP关节　　　DIP关节

骨间腱　　　蚓状肌肌腱　　　网状韧带

固定，闭合复位和克氏针固定比开放复位和钢板螺钉内固定有更好的预后，因为后者通常被报道具有较高的并发症风险，如活动度降低、感染和交感神经营养不良，并且需要再次手术移除内固定或进行肌腱松解。

参考文献

[1] van Onselen EB, Karim RB, Hage JJ, Ritt MJ. Prevalence and distribution of hand fractures. J Hand Surg [Br]. 2003; 28(5):491-495.

[2] Hove LM. Fractures of the hand. Distribution and relative incidence. Scand J Plast Reconstr Surg Hand Surg. 1993; 27(4):317-319.

[3] Henry MH. Fractures of the proximal phalanx and metacarpals in the hand: preferred methods of stabilization. J Am Acad Orthop Surg. 2008; 16(10):586-595.

[4] Strickland JW, Steichen JB, Kleinman WB, et al. Phalangeal fractures: factors influencing digital performance. Orthop Rev. 1982; 11:39-50.

[5] Vadstrup LS, Jørring S, Bernt P, Boeckstyns ME. Base fractures of the fifth proximal phalanx can be treated conservatively with buddy taping and immediate mobilisation. Dan Med J. 2014; 61(8):A4882.

[6] Belsky MR, Eaton RG, Lane LB. Closed reduction and internal fixation of proximal phalangeal fractures. J Hand Surg Am. 1984; 9(5):725-729.

[7] Brei-Thoma P, Vögelin E, Franz T. Plate fixation of extra-articular fractures of the proximal phalanx: do new implants cause less problems? Arch Orthop Trauma Surg. 2015; 135(3):439-445.

[8] Kurzen P, Fusetti C, Bonaccio M, Nagy L. Complications after plate fixation of phalangeal fractures. J Trauma. 2006; 60(4):841-843.

[9] Collins AL, Timlin M, Thornes B, O'Sullivan T. Old principles revisited—traction splinting for closed proximal phalangeal fractures. Injury. 2002; 33(3):235-237.

[10] Fess EE. A history of splinting: to understand the present, view the past. J Hand Ther. 2002; 15(2):97-132.

[11] Hornbach EE, Cohen MS. Closed reduction and percutaneous pinning of fractures of the proximal phalanx. J Hand Surg [Br]. 2001; 26(1):45-49.

[12] Figl M, Weninger P, Hofbauer M, Pezzei C, Schauer J, Leixnering M. Results of dynamic treatment of fractures of the proximal phalanx of the hand. J Trauma. 2011; 70(4):852-856.

[13] Faruqui S, Stern PJ, Kiefhaber TR. Percutaneous pinning of fractures in the proximal third of the proximal phalanx: complications and outcomes. J Hand Surg Am. 2012; 37(7):1342-1348.

[14] Ouellette EA, Freeland AE. Use of the minicondylar plate in metacarpal and phalangeal fractures. Clin Orthop Relat Res. 1996(327):38-46.

[15] Stern PJ. Management of fractures of the hand over the last 25 years. J Hand Surg Am. 2000; 25(5):817-823.

[16] Kuhn KM, Dao KD, Shin AY. Volar A1 pulley approach for fixation of avulsion fractures of the base of the proximal phalanx. J Hand Surg Am. 2001; 26(4):762-771.

[17] Fok MW, Ip WY, Fung BK, Chan RK, Chow SP. Ten-year results using a dynamic treatment for proximal phalangeal fractures of the hands. Orthopedics. 2013; 36(3):e348-e352.

[18] Ip WY, Ng KH, Chow SP. A prospective study of 924 digital fractures of the hand. Injury. 1996; 27(4):279-285.

[19] Eberlin KR, Babushkina A, Neira JR, Mudgal CS. Outcomes of closed reduction and periarticular pinning of base and shaft fractures of the proximal phalanx. J Hand Surg Am. 2014; 39(8):1524-1528.

[20] Rex C, Vignesh R, Javed M, Balaji SC, Premanand C, Zakki SA. Safe corridors for K-wiring in phalangeal.

第十七章　指骨关节外骨折

David J. Shewring

译者：何凌峰

摘要：指骨骨干骨折是很常见的，绝大多数都应该接受非手术治疗。这些骨折当不可通过非手术治疗时，应行手术治疗。获得良好结果的最佳机会是在第一次手术时，因此治疗的计划和执行应由经验丰富的外科医生进行。可采用各种固定方法，包括钢丝、螺钉和钢板，每种方法都有特定的适应证、优缺点。本章将讨论这些问题，以及影响指骨骨干治疗的骨折类型的特殊装置。所有情况下的目标都应该是恢复舒适度、稳定性和及时恢复功能，手没有疼痛但感觉灵敏，有着可以活动但稳定的关节。无论是手术治疗还是非手术治疗，一个熟练的手治疗师团队的服务对实现这些目标至关重要。本章还讨论了特殊困难情况的处理，如复杂骨折延迟发现、严重粉碎性骨折和畸形愈合的处理。

关键词：骨折，指骨，骨干，内固定，非手术，手部治疗，拉力螺钉，克氏针，畸形愈合，粉碎性，截骨术

一、创伤机制

损伤的机制将决定骨折的形态，并且通常与骨折的治疗方式有关。挤压伤（图 17.1）可能导致粉碎性但未移位的指骨骨折。骨膜可能完整，因此尽管为粉碎性骨折，但仍可能保持相对稳定。这将允许在初始症状治疗后的早期活动。然而，挤压伤可能与更严重的软组织损伤和更高的复杂区域疼痛综合征（CRPS）发生率相关，这也会影响治疗。直接击打手指可能会导致横形骨折（图 17.2）。移位和粉碎的程度将反映损伤的程度。这种骨折往往不稳定，可能是开放性骨折。一个手指的轴向损伤可能导致关节内骨折，如拳击手骨折或 Pilon 骨折，并伴有松质骨的破碎和变形（见第十八章）。如果是螺旋形骨折，创伤是间接的。骨折的形状和手指的任何畸形都反映了所受力的旋转性质。这些骨折通常是由于在接触运动中摔倒、攻击、受伤，或是由于手指被马或狗的牵引绳缠住而造成的。移位的螺旋状骨折由于骨膜撕裂和骨折的形态，往往不稳定。

机动工具如机械锯或割草机造成的损伤会导致复杂的损伤，包括粉碎性骨折和广泛的软组织撕裂。

二、分类

- 近中指骨骨折
  - 干骺端
  - 骨干

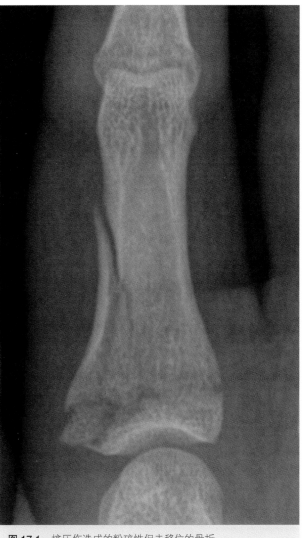

图 17.1　挤压伤造成的粉碎性但未移位的骨折

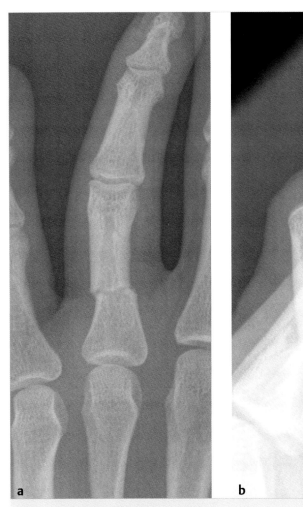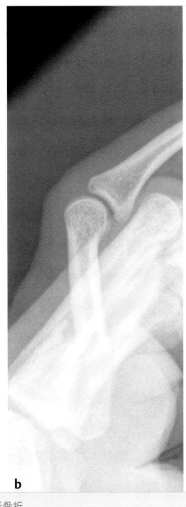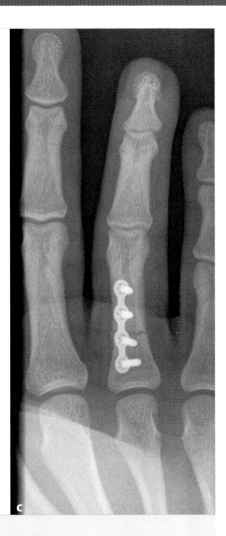

图17.2　用钢板固定近侧指骨干的不稳定横形骨折

- 螺旋形和斜形骨折
- 横形断裂
- 粉碎性骨折
- 末节指骨骨折
  - 轴断裂
  - 纵向断裂

骨折可以是无移位的、侧向移位的、成角的、旋转的或是这些因素的综合作用下移位的。

三、临床症状和试验

虽然螺旋形骨折可能看起来没有移位，但这是相对的，在X线片上可以看到骨折这一事实就表明有些移位。需要仔细检查手指是否有旋转不良的迹象。这可以通过轻轻地弯曲手指来完成，这将使任何旋转移位更加明显，或者通过检查指甲的相对方位来确定（图17.3）。如果出现旋转不良，必须纠正，否则将导致严重的畸形，以及潜在

的医患纠纷。在检查手指或获得X线片之前，必须移除所有捆扎带。如果不这样做，将不能进行充分的检查，并且在捆扎到位的情况下进行的X线检查也不合适。

四、辅助检查

初步X线检查损伤部位往往是不精确的。医生通常要求"手的X线片"，结果图像包括整个手，而不是只有相关手指或关节的特定视图。重要的是提出一个具体的要求，并获得相关手指或关节的正位（PA）和真实的侧位片。

CT能够旋转、扩展和改变图像的对比度以及精确的角度测量，它的出现使得计划治疗小骨折变得非常容易。

五、软组织并发症

挤压伤可能与严重的软组织损伤和更高的CRPS发生率有关，这将影响治疗。指尖挤压伤通常是开放性骨折，伴有指甲基质撕裂。

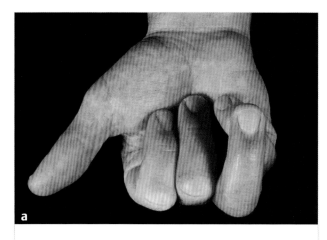

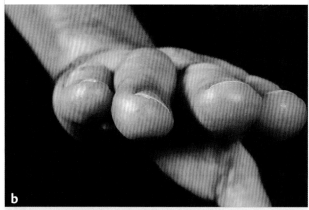

图 17.3 近节指骨骨折后旋转不良。指甲失去了方向性，弯曲手指会加剧旋转不良

当手指无意插入割草机旋转刀片的路径时，可能会造成严重的指尖损伤，导致指骨严重粉碎性骨折，并伴有严重的软组织损伤，通常伴有组织丢失。

六、证据

指骨和掌骨骨折是骨骼系统最常见的骨折，占所有骨折的10%。和腕骨骨折一起，它们占上肢骨折的55%。近端指骨骨折是手部最常见的骨折，占手部骨折的17%。尽管在过去的几十年里，用内固定治疗这些骨折的趋势越来越大，但绝大多数手部骨折是稳定的，可以（也应该）非手术治疗。如果考虑手术固定，那么必须认识到，一些手部骨折是不可接受的。特别是那些影响近指骨骨干和关节内的骨折。

损伤的背景很重要，患者的治疗方式会受到许多因素的影响。必须确定患者的年龄、并发症、优先事项、需求、职业和潜在的依从性。60岁专业小提琴手指骨骨折的正确治疗方法可能不适用于23岁运动选手的同一骨折。

临床医生必须比患者更注意避免仅仅依靠X线的诊断进行治疗的陷阱，因为这与一些经常发生的医疗纠纷相关。

许多手部骨折患者都有对患处不负责任的倾向，必须加以考虑。同样值得考虑的是，在大多数人中，手和脸一样，是解剖结构中唯一一个时刻都在外部展示的部位，因此骨折（及其治疗）导致的美学缺陷可能难以忍受。

治疗的基石应该是熟练的专业手部治疗师的服务。在非手术治疗期间，如有必要，他们可以用夹板夹住受伤的手指，使未受伤的手指自由活动。他们可以给患者提供有关如何活动和正确护理受伤手的建议，他们的参与将为繁忙临床工作的临床医生腾出时间。理想情况下，治疗师应出现在创伤门诊部，以便共同制订计划，并与外科医生、其他治疗师和在场患者讨论治疗计划。如果尝试复杂的固定，那么术后由专业的手治疗师监督是绝对必要的。如果治疗师在关键时刻检查出问题，需要将患者再带回医院，再对患者进行系统治疗。

最重要的是，必须确保患者的手指不会因治疗而恶化，这是出人意料的普遍现象。如果患者根本不来医院，他们将会有更好的结果，这是非常令人高兴的。

谨记"不要伤害别人"。

七、作者推荐的治疗方式

绝大多数指骨骨折应通过非手术治疗。如果处理不当，缺乏重视，如果错误的工具以错误的方式被错误的人使用，那么结果可能是灾难性的和无法挽回的（图17.4）。想要取得好的或完美的结果，可能来之不易，需要仔细计划，考虑手术的各种方法。获得良好结果的最佳且通常是唯一的机会，是在第一次外科手术时，这些骨折不应委托给无监督的外科团队中较年轻的成员，同时也不应该在没有手外科医生的地方完成。手术最好推迟几天，直到有最好的专业医生。然而，重要的是要确定从受伤之日到与临床医生第一次会诊之间经过的确切时间，临床医生将提供最终治疗，由于患者或事故服务部门的拖延，可能会出现转诊延误。

在决定手部骨折患者最合适的治疗方式时，重要的是要了解所有可用的选择，并选择最有可能产生良好结果的治疗方式。这可能取决于许多因素：患者的内在素质，外科医生的技能，以及设施、设备和专业手部治疗的可用性。治疗手部骨折的外科医生应该选择他们最熟

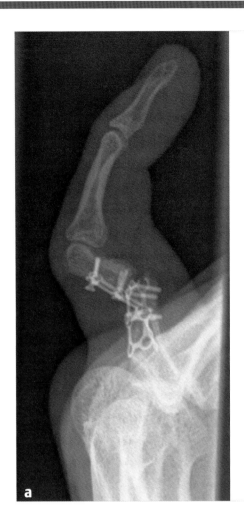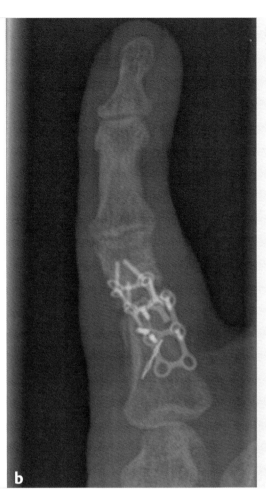

图 17.4　一个失败的固定不佳的指骨近端骨折

悉和最有把握的方法。还应考虑哪种技术占用的卫生保健资源最少。

当然，合适的内固定有几个优点。解剖可以恢复和稳定。骨折可以被有效地"治疗"，这样可以集中精力修复软组织，同时活动相关关节。但是还应记住，手术固定是对已经受伤的手的进一步损伤，而且这是累积的。所有情况下的目的都应该是恢复舒适性、稳定性，并及时恢复功能，使手部无疼痛但感觉灵敏，关节活动但稳定。

如果需要固定，则有一系列可用的技术，可以针对每个骨折进行调整。一个极端的方式是坚强的固定，如钢板（图 17.2）。虽然这有更稳定和可靠性的优势，但在其应用中手指的创伤可能增加损害结果。与此相对的是一个更小的固定装置，例如一根闭合的钢针（图 17.5）。虽然这样做的好处是对手部造成最小的附加创伤，但固定可能不够坚固，无法进行有力的运动。

（一）克氏针

克氏针不能提供高度的固定稳定性，但它们可以作为有效的骨折固定物使用。再同时提供额外的保守治疗，使其更可靠。克氏针可以用来保持长度和转动，使用有效的夹板和允许一些运动。克氏针有一些缺点，它们可能会突出，对皮肤和邻近关节造成软组织干扰。针位易受感染，需要定期清洗。虽然它们在皮肤中突出的问题可以在临床上完成，但它们不能提供足够稳定的固定以进行有力的活动，通常需要移除。当植入一根以上的克氏针时，必须避免它们在断裂处交叉。如果发生这种情况，骨折可能会被牵拉，导致骨折不愈合。同样重要的是避免将它们植入近侧指间关节（PIP 关节）附近。这种关节是特别不可接受的（见第十八章），如果这种关节以任何方式受损，通常会产生僵硬（图 17.6）。从指骨底部植入克氏针是更可取和更容易的。克氏针可以在掌骨头之间引导。指骨基部的边缘可以用克氏针插入髓管，直到软骨下骨或与外侧皮质固定（图 17.5）。

但是，它们价格便宜，而且可以很快植入，且当闭合植入时，软组织包膜的完整性得以保留。此外，如果骨

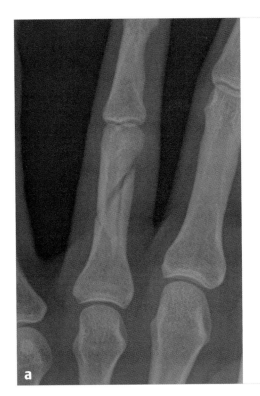
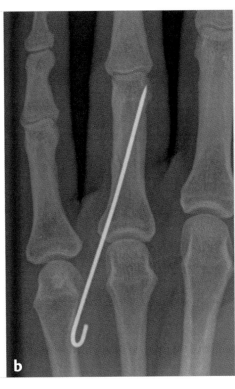

图 17.5　用从基底植入的单根克氏针稳定近端指骨粉碎性骨干骨折

折高度粉碎，并与严重的软组织损伤相关，如压碎伤（图17.7），则克氏针能提供一种非常有价值的稳定性，而不会因剥离而造成进一步的软组织损伤。

（二）拉力螺钉

近 20 年来，用于手部内固定的植入技术有了长足的进步。螺钉现在变小了，可以使用自攻螺钉了，螺钉头更平，固定装置也更加精密。这一点在手部骨折的手术治疗方面有了更广泛的专业知识，内固定的范围增加了。理想情况下，金属螺钉应保持在最低限度，以便对软组织的干扰控制在最小，这尤其适用于指骨骨折。对于无粉碎性或轻微粉碎性移位的螺旋骨折，用 1 枚或 2 枚拉力螺钉固定是理想的方法（图 17.8）。然而，复位必须是绝对完美和准确的。如果没有，那么稳定性将不足以支撑活动，且患者可能不得不做出最糟糕的选择。

八、替代治疗方案

（一）钢板

对于近端指骨骨折，仅偶尔使用钢板。尽管近几年来植入物已经变得较薄，但它们仍然比较大，可能很难闭合植入上方的软组织。应用钢板需要明显的软组织剥离，这在指骨上的耐受性比在掌骨区要低。由于指骨横切面呈椭圆形，通过背侧入路更容易应用于骨骼的背侧。"微型髁板"是一种特别不被接受的植入物。

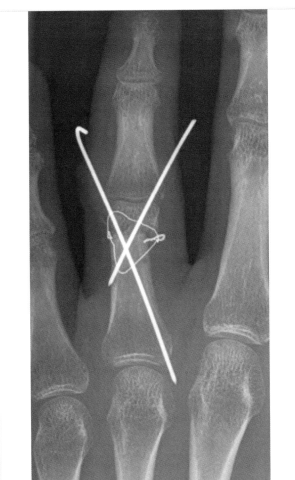

图 17.6　使用简单技术的克氏针治疗指骨骨干骨折的病例。克氏针已植入近端指间关节，损害关节。克氏针也在断裂处附近交叉。接着出现了一个 PIP 关节明显僵硬的不愈合状况

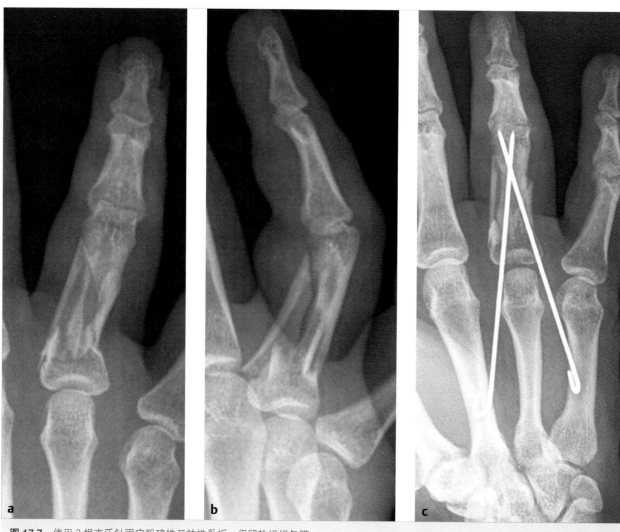

图 17.7　使用 2 根克氏针固定粉碎性开放性骨折，保留软组织包膜

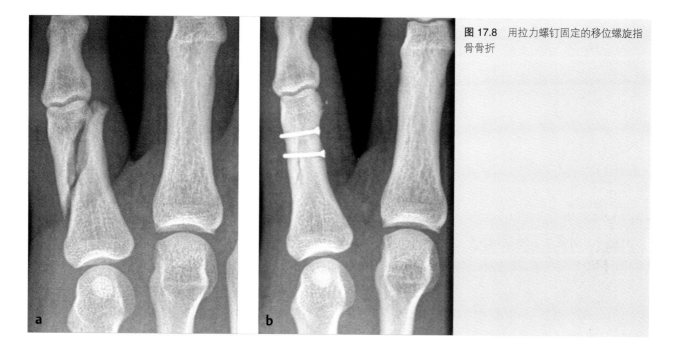

图 17.8　用拉力螺钉固定的移位螺旋指骨骨折

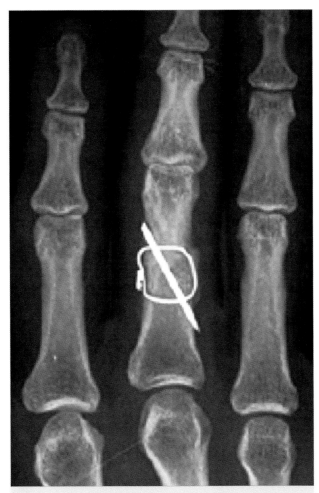

图 17.9　使用 Lister 环和斜形克氏针治疗中段指骨骨折

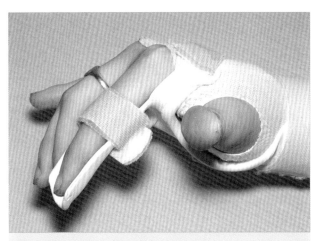

图 17.10　定制的热塑性夹板

（二）骨折端环扎术

与钢板一样，环扎钢丝或 Lister 环提供了牢固的固定（图 17.9）。Lister 环需要更广泛的解剖和软组织脱除，但技术上更准确。对于任何一种技术，外科医生、治疗师和患者都应该为一段时间的僵硬做好准备，尽管 PIP 关节的长时间僵硬通常是暂时的，但也有可能会延长。

其他选择是外固定（见第七章）和髓内螺钉固定（见第五章）。

九、特殊类型骨折的治疗

（一）近端指骨骨折

近端指骨骨折是最常见的影响手部的骨折，占手部骨折的 17%。虽然许多骨折可以非手术治疗，但它们是不能忽视的，特别是指骨骨干骨折。

无移位骨折

对于许多未移位的关节外骨折，只要在邻近的手指上简单地"邻指捆绑"就足够了。但是，如果骨折的结构不稳定，那么它可能会有移位的倾向，特别是如果患者是对手指愈合的注意事项不负责任的。至少在最初的 1~2 周，用保护性夹板加强这一点可能是明智的。手指应在"功能位"位置用夹板固定，MP 关节弯曲，PIP 关节伸展。手部治疗师可以制作热塑性的定制夹板（图 17.10），但必须小心不要过度固定，因为很容易出现僵硬。

螺旋骨折

螺旋骨折是最常见影响骨干的类型。对于容易复位的不稳定骨折，一根克氏针就足够了。理想情况下，应避免通过指骨远端的克氏针突出，因为 PIP 关节不耐损伤，任何对该关节副韧带的干扰都会引起麻烦。从指骨底部植入导丝并引导其沿着髓管向上至软骨下骨或与外侧皮质接合（图 17.5）是更可取和更容易的。无须使用大于 1.2mm 的钢丝用于指骨骨折。通常在大约 3 周半的时间内保持钢丝固定，尽管再加上"邻指捆绑"的保护可能需要再多几个星期。虽然最初的适当活动是可行的，但这仍需要夹板来加强。

或者，精确复位新鲜骨折的手指并用拉力螺钉加压，将提供非常稳定的固定，并允许立即活动。

侧方入路治疗此类骨折（图 17.11）比背侧入路更困难，但这避免了伸肌机制和骨膜之间平面的破坏，这是粘连和僵硬的一个潜在原因。对于不复杂的螺旋骨折建议这样治疗。

仔细考虑哪一侧接近骨折。如果进行尺侧入路，可能需要额外的助手来保持手臂转动。如果远端骨折线涉及副韧带的附着，则可能存在软组织嵌顿。应保护指神经的任何分支，并识别伸肌腱边缘。在下面切开骨膜并用一个小的骨膜剥离器剥离。

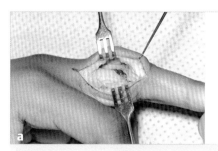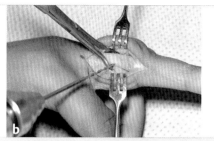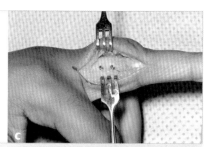

图 17.11 （a）暴露指骨骨干骨折的侧方入路；（b）骨折复位；（c）拉力螺钉植入

然后打开骨折，清除任何纤维蛋白物质，因为这可能会妨碍精确复位。骨折复位并固定，花额外的时间确保它尽可能完美是值得的。通常 2 枚拉力螺钉就足够了，钻孔扩孔时可收集用作移植物，可涂抹到断裂部位。如果骨折边缘有轻微的粉碎，这一点就会特别有用。这样手指就可以提前活动。包裹手指并使用绷带固定到邻近的手指就足够，不需要石膏。

横形骨折

中间骨干的横形骨折相对不常见，但会带来特殊的挑战。这些骨折通常是由于手指受到直接打击而造成的，因此可能会粉碎和移位。如有必要手术，通常在背部的伤口，将决定手术入路。

如前所述，可以用髓内克氏针治疗这些骨折，但这些骨折比螺旋骨折需要更长的时间才能愈合，因此克氏针可能需要更长的时间来固定。

可能需要骨内 Lister 环或钢板。两者都提供了稳固的固定。Lister 环技术在技术上更为精确，可能涉及更广泛的解剖和软组织剥离。钢板需要背向进入，并充当张力带型装置（图 17.2）。背侧入路可以更好地进入，如果骨折粉碎，这么做是很有价值的。对于这两种技术，外科医生、治疗师和患者都应该准备好接受一段时间的僵硬和 PIP 关节的粘连，虽然这通常是暂时的，但可能会延长。

干骺端骨折

通过骺端骨的近端指骨基底部的骨折，通常是由简单的跌倒引起的，并且这很常见，特别是中老年人中。因为它们的结构，以及自身存在特定的问题（见第十六章）。

这些骨折趋于成角，远端段被拉入背屈。角度可以很容易地纠正，但内部的拉动往往会导致骨折畸形愈合，因此保守治疗通常是不成功的。

如果骨折能在这样的位置愈合，那么内部的正常作用就会逆转。

蚓状肌腱的牵拉通常通过掌侧到 MP 关节的旋转轴（图 17.12a），因此它们对该关节具有屈折影响。

如果一个干骺端骨折愈合背侧成角，然后力是来自于背向旋转轴的 MP 关节，且他们对于 MP 关节伸肌有影响，他们的活动会是颠倒的（图 17.12b）。

这将导致 MP 关节的握力和屈曲显著丧失，这没有多少治疗可以克服，并且可能需要截骨术。

这些骨折可以有效地在掌骨头之间用单个髓内克氏针插入，然后通过近侧指骨基底的边缘，避免侧副韧带的贯通。它通过指骨的底部向上植入，或者到达软骨下骨，或者与对面的皮质接合（图 17.12c）。这可以在局部麻醉下完成。

用热塑性夹板固定 MP 关节，防止金属丝刺激。指间关节在手治疗师的监督下活动，针孔定期清洗。在 3 周半的时候在门诊拔除钢针。然后手开始进行功能锻炼。

粉碎性骨折

偶尔会遇到非常困难的指骨骨折。可能会有明显的粉碎和陈旧性损伤。虽然非手术方法可能无法达到良好的复位，但手术固定可能会使情况更糟，包括对已经受损的手指进行广泛的解剖，以及对不能活动手指骨折固定不好。最好接受不太完美的位置，并在稍后阶段处理由此产生的问题。

一个伤后 6 周的骨折病例，其中骨尖端阻塞了中指基底屈曲，从而限制了 PIP 关节屈曲（图 17.13）。当骨折愈合时，可以通过外侧入路切除骨尖端，并重建后髁窝，以此恢复屈曲，这是一种相对简单且无危险的手术。

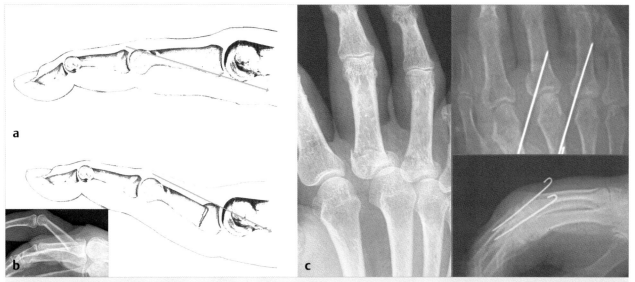

图 17.12　（a）手内肌的正常拉力在掌指关节处产生屈肌作用；（b）经近节指骨干骺端骨折后，与远端骨干背侧成角，此作用逆转；（c）克氏针治疗近节指骨干骺端骨折

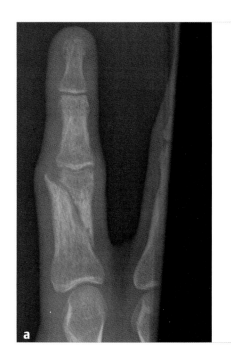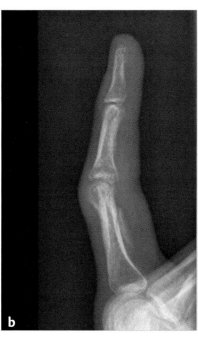

图 17.13　一例 6 周的近端指骨骨干陈旧性骨折，其中一个骨片阻碍了中节指骨基部的屈曲

旋转性骨折

如果发生旋转畸形骨愈合，则这可能是一个严重的问题。处理方法是获得牢固的愈合，去除任何预先存在的内植物，并且重要的是，在开始矫正手术以解决旋转不良之前，尽可能地获得尽可能多的手指运动范围。关于截骨术的理想部位存在争议。掌骨截骨术一直被提倡，因为它被认为是不太危险的。但在尽可能接近畸形的部位进行矫正仍是有意义的。如果截骨术是通过指骨底部的松质骨进行（图 17.14a），那么骨愈合应该不是问题。手术距离

PIP 关节较远，可达到中心滑动和良好的矫正效果。坚强内固定意味着手指可以早期有力地活动（图 17.14c，d）。

（二）指骨远端骨折

粉碎性和干部骨折

末节指骨骨折常由指尖挤压伤引起，常为开放性骨折，与指甲基质撕裂有关。这些都是极为常见的伤害，如儿童被铰链的缝隙挤压。如果指骨的无移位粉碎性骨折伴发甲下血肿，但甲盖没有破裂，可以通过对指甲进行环钻来清除血肿，但要保持原位。如果骨折移位或如果近端甲

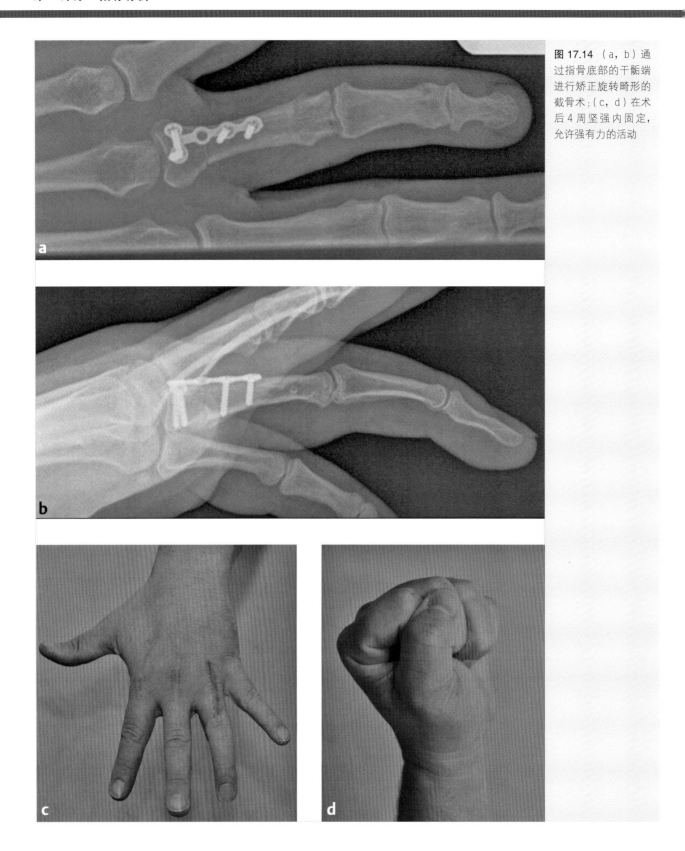

图 17.14 （a，b）通过指骨底部的干骺端进行矫正旋转畸形的截骨术；（c，d）在术后4周坚强内固定，允许强有力的活动

板从甲上皮撕脱(图17.15)，则指甲基质很可能需要修复。如果不这样做，那么可能会导致甲盖质量差，外形修复效果差，功能性差，这可能是无法挽回的。软组织间质植入骨折部位也可能发生。较差情况，可能是骨不连和甲盖质量差；更糟糕的是会导致骨折部位感染和手指末节缺失。

为了充分评估这些损伤，通常必须取下甲盖。然后可以使用高质量的可吸收缝线修复基质。使用显微外科器械使这一点变得更容易。如果可以的话，指甲可以被利用，因为它可以作为修复组织和潜在骨折的有效夹板。它可以用"8"字缝线固定在指腹和甲上皮（图17.16）。对

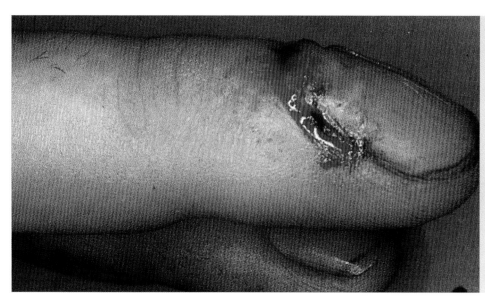

图 17.15　甲盖从甲上皮的位移表明下面的骨折是开放的，甲基质需要修复

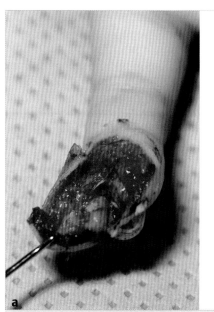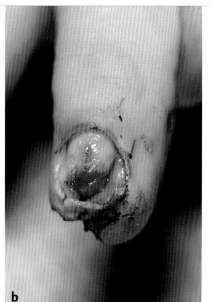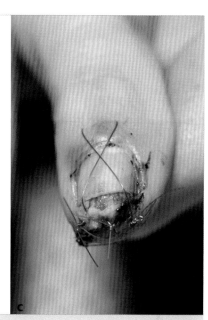

图 17.16　严重髓腔和甲床损伤的修复。甲盖已更换为敷料 / 夹板，并用 "8" 字缝线固定到位

于成年人，这可以在局部麻醉下完成，但儿童可能需要全身麻醉。这些损伤大多没有组织损伤，如果解剖结构被适当地替换和修复，可以预期良好的效果。

当手指无意插入割草机旋转刀片的路径时，可能会造成严重的指尖损伤。尽管割草机通常配备一个手柄，释放时会中断刀片的伺服电机，但 "足智多谋" 的人会找到解决办法绕过它，在清理草箱时 "节省时间"。这可能导致末节指骨严重粉碎性骨折，并伴有严重的软组织损伤，且通常伴有组织丢失。这样的损伤给重建带来了挑战，通常需要先进的皮瓣来保存指尖和甲床，但基质清除和末端残缺可能是无法避免的。

十、预后

手部骨折愈合和术后巩固的时间取决于许多因素：患者年龄、并发疾病、营养、骨折类型、严重程度以及治疗方法。一个最小移位或无移位的不复杂的指骨骨干骨折通常是稳定的，足以在 3 周半在无辅助下进行活动。不需要等到有影像学证据显示骨性愈合。因此，尽管仍有必要采取一些保护措施，如 "邻指捆绑" 固定，在这一阶段通常可以拆除克氏针。然而，骨折在 5 个月后才能完全愈合。这必须考虑到重返工作岗位和接触体育运动所需的保护。

畸形愈合，尤其是旋转不良和关节僵硬可能导致严重的功能问题，这些并发症应通过仔细的初步治疗加以预防。对于手部骨折的外科治疗，无论是手术治疗还是非手术治疗，一个由熟练的外科医生和手部治疗师组成的团队和服务都是达到最佳效果的关键。

十一、提示和技巧

- 绝大多数手部骨折是稳定的，可以（也应该）非手术治疗
- 外科固定是对已经受伤的手的进一步损害，且损害是累积的
- 年轻的手外科医生不应独立进行手部难治性骨折的治疗
- 治疗手部骨折的外科医生应选择他们最熟悉和最有把握的方法
- 重要的是获得相关手指或关节的正位和真实侧位图
- 手指骨折需要仔细检查是否有旋转不良的迹象
- 一个熟练的手治疗师团队的服务是取得良好效果的关键

参考文献

[1] Day CS, Stern PJ. Fractures of the metacarpals and phalanges. In: Wolfe SW, Hotchkiss RN, Pederson WC, Kozin SH, eds. Green's Operative Hand Surgery. 6th ed. Philadelphia, PA: Elsevier Churchill Livingstone;2011:239-290.

[2] Barton N. Internal fixation of hand fractures. J Hand Surg [Br]. 1989; 14(2):139-142.

[3] Horton TC, Hatton M, Davis TRC. A prospective randomized controlled study of fixation of long oblique and spiral shaft fractures of the proximal phalanx: closed reduction and percutaneous Kirschner wiring versus open reduction and lag screw fixation. J Hand Surg [Br]. 2003; 28(1):5-9.

[4] Page SM, Stern PJ. Complications and range of motion following plate fixation of metacarpal and phalangeal fractures. J Hand Surg Am. 1998; 23(5):827-832.

[5] Hornbach EE, Cohen MS. Closed reduction and percutaneous pinning of fractures of the proximal phalanx. J Hand Surg [Br]. 2001; 26(1):45-49.

[6] Belsky MR, Eaton RG, Lane LB. Closed reduction and internal fixation of proximal phalangeal fractures. J Hand Surg Am. 1984; 9(5):725-729.

[7] Green DP, Anderson JR. Closed reduction and percutaneous pin fixation of fractured phalanges. J Bone Joint Surg Am. 1973; 55(8):1651-1654.

[8] Al-Qattan MM. Displaced unstable transverse fractures of the shaft of the proximal phalanx of the fingers in industrial workers: reduction and K-wire fixation leaving the metacarpophalangeal and proximal interphalangeal joints free. J Hand Surg Eur Vol. 2011; 36(7):577-583.

[9] Al-Qattan MM. K-wire fixation for extraarticular transverse/ short oblique fractures of the shaft of the middle phalanx associated with extensor tendon injury. J Hand Surg Eur Vol. 2008; 33(5):561-565.

[10] Ford DJ, el-Hadidi S, Lunn PG, Burke FD. Fractures of the phalanges: results of internal fixation using 1.5mm and 2mm A. O. screws. J Hand Surg [Br]. 1987; 12(1):28-33.

[11] Shewring DJ, Thomas RH. Avulsion fractures from the base of the proximal phalanges of the fingers. J Hand Surg [Br]. 2003; 28(1):10-14.

[12] Lister G. Intraosseous wiring of the digital skeleton. J Hand Surg Am. 1978; 3(5):427-435.

[13] Al-Qattan MM. Closed reduction and percutaneous K-wires versus open reduction and interosseous loop wires for displaced unstable transverse fractures of the shaft of the proximal phalanx of the fingers in industrial workers. J Hand Surg Eur Vol. 2008; 33(5):552-556.

[14] Smith FL, Ryder DL. A study of the healing of one hundred consecutive phalangeal fractures J Bone Joint Surg. 1935; 17A:91-109.

第十八章　近端指间关节的关节内骨折

David J.Shewring
译者：杨科跃，戚建武

摘要：近端指间关节（PIP 关节）的关节内骨折通过各种机制频繁发生。PIP 关节是手的功能特别重要的关节，是不可或缺的。髁突骨折不稳定，因此非手术难以治疗，但由于近端指关节骨膜较厚，手术成功率儿童相对较高。大多数患者需要依靠手术稳定骨折。最好通过横向使用单枚拉力螺钉的方法来实现，之后手指可以立即运动。这些骨折可以在受伤后几周固定治疗，尽管结果不如早期治疗时那么好，但这仍然比髁间截骨术更好。中节指骨基部的骨折包括背侧和掌侧唇骨折，模冲伤和 Pilon 骨折。如果骨片非常小，则可以将背唇骨折视为 Bouton-nière 损伤，如果骨片较大，则可以将其内部固定。手掌唇撕脱骨折很常见，它们很稳定，可立即动员治疗。较大的骨折可能较不稳定，但可以使用延长块劈裂或经关节线治疗，具体取决于患者的依从性。也可以使用动态外部固定器。Die-punch 和 Pilon 骨折代表了手外科手术中的一些最大挑战。选定的案例适合内部修复，了解产生这些裂缝的机制以及对裂缝模式的仔细分析将有助于实现这一目标，也可以使用动态外固定。骨软骨半腱自体移植可用于急性病例和晚期重建。

关键词：骨折，指骨，内固定，非手术，髁，Pilon，模冲，撕脱，手部治疗，拉力螺钉，克氏针，畸形愈合，屈曲挛缩，粉碎

一、创伤机制

PIP 关节的骨折很常见。PIP 关节在受伤后患者特别难以忍受，这反映了这种关节复杂的骨骼轮廓以及围绕它的复杂软组织排列。严重损伤后的僵硬度高，特别是完全丧失伸展能力是很常见的。

病史将显示患者的伤情，并反映患者 PIP 关节受伤发生的各种机制。关节过度伸展可能会损伤手掌板。同时伸展关节的强迫屈曲损伤可能会破坏伸肌机构，特别是中央滑动。牵引狗或者马的过程中可能会损伤侧副韧带。患者经常给出脱位病史，在受伤时相对较少。可能是这种情况，但是当在受伤且骨折移位减少时，或者在伸肌中央腱术破裂后患者将手指从屈曲伸直时，通常会出现相同的脱位史。患者手指从弯曲到伸展的过程往往很笨拙。

通过延伸手指的轴向力，例如当手指被球直接撞击或绊倒在楼梯时，或者通过近端趾骨头传递到中节指骨的基部可能导致髁突或 Pilon 骨折。这可以形成各种破裂模式。如果没有形成中心元素，则可能出现"T"形断裂模式，导致 Pilon 断裂（图 18.1a）。如果形成中心元素，则产生冲模断裂（图 18.1b）。

二、分类

- 髁突骨折
- 中指骨基骨折
  - ○ 背唇骨折
  - ○ Palmar 唇骨折伴有或不伴有脱位
- Pilon 骨折
- "T"形骨折
- 冲模（即粉碎性）骨折

三、临床症状

手指疼痛通常会伴随梭形肿胀，且关节活动范围缩小。如果存在移位骨折，则可能存在畸形。

四、辅助检查

初步检查是关于前关节和侧关节视图的 X 线片。重要的是获得受伤手指的具体视图，而不是急诊部门通常要求的整个手的 X 线片。获得关节的真实侧视图也是不完

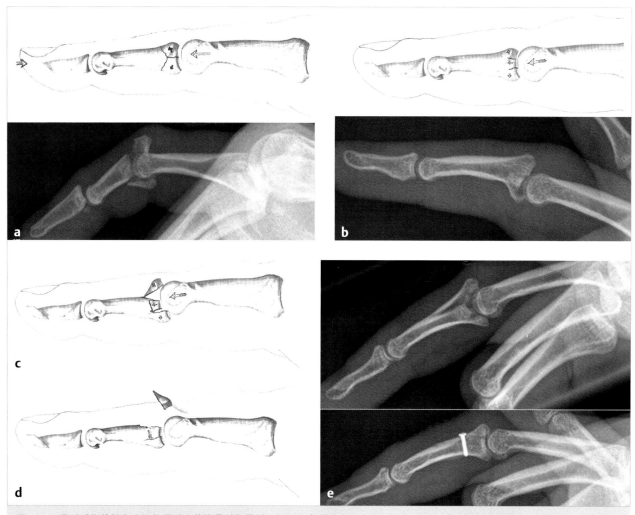

图 18.1　通过手指的轴向力可能导致中节指骨基部骨折。如果没有形成中心元素，则产生"T"形的 Pilon 断裂。（a）如果形成中心元素，则创建一个冲模片段；（b）为此，两个侧柱必须分开，尽管一个柱可保持完整；（c）模具冲头碎片可以通过裂缝柱进入，在这种情况下是背侧；（d）通过将背柱断裂连接在中央滑动件上，然后使用方头螺钉；（e）进行内部固定来减少模具冲头的实例

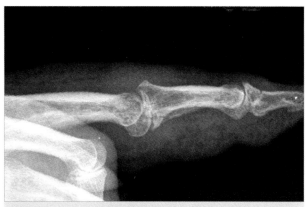

图 18.2　PIP 关节的不合标准的 X 线片。视角的倾斜可能导致错位

美的，如果视图是倾斜的，则可能错过关节的半脱位（图18.2）。如果在脱位减少后出现关节轻微不协调，这一点总是很有意义，且可能预示软组织嵌入需要探查的关节。

有时 CT 将提供有用的信息；至于普通 X 线片的质量就很好，这种情况是不太常见的。

五、证据

（一）髁突骨折

指骨的髁突骨折是相对常见的。它们可能由于通过副韧带撕脱或由于手指的轴向负荷导致关节倾斜和剪切应力而发生。这些骨折中的大多数将需要稳定，因为典型的髁骨折的倾斜骨折模式使它们固有地不稳定（图18.3）。骨不连会导致畸形和关节不协调，有可能发生晚期骨关节病（图18.4）。如果轴向载荷是中心和高能量，它们可能是双髁的（图18.5）。关节面可以弯曲并且软骨下松质骨受压（图18.6）。在这些情况下，外科医生做好了准备，患者也受到了提醒。

如果骨折处于未移位位置并且一开始非手术治疗，

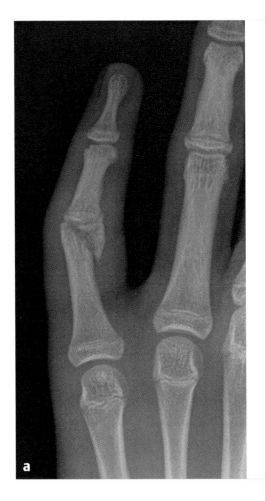

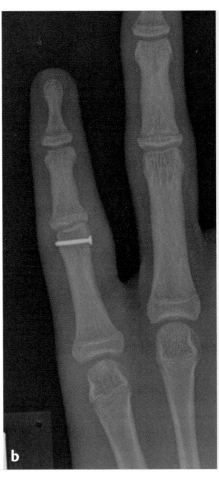

图 18.3　用单枚拉力螺钉固定的髁骨折。倾斜的断裂模式使这些损伤固有地不稳定

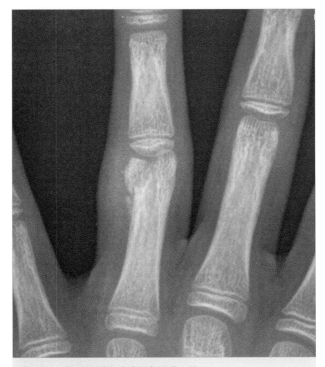

图 18.4　髁突骨折导致畸形和关节不协调

则需要每周进行 X 线片密切监测，因为这些骨折常常会发生位移。由于骨膜的厚度可能是完整的，虽然儿童未放置的髁突骨折可能更稳定，但仍需要警惕。

移位的髁突骨折需要切开复位和内固定。如果有明显的位移（图 18.7），会造成明显的软组织破坏，骨膜撕裂，这将导致不稳定。非手术方式不可能获得可接受的结果，并且内固定是这些骨折的首选方法。

（二）中指骨基底骨折

背唇裂缝

这些骨折是由于伸肌机构的中心滑动的嵌入撕裂而发生的。

Palmar 唇骨折

Palmar 唇骨折无脱位

手掌唇的小撕裂片骨折（图 18.8）是由于过度伸展伤，通常在诸如篮球等运动期间，通过掌板牵引的结果。它们最常影响长指但预后通常良好，主要是因为它们往往发生在较年轻的年龄组。因此通常需要简单的建议和早期动员。

Palmar 唇骨折脱位

中指骨基底背侧骨折脱位（图 18.9）是相对常见的，由于轴向损伤而发生，无论是在接触运动，还是上楼梯时

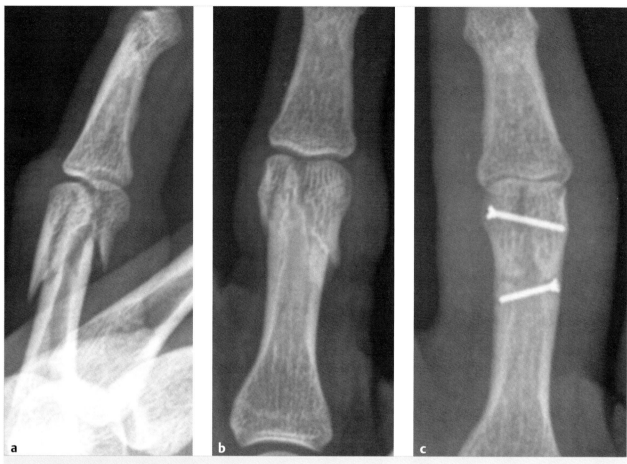

图 18.5 双髁骨折可能是由于通过手指的集中轴向力造成的

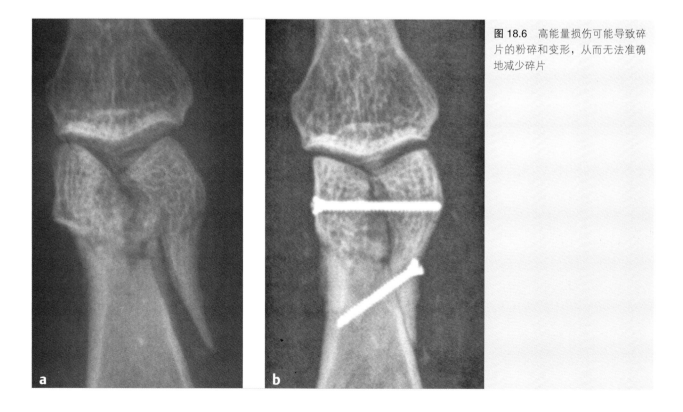

图 18.6 高能量损伤可能导致碎片的粉碎和变形，从而无法准确地减少碎片

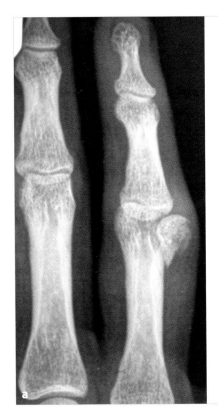
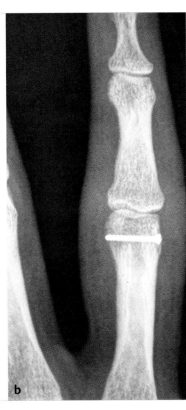

图 18.7　髁突骨折的严重位移要求开放复位

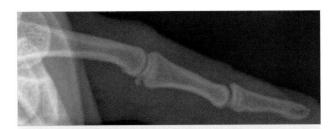

图 18.8　中指骨基部通过掌板撕裂骨折（手掌唇骨折）

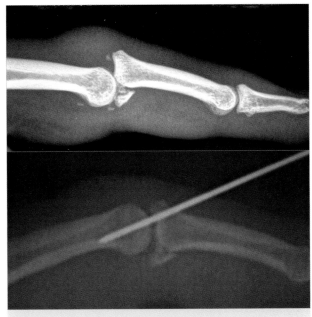

图 18.9　PIP 关节的背侧骨折脱位经关节线固定

被绊倒。

　　治疗前必须获得关节的真正侧面的图像（图 18.2）。关节的稳定性取决于中节指骨基部的关节面有多少骨折，尽管这并不准确。如果少于 30％ 的基部已经断裂，那么接头通常是稳定的。在 30％～40％ 之间，关节可能是稳定的但具有不稳定的倾向。超过 40％，关节将不稳定。评估联合的一致性很重要。如果在真正的侧位 X 线片上，中间趾骨的完整背侧基部与近端趾骨头的背侧形成"V"，则关节不一致，应予以纠正。如果关节略微半脱位，这将预示着不稳定。通过关节的牵引和弯曲，这些损伤很容易减少。

Pilon 骨折

　　这些关节内骨折可能是所有手部骨折中最具挑战性的。它们的范围从冲模骨折到更为灾难性的"T"形 Pilon骨折（图 18.10）。所有这些都是一个相当大的管理问题。这些损伤的主要问题是由此导致的关节不协调以及 PIP 关节本身对一般伤害的不耐受。与髁突骨折相比，这些骨折的最佳治疗机会很快就会消失。重要的是在治疗开始时向患者明确指出这些是严重的伤害，并且治疗结果不佳很普遍是很有必要的。

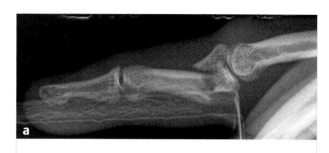

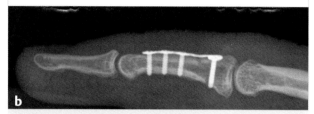

图 18.10　中间指骨基部的 Pilon 骨折用背板稳定

六、作者推荐的治疗方式

重要的是准确确定受伤的年龄。患者通常就诊较晚，因此从其他中心转诊可能会导致延误。对这些损伤中的一些（但不是全部）进行有效手术治疗的窗口很短。在计划治疗时，也应警告患者 PIP 关节的损伤耐受性差。即使是轻微的伤害也可能导致持续时间超过预期的不适和僵硬，并且在严重受伤后，效果不佳是常见的。

（一）髁突骨折

单枚拉力螺钉是一种简单、安全且有效的方法来修复这些骨折（图 18.3，图 18.7）。螺钉的锥形头将被埋入髁的较软的松质骨中，这样对侧副韧带的干扰最小。如果准确地缩减骨折，则骨折的交错与螺钉提供的压缩相结合将提供牢固且稳定的固定。这种治疗足够坚固，可以进行剧烈的早期运动，并仅受术后不适的限制。术后的早期运动，将有助于减少残余僵硬。虽然有些医院建议至少使用 2 枚螺钉，但研究中发现这是不必要的。只要裂缝相对新鲜，裂缝表面的交错将提供旋转稳定性，并且通常不需要第 2 枚螺钉。

尽管在较早阶段修复这些骨折更容易，但延迟几天对结果没有影响，最好在指定的清单上进行半选择。偶尔，这些骨折在数周后出现，或者是由于患者延迟出现或晚期转诊。结合解剖和通过侧副韧带的轻柔间接牵引，髁突骨折可以在初始损伤后甚至长达 8 周后取下并固定。随着时间的推移，缩减变得更加困难并且更不稳定，因为裂缝交错变得不那么明显并且倾向于变圆。此外，在后期进行固定的患者具有更多的受累关节的残余硬度，特别是在受伤后超过 5 周才治疗。然而，这可能比髁间截骨术治疗愈合的畸形愈合的前景更好，这是一项重大的技术挑战。

入路

有人已经提出在伸肌装置的中央滑动带和侧向带之间进行骨折的背侧入路。在这种方法中，将螺钉植入到侧副韧带的背侧。

侧方入路，并将骨膜和外展肌腱抬高一层，可以很好地进入碎片（图 18.11）。骨膜和伸肌机制之间的粘连可能是术后僵硬的潜在原因。通过谨慎的技术，使用横向方法，可以避免违反此平面并最大限度地减少损伤。

附着在片段上的侧副韧带被识别并仔细保存。可将髁突出到伤口中并清洁骨折表面，然后减少骨折。副踝韧带从髁突稍微抬高，以便将螺钉置于其下方。可以在踝表面产生一点儿凹痕，以防止钻头脱落，并帮助准确放置螺钉。在休息和抬高 2~3 天后，可以减少敷料并在手部治疗师的监督下开始活动。

（二）中指骨基底骨折

背唇裂缝

如果片段很小并且没有移位，也没有关节半脱位，则可以通过将 PIP 关节固定延长 3~4 周来治疗它们。在此期间，相邻的接缝可以移动。

如果碎片足够大，则可通过背部入路用小拉力螺钉内固定治疗（图 18.12）。几天后，可以在监督下轻轻调动关节。

Palmar 唇骨折无脱位

在返回运动活动时，可以用相邻数字的"邻指捆绑"保护手指。

Palmar 唇骨折脱位

应该让患者清楚地知道这些是重大伤害和一些长期伤害，无论使用哪种处理方法，都可以预期关节的刚度。

非手术治疗

在复位后，关节处于屈曲状态时损伤更加稳定，因此如果要非手术治疗损伤，则鼓励屈曲，并通过应用于手指背侧的"延伸阻挡夹板"防止关节完全伸展，持续 4~6 周。关节伸展最初限制在 45°，允许完全屈曲 2 周。在此之后，每周一次，允许的延伸增加 10°，并且可以在 4 周时省去夹板。然后可以移动手指，尽管通常会有 10°~20° 的固定屈曲畸形。由于容易发生再次定位，因此需要使用连续侧位片对符合要求的患者进行密切监测。

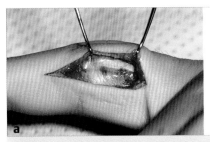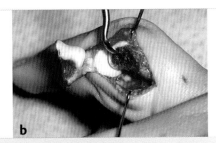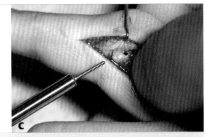

图 18.11　横向入路避免侵犯骨膜和伸肌机制之间的平面。(a) 这里看到的垂直视网膜纤维被切开并随后修复；(b) 小心保留副韧带。可以翻出髁并清除骨折部位；(c) 副韧带可以从髁稍微抬高，以便放置螺钉

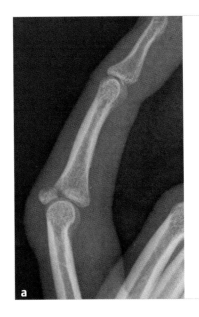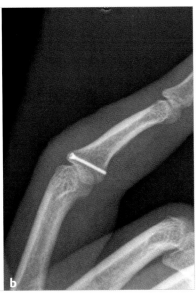

图 18.12　撕脱骨折（背唇骨折）因伸肌腱牵拉导致位移，须使用拉力螺钉固定

手术治疗

另一种治疗方法是在 PIP 关节上插入经皮经关节克氏针。应使用相对较小的导线（1mm），固定接头的延伸范围应尽可能小，以尽量减少由此产生的屈曲挛缩，但有足够的屈曲以维持减少（图 18.9），在 4 周时移除导线并移动关节。

（三）Pilon 骨折

这些伤害是纵向不稳定的，因此不适合使用克氏针。理想的情况是尽可能准确地恢复解剖结构，纠正不协调性和足够稳定的固定，以便立即活动。然而，这可能并不总是可以实现的。在这种情况下，动态外部固定器是一个有用的选择。

中间趾骨的基部可以用三柱来考虑：中心柱（冲模）和两个外围柱。对于要创建的冲模片段，两个外围柱必须移开以允许近端指骨接近。两个外围柱中的一个可以保持完整，但至少必须断裂一个以允许冲模元件发生（图

18.1c）

如果考虑手术造成模具冲击伤害，则可以从破碎柱的侧面进行操作，从而可以进入冲模片段。破碎柱可以反射在中央滑动或中央滑动掌板，可以进入模具冲头，然后可以减少损害（图 18.1d）。

冲模片段没有软组织附着，因此没有任何间接牵引力会重新对齐。这不能通过闭合装置实现，并且外部固定牵引装置在这方面是无效的。如果需要，可以添加骨移植物以支持升高的片段。完整的柱子仍然是固定的支柱。如果在两个外围柱上施加压缩，则可使用冲模片作为填充物形成夹层。

如果外围柱碎片未被粉碎，可以使用拉力螺钉（图 18.1e）。规划方法时的一个关键因素是仔细检查两个外围柱的轮廓并确定哪一个是完整的。如果存在粉碎，则可能需要一个平板（图 18.13）。在这种情况下，该方法由手术的容易程度决定。

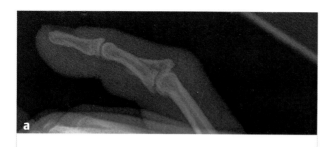

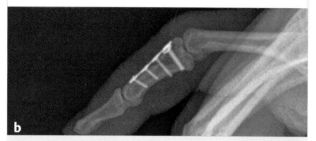

图 18.13 使用背侧方法用平板处理的中节指骨基部的粉碎性 Pilon 骨折

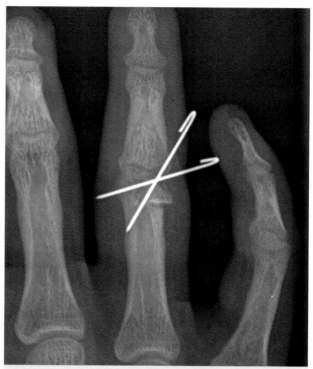

图 18.14 克氏针的多次尝试可能导致小碎片的粉碎

虽然患者在内固定后的康复中很重要，但它并不像使用外固定架时那么重要，但手术技术更为严格。临时的外科医生确实没有地方可以治疗这些伤害，并期待取得好成绩。

七、替代治疗方案

（一）髁突骨折

克氏针往往会干扰软组织，尤其是侧副韧带，并不能为立即动员提供足够的稳定性。重复尝试植入克氏针可能会使碎片粉碎，且当克氏针植入一个没有预钻孔的小碎片时，存在碎片炸裂的风险（图 18.14）。

可以使用其他固定这些骨折的方法，例如"骨扎带"。该装置相对比较笨重，并且可能撞击到侧副韧带。在使用过程中，可能很难保持精确的复位，而使用该装置可能涉及双侧入路的大量软组织剥离。对于这些骨折也提倡使用"髁刀板"。这是一种庞大的装置，其在技术上难以应用并且可能干扰软组织，使得关节的运动将显著受损，因此不推荐使用它。

（二）中指骨基底骨折

用于掌关节骨折脱位的延长阻断线已被提出，其基础是可以将关节动员为屈曲。这种方法在维持复位方面不太可靠，而且由于伸肌机构的中心滑移会被穿通，因此尚不清楚关节能弯曲多少。然而，由于导线不是经关节的，因此该方法避免了对已经受伤的中指骨基部的进一步损伤。动态外部固定器和开放复位以及内固定也被推荐了。

（三）Pilon 骨折

可以通过外部固定器间接牵引治疗更多粉碎的 Pilon 骨折（图 18.15）。有各种各样的设计可供选择，而且这些设计相对容易应用。这些装置的工作原理是在 PIP 关节上施加纵向牵引力。

近端线穿过近端趾骨头的旋转轴线。然后关节可以有效地围绕该关节旋转，中节指骨的关节和基部分开。通过弯曲它们或使用张力带结构，第 2 根导针穿过中间指骨的完整远端轴并且与导针连接在一起。在监督下积极动员该联合，并在第 5 周的阶段拆线。此后，手指可以自由移动。这些装置允许早期活动，但是需要高度的患者依从性。由于关节表面的减少是不完美的，这种技术依赖于某种程度的重塑，而这种重塑确实发生了。

总之，了解损伤机制有助于规划。

解剖结构可以恢复或至少得到改善，且关节可以早期活动，以促进重建和避免僵硬。

骨软骨半自体骨移植已被提倡用于晚期重建和急性病例的治疗，以替代受损的中节指骨基底。

从钩骨的远端关节面通过"shotgun"入路移植到中节指骨基底部的掌侧缺损处（图 18.16）。Frueh 及其同事

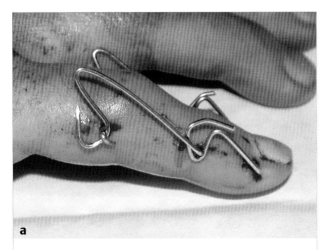

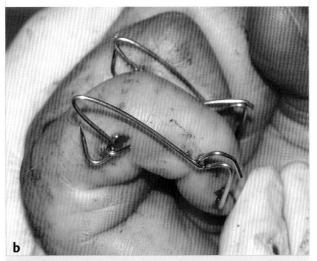

图 18.15　如 Hynes 和 Giddins 所述，用于治疗中指骨基底的 Pilon 骨折的动态外固定器

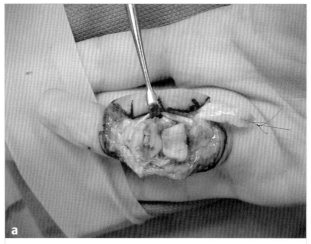

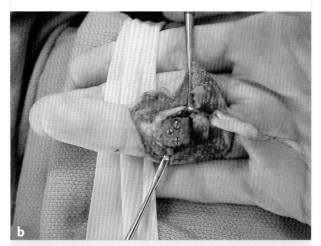

图 18.16　PIP 关节的 shotgun 入路，插入半腱骨软骨自体移植物

系统评价了 13 篇文献，结果为 71 例。总体 PIP 关节的平均运动范围为 77°，平均随访 36 个月，并发症发生率为 36%。大约 50% 的患者表现出骨关节炎的影像学表现，但很少有人抱怨疼痛或手指运动受损。

八、预测

PIP 关节具有 0°~120° 屈曲的宽范围运动。由于它位于手指的中心，这些关节使指尖通过一个大的运动弧线。为了使手指正常工作，它们需要这种运动范围，以及稳定性和舒适性。因此，这些关节处经常导致疼痛和僵硬的损伤，将对整个上肢的功能产生显著影响。患肢 4 指与拇指的相互作用更大，因此稳定性更重要。

在手的尺侧，手指对动力握力的产生贡献更大，因此其运动范围更为重要。

手掌小片状撕脱伤的预后通常是好的。

虽然中节指骨基部的关节骨折可能有一些重塑，且一些患者在早期活动的监督下自然更能承受损伤，但如果没有纠正关节的一致性，通常的结果是疼痛、关节僵硬、肿胀和痉挛。在任何情况下，应警告患者 PIP 关节不耐受伤害，并且手指可能会膨胀和僵硬几个月。转诊至手部治疗师的门槛应该足够低，以减少固定屈曲畸形的发生。此时患者的依从性很重要。

尽管尽了最大的努力，患者可能还是会留下僵硬和疼痛的关节，并且它还会损害手的其余部分的功能。在这种情况下，可能需要采取务实的观点。由于僵硬但无痛的关节无疑是可取的，融合可能是最好的选择（图 18.17）。

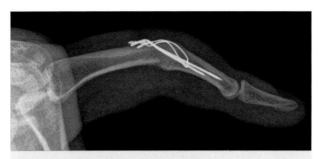

图 18.17 PIP 关节用张力带线技术融合

参考文献

[1] Day CS, Stern PJ. Fractures of the metacarpals and phalanges. In: Wolfe SW, Hotchkiss RN, Pederson WC, Kozin SH, eds. Green's Operative Hand Surgery. 6th ed. Philadelphia, PA: Elsevier Churchill Livingstone; 2011;239–290.

[2] Shewring DJ, Miller AC, Ghandour A. Condylar fractures of the proximal and middle phalanges. J Hand Surg Eur Vol. 2015; 40(1):51–58.

[3] Gaine WJ, Beardsmore J, Fahmy N. Early active mobilisation of volar plate avulsion fractures. Injury. 1998; 29(8):589–591.

[4] Phair IC, Quinton DN, Allen MJ. The conservative management of volar avulsion fractures of the PIP joint. J Hand Surg [Br]. 1989; 14(2):168–170.

[5] Hastings H, II, Carroll C, IV. Treatment of closed articular fractures of the metacarpophalangeal and proximal interphalangeal joints. Hand Clin. 1988; 4(3):503–527.

[6] Teoh LC, Yong FC, Chong KC. Condylar advancement osteotomy for correcting condylar malunion of the finger. J Hand Surg [Br]. 2002; 27(1):31–35.

[7] Newington DP, Davis TRC, Barton NJ. The treatment of dorsal fracture-dislocation of the proximal interphalangeal joint by closed reduction and Kirschner wire fixation: a 16-year follow up. J Hand Surg [Br]. 2001; 26(6):537–540.

[8] Hynes MC, Giddins GE. Dynamic external fixation for Pilon fractures of the proximal interphalangeal joints. J Hand Surg [Br]. 2001; 26(2):122–124.

[9] Suzuki Y, Matsunaga T, Sato S, Yokoi T. The pins and rubbers traction system for treatment of comminuted intra-articular fractures and fracture-dislocations in the hand. J Hand Surg [Br]. 1994; 19(1):98–107.

[10] Sammut D, Evans D. The bone tie. A new device for interfragmentary fixation. J Hand Surg [Br]. 1999; 24(1):64–69.

[11] Aladin A, Davis TRC. Dorsal fracture-dislocation of the proximal interphalangeal joint: a comparative study of percutaneous Kirschner wire fixation versus open reduction and internal fixation. J Hand Surg [Br]. 2005; 30(2):120–128.

[12] Deitch MA, Kiefhaber TR, Comisar BR, Stern PJ. Dorsal fracture dislocations of the proximal interphalangeal joint: surgical complications and long-term results. J Hand Surg Am. 1999; 24(5):914–923.

[13] Williams RM, Kiefhaber TR, Sommerkamp TG, Stern PJ. Treatment of unstable dorsal proximal interphalangeal fracture/dislocations using a hemi-hamate autograft. J Hand Surg Am. 2003; 28(5):856–865.

[14] Burnier M, Awada T, Marin Braun F, Rostoucher P, Ninou M, Erhard L. Treatment of unstable proximal interphalangeal joint fractures with hemi-hamate osteochondral autografts. J Hand Surg Eur Vol. 2017; 42(2):188–193.

[15] Frueh FS, Calcagni M, Lindenblatt N. The hemi-hamate autograft arthroplasty in proximal interphalangeal joint reconstruction:a systematic review. J Hand Surg Eur Vol. 2017; 40(1):24–32.

第十九章　屈肌和伸肌腱的撕脱骨折

Michael Solomons

译者：陈川

摘要：槌状指骨折是所有肌腱撕脱性骨折中最为常见的类型。大多数外科医生认为手指屈肌腱撕脱伤有必要手术治疗，而槌状指骨折的适应证和手术性质值得讨论。许多学者都致力于研究骨折大小对关节半脱位的影响，本章节将告诉我们，这两个问题是相关的，但不存在因果关系。此类创伤大部分可以通过非手术治疗，而当外科医生遇到关节掌侧半脱位时，也需要手术来纠正关节畸形，以恢复正常运动，防止关节交锁。

关键词：槌伤，槌状指骨折，Jersey 指，屈指深肌撕脱伤

一、伸肌腱撕脱骨折

（一）槌状指骨折

创伤机制

典型槌状指损伤是由手指处于伸直位时指尖强制弯曲引起的，可伴有小的撕脱骨折。这类损伤可发生在家中或运动时。

伸直位时的轴向受力会导致背侧较大的撕脱骨折和关节掌侧半脱位，这将在后面描述。

分类

与末节指骨背侧骨折容易混淆。本文将继续讨论骨折块大小，移位以及是否存在掌侧半脱位的问题。对槌状指损伤的分类（表 19.1），Doyle 按及关节面的骨折块大小来区分 4B 和 4C，但没有涉及关节掌侧半脱位。

最近的文献试图通过研究关节表面受累的特定百分比来预测关节是否出现掌侧半脱位，且这个数字为 43%~52%。

Kim 等提出屈指深肌腱在无夹板固定时对指骨的牵拉是造成掌侧半脱位的主要原因。

一篇发表于 1983 年并不幸被遗忘的论文，为我们提供了这个问题的答案。经典的槌状指机制：手指对抗阻力时的强制弯曲，例如接球，将导致真正的撕脱性骨折，且根据定义这只会是小的且不会导致掌侧半脱位的骨折。

如果轴向的力在手指轻微伸展时撞击指尖，则产生的骨折机制是剪切不是撕脱，根据定义这将是大的骨折块。Langer 和 Engber 称之为"过伸展槌状指"，这种掌侧

表 19.1　Doyle 对槌状指损伤的分类

类型	描述
1	闭合性损伤伴有或不伴有小的撕脱性骨折
2	开放性损伤（裂伤）
3	开放性损伤（涉及皮肤和肌腱物质的深度磨损）
4	槌状指骨折
	A：远端指骨骨伤（儿科）
	B：骨折片段涉及 20%~50% 的关节面
	C：骨折片段涉及 >50% 的关节面

剪切力是引起掌侧半脱位的原因。损伤的机制决定了骨折块的大小以及是否存在掌侧半脱位。这两者并非因果关系。事实是，大多数患者无法确切地回想起手指在受到压力时所处的位置以及施加力的方向。在这里我们重申一下，骨折块的大小不是掌侧半脱位的原因（图 19.1，表 19.2）。

一直以来，此类损伤的手术适应证是备受争议的。有人认为累及超过 30% 关节面的骨折是手术治疗的适应证。有些人认为背侧骨折块明显移位是手术治疗指征，由于其可能产生延迟愈合或不愈合，但如此认定仍然是非常主观的。大多数外科医生一致认为，随着时间的推移这类损伤的关节表现出令人难以置信的重塑能力，并且除非有掌侧半脱位，否则很少出现慢性关节病。这个观点虽然没有得到普遍接受，但许多手外科医生都认为掌侧半脱位是手术干预的指征。

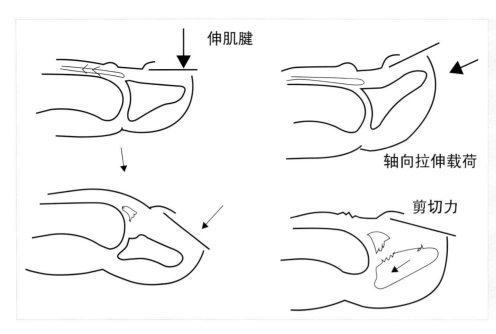

图 19.1　屈曲槌状指与过伸展槌状指

伸肌腱

轴向拉伸载荷

剪切力

表 19.2　分类和治疗方案

类型	描述	治疗
1	闭合伤	牵引夹板
2	开放性损伤（裂伤）	修复和克氏针
3	开放性损伤（涉及皮肤和肌腱物质的深度磨损）	软组织重建和克氏针
4	骨折	
	A：远端指骨骨伤（儿科）	如果甲床嵌入，可能需要手术治疗 物理学（Seymour 损伤）
	B：典型的屈曲槌状指骨折，无关节半脱位	除非明显移位且有不愈合的风险，否则使用夹板
	C：具有大骨折和关节半脱位的过伸型槌状指	需要手术

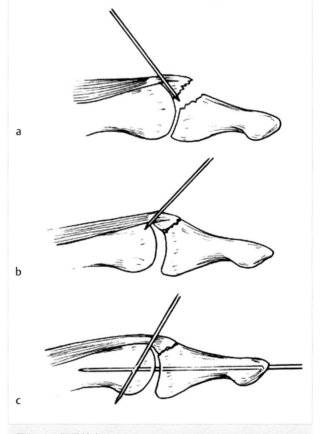

图 19.2　石黑技术

临床症状，辅助检查

槌状指骨折的典型形态是远端指间关节（DIP 关节）的背伸受限，通常几个月后才出现永久的屈曲畸形。

证据

一个由 Handoll 和 Vaghela 在 2004 年发表的对 Cochrane 数据库回顾性研究表明，没有足够的证据来确定是否手术。大多数研究人员认为，夹板固定适用于所有非骨折以及没有关节半脱位的槌状指。目前对于伴有掌侧半脱位的槌状指骨折，还没有随机对照研究来比较夹板固定和手术治疗的差异。

治疗方案

如何纠正掌侧半脱位并复位骨折块也是一个备受争议的问题。人们已经发明了许多治疗手段，其中被广泛使用的是伸指位克氏针固定技术。

这个方法涉及屈曲关节后，通过背侧骨折块近端向中节指骨插入克氏针以阻止骨折块向背侧和近端回缩。然后背伸关节以复位骨折，并通过第二根逆行克氏针固定

DIP 关节（图 19.2）。

这种技术有两个问题。第一个是背侧的克氏针基本上位于关节内并且穿过很薄的伸肌腱止点，2 根克氏针都有导致破坏性关节炎的风险。第二个问题是由于这是一种过伸性损伤，伤后关节的任何背伸都可能加剧掌侧半脱位。外科医生要小心地背伸末节指骨，并在植入逆行克氏针之前谨慎地将背侧骨折块进行平移复位。

如果骨折块足够大，则可以行切开复位内固定术（ORIF），通常使用 1.0mm 或 1.3mm 螺钉来进行固定，但要注意已经分离的小骨折块。Jupiter 和 Damron 使用张力带缝合或克氏针进行修复。

所有内固定技术，甚至外固定都试过无效后，可以用缝线固定骨折块，并在末节手指掌侧穿出，固定于钮扣和纱布上。所有治疗方案都有切口破裂、指甲畸形、关节僵硬和关节炎风险。

作者推荐的治疗方式

适应证

• 任何伴掌侧半脱位的骨折

• 明显移位的背侧骨折块，且在夹板上无法复位的（无论大小）。我们认为决定哪些骨折间隙有增加延迟愈合或不愈合的风险是非常主观的

手术策略

• 如果认为骨折块可以承受 1.0mm 螺钉而没有破碎的风险，那么用螺钉固定是首选方式（罕见）

• 对于大多数槌状指骨折，采用经骨缝合术

手术技术

外科手术在全身麻醉或局部麻醉下进行（Bier 阻滞）。

患者仰卧，手臂放在手术台上。使用止血带止血。采用背部"Y"形切口（图 19.3）。切开全层皮肤时需仔细保护生发基质。

此时需要小心地将骨折块从远端反折向近端。如果将骨折块和伸肌腱剥离开来那将是一个灾难性的错误。将骨折块小心地掀起并向近端反折，可以看到末节指骨处于掌侧半脱位。仔细刮除骨折端，去除大部分血肿和（或）早期愈合组织。通常可以将掌侧半脱位的指骨复位，但是在延迟手术时，可能需要对侧副韧带进行适当松解。

然后用 Adson 镊子夹住小的骨折块。选择 23 号针头作为钻孔装置，将针头放入电钻中。从骨折端开始平行地钻两个孔，并在伸肌腱止点处钻出（图 19.4）。

随后，两个 23 号针头在骨折块处从背部穿过小骨折块到掌侧。持续用力，直到在骨折部位可见针的痕迹。这个阶段重要的是尽可能好地复位脱位和骨折。利用电钻将

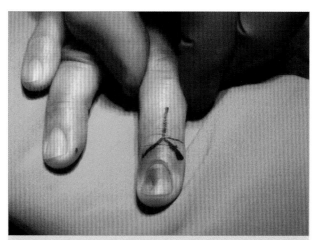

图 19.3 "Y"形切口

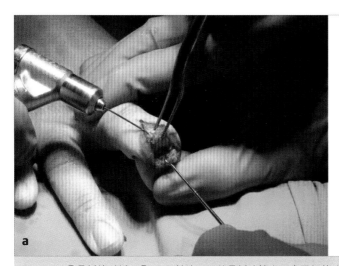

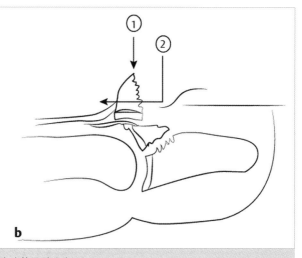

图 19.4 ①骨折块反折，②23 号针头用于从骨折端钻出两个平行的孔直达伸肌腱止点

23 号针头从末节指骨掌侧穿出。这样就确保了骨折块中的两个孔是连续的。如果不是，那当缝线收紧时，就会产生移位（图 19.5）。

一旦在末节指骨的骨折端形成起始孔，则可以复位骨折块，并且通过起始孔来引导缝合针线徒手穿过末节指骨。两个针在末节指骨穿过掌侧皮质到达掌侧纵向切口。此时需要将切口一直向下直到暴露屈指深肌腱止点，来确保缝合线不夹住软组织（图 19.6）。

将 prolene 缝线预拉紧并移除针头。两端穿过 23 号针头，到达骨折块背侧。

然后将两个线头拉紧，使缝线紧贴掌侧骨膜，此时确保没有任何软组织卡压，尤其是没有神经血管的损伤（图 19.6）。使用两个 23 号针头再次对背侧骨块进行同样的操作，并且将 3/0 prolene 缝线从骨折块的掌侧向背侧穿出（图 19.7）。

下一阶段包括复位关节，并在指端顺行穿入一根克氏针。最好尝试将克氏针穿过完整的掌侧关节面。如果不这样做，就可能出现由于克氏针穿过骨折端而阻碍骨折的复位。如果无法做到，则需要将克氏针穿过骨折块并将其拉出，使得在骨折部位看不到克氏针（图 19.8）。

在复位骨折时，可逆行地将克氏针穿过 DIP 关节，作者选择 0.9mm 克氏针。用两个分开的针头穿过背部骨折碎片，prolene 缝线的两个末端通过骨折碎片从掌侧传递到背侧（图 19.6）。之后复位骨折并固定，使用 X 线来确认是否完美复位（图 19.9）。

确认复位后，将克氏针穿过骨折块，并将缝合线小心地打结（图 19.10）。

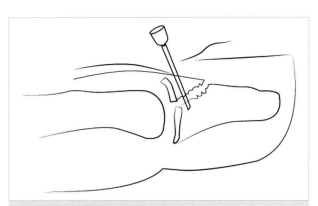

图 19.5 23 号针穿过缩小的碎片以标记相对的断裂表面，因此孔排成一行

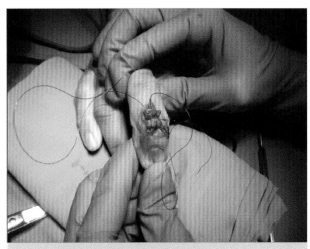

图 19.7 prolene 缝合线穿过骨折块和指骨

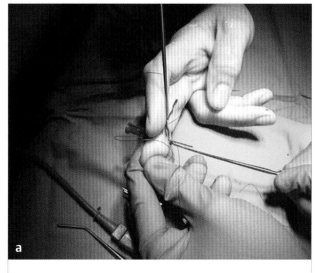

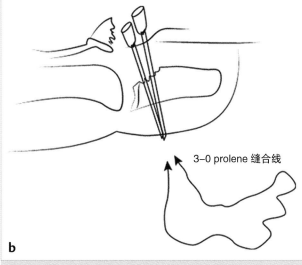

图 19.6 23 号针穿过骨头并离开掌侧。3/0 prolene 缝合线穿过 2 根针，必须紧贴在骨膜上

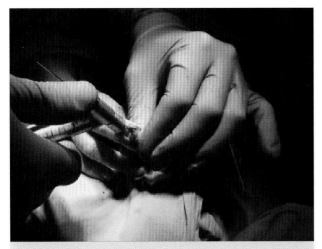

图 19.8　DIP 关节克氏针正向 - 逆行技术

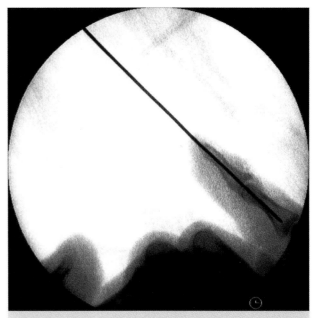

图 19.9　在缝合之前使用 X 线透视检查确认复位

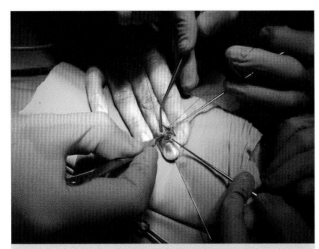

图 19.10　手术部位克氏针助协骨折复位，复位后缝合线紧密贴合

这项技术如插图所示（图 19.11）。

充分止血后用 5/0 尼龙线间断关闭切口。

由于关节有克氏针固定，因此不需要外夹板固定。在术后第 10 天时，去除缝线后并用敷料包裹。通常将克氏针保持在适当位置至少 4 周，然后在支具固定下小心地活动患指。除去克氏针后的前 2 周仅允许主动运动，克氏针移除 6 周后开始进行轻微的被动运动。

预测

无关节半脱位的 4B 型骨折预后良好。即使是中度移位的骨折块也会愈合，并会有一定程度的关节重塑。慢性关节炎很少见。

矫正半脱位关节的手术具有所有手部关节周围手术的固有风险——僵硬。预期屈曲度大约为 50°，受限 5°~10°，慢性关节炎很少成为问题。

（二）纽扣骨折

与背侧骨折相关的纽扣型损伤相对罕见。作者认识到两种模式：

1. 小的撕脱骨折，即附着在肌腱上的一小块骨块。单纯肌腱损伤常常由于难以缝合而被非手术治疗，对于有小骨折块的损伤，外科医生有机会进行牢靠地固定并可以早起开始功能锻炼。我们可以使用锚钉固定和通过中节指骨基底部钻孔来进行张力带固定。

2. 大的骨折块适合直接螺钉固定。

（三）桡侧腕长伸肌腱撕脱骨折

这是一种极为罕见的损伤。最近 Najefi 等回顾了该类损伤。他们在文献中描述了 18 例病例。

总体感觉是最好进行解剖复位和牢固固定，以允许术后的康复锻炼（图 19.12，图 19.13）。

二、屈肌腱撕脱骨折

屈指深肌腱撕脱骨折

创伤机制

这种损伤的经典描述是"Jersey 手指"，它可以发生在橄榄球及足球运动中，尤其是橄榄球。任何导致完全屈曲的手指被迫伸直的活动都会引起该损伤。狗牵引绳，冲浪带和马缰绳都易导致这类损伤。由于无名指在屈曲时处于最长的位置，因此受到最大的张力，所以我们很少看到"Jersey 手指"累及无名指以外手指的病例。

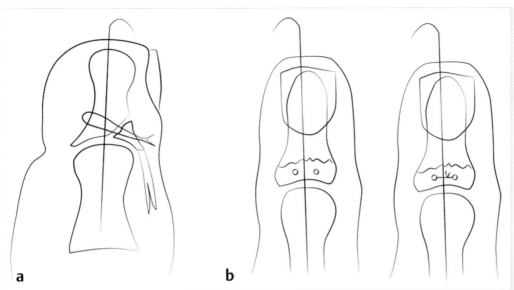

图 19.11　该技术的示意图

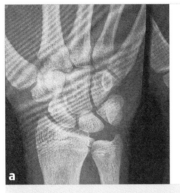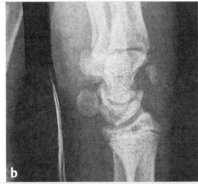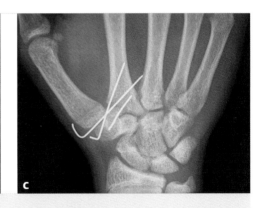

图 19.12　用克氏针固定的掌骨基底的桡侧腕长伸肌腱（ECRL）

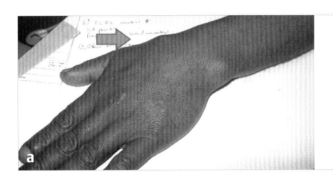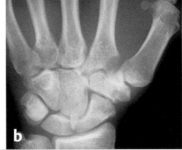

图 19.13　第二例桡侧腕长伸肌腱撕脱骨折的临床案例和 X 线片。蓝色箭头指向肿胀和触痛

分类

Leddy 和 Packer 将屈指深肌腱撕脱骨折分为 5 组（表 19.3），这是骨科中关于该种损伤为数不多的分类之一，其中 1 型比 3 型更难和更紧急。

类型 1 是肌腱撕脱骨折，并且撕裂长和短的滑车，并一直缩回手掌。肌肉和肌腱回缩，滑车结构迅速变窄。时间至关重要，这类损伤最好在 3~7 天内治疗。

类型 2 是小的撕脱骨折，肌腱收缩，直到骨折块阻挡在屈指浅肌腱分叉处。肌腱末端位于 A3 滑车下方或紧邻 A3 滑车。显然，回缩不明显，但让肌腱和小骨折块通过 A4 滑车可能是棘手的。一个有用的技巧是可以使用滑车扩张器（或尿道扩张器）（图 19.14）。

类型 3 涉及一块大块的骨块，它与屈指深肌腱的止点指骨脱离。由于其尺寸，它不能穿过 A5 滑车并保留在

表 19.3　屈指深肌腱撕脱伤的分类

Leddy 和 Packer 对 FDP 撕裂的分类（1977）	
类型 1	肌腱撕脱，短和长的滑车破裂，缩回手掌
类型 2	具有小碎骨片的撕脱。阻挡在屈指浅肌腱分叉处
类型 3	具有大碎骨片的撕脱。卡在 A5 滑车
类型 4	肌腱脱离撕裂的骨碎片，位于比骨碎片更近的位置
5 型	大撕脱骨折（3 型）伴有末节指骨的其他骨折
5A 型	关节外
5B 型	关节内

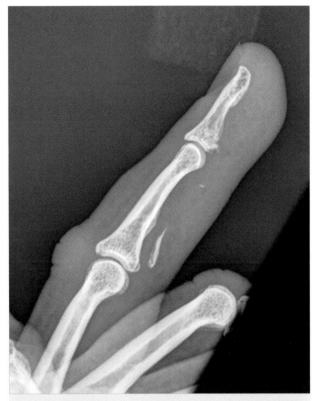

图 19.14　PIP 关节水平的屈指深屈肌（FDS）交叉阻滞 2 型撕脱骨折

末节指间关节处。

非常罕见的是，研究人员看到损伤处有一个大的骨碎片，提示是 3 型，但在手术（或术前超声）中发现肌腱从这个骨碎片上撕脱，并位于 1 型或 2 型位置。这些损伤非常罕见，通常作为 3 型损伤处理。

临床图片

最引人注目的特征是无法弯曲患指的 DIP 关节。如上所述，它几乎总是位于无名指。撕脱肌腱的最终静止位置决定了进一步的体征和症状。如果它缩回到手掌（类型 1）中，那么它通常可以是在 A1 滑车处或靠近 A1 滑车处触及非常柔软的包块。如果它保持在 PIP 关节，那么这个关节的屈曲可能是痛苦和有限的。

手术选择

2 型损伤几乎都是单纯的撕脱伤（1 型）。将强韧的肌腱缝线牵引肌腱末端以及小的骨片。然后通过一个纽扣或骨锚钉固定到末节指骨。

类型 3 的处理取决于骨折块的大小。

单个大骨折块可以用 1 枚小的拉力螺钉（1.5mm 或 2.0mm）固定。

如果碎骨片较小或有任何粉碎，则将肌腱缝线穿过肌腱、骨折块和末节指骨，并通过纽扣捆绑在一起。

有些研究人员使用过夹板。由于屈肌腱止点覆盖末节指骨近端掌侧的大部分或全部，故限制了对骨的操作。

作者推荐的治疗方式

研究人员不相信附着在屈指深肌腱上的撕脱性骨折的力可以通过单枚皮质螺钉抵抗。我们常使用可拔出缝线，即使对于大骨片也是如此。

将 3/0 prolene 缝线通过钻孔，该钻孔由 23 号针从背部到掌侧穿过碎片制成。

用双排针从掌侧到背侧穿过骨折块。移除针头留下缝线末端。新的 23 号针被用作"手钻"，使两个孔穿过末节指骨，并从甲床背侧穿出。两个新的 23 号针头从背侧到掌侧横穿前两个针头。2/0 prolene 缝线穿过针道以离开甲板，在纽扣处打一个标准的结。

术后手腕和手背侧石膏板固定，手腕弯曲 30°，掌指关节（MP）弯曲 60°。开始完全主动屈曲，且没有抗阻屈曲，并注意所有关节的主动伸展。在 4 周时，去除石膏，再过 2 周后取下扣子。因为骨与骨的愈合，允许在 8 周时完全抗阻力屈曲。

预测

这在很大程度上取决于手术时间。3 天后，收缩的屈指深肌腱肿胀和短缩，这使手术变得困难。屈曲畸形是一种常见的进展，需要通过夹板和物理疗法进行预防和解决。10 天后行手术，1 型撕脱伤取得有利结果的可能性大大降低，需要与患者进行关于利弊的详细讨论。尽管如此，我们在选定的病例中进行了 6 周后的手术，结果令人满意。显然，2 型和 3 型伤害可以在之后进行矫正，因为重建的距离要小得多。

参考文献

[1] Doyle JR. Extensor tendons—acute injuries. In: Green DP, Hotchkiss RN, Pederson WC, eds. Green's Operative Hand Surgery. 4th ed. Philadelphia, PA: Churchill Livingstone; 1999:1962–1971.

[2] Husain SN, Dietz JF, Kalainov DM, Lautenschlager EP. A biomechanical study of distal interphalangeal joint subluxation after mallet fracture injury. J Hand Surg Am. 2008; 33(1):26–30.

[3] Kim JK, Kim DJ. The risk factors associated with subluxation of the distal interphalangeal joint in mallet fracture. J Hand Surg Eur Vol. 2015; 40(1):63–67.

[4] Lange RH, Engber WD. Hyperextension mallet finger. Orthopedics. 1983; 6(11):1426–1431.

[5] Handoll HH, Vaghela MV. Interventions for treating mallet finger injuries. Cochrane Database Syst Rev. 2004(3):CD004574.

[6] Ishiguro T, Itoh Y, Yabe Y, Hashizume N. Extension block with Kirschner wire for fracture dislocation of the distal interphalangeal joint. Tech Hand Up Extrem Surg. 1997; 1(2):95–102.

[7] Jupiter JB, Sheppard JE. Tension wire fixation of avulsion fractures in the hand. Clin Orthop Relat Res. 1987(214):113–120.

[8] Damron TA, Engber WD. Surgical treatment of mallet finger fractures by tension band technique. Clin Orthop Relat Res. 1994(300):133–140.

[9] Bauze A, Bain GI. Internal suture for mallet finger fracture. J Hand Surg [Br]. 1999; 24(6):688–692.

[10] Ulusoy MG, Karalezli N, Koçer U, et al. Pull-in suture technique for the treatment of mallet finger. Plast Reconstr Surg. 2006; 118(3):696–702.

[11] Najefi A, Jeyaseelan L, Patel A, Kapoor A, Auplish S. Avulsion fractures at the base of the 2(nd) metacarpal due to the extensor carpi radialis longus tendon: a case report and review of the literature. Arch Trauma Res. 2016; 5(1):e32872.

[12] Leddy JP, Packer JW. Avulsion of the profundus tendon insertion in athletes. J Hand Surg Am. 1977; 2(1):66–69.

第三部分

掌骨骨折

3

第二十章　第二到第五掌骨的近端关节内骨折和脱位

Michael Schädel-Höpfner

译者：陈川

摘要：第二到第五掌骨近端的骨折和脱位是罕见，但有临床意义的损伤。从第二到第五掌骨轴线上可见腕掌关节的解剖和功能是不同的，桡偏运动性小而尺偏运动性很高。骨折和脱位的临床症状可能不明显。在手的初始影像学评估中经常低估这些损伤的程度。通常建议使用 CT 来显示骨骼和关节损伤的整个范围。需要准确恢复骨和关节的解剖结构，以保持手部功能和预防疼痛性骨关节炎。早期手术治疗效果最佳。根据受伤程度，应采用不同的个体治疗策略。操作概念包括闭合或开放式复位技术以及克氏针，螺钉或板的固定。如果处理得当，可以获得良好的中期和远期结果。

关键词：掌骨，腕掌关节，骨折，骨折脱位，复位，固定

一、简介

第二到第五掌骨基底部骨折和腕掌关节骨折脱位是罕见的损伤，其可能额外影响相应的腕骨和附着的韧带。Blandin 首先在 1844 年描述了腕掌关节骨折脱位。Dobyns 等发现手部 1621 例骨折中仅有 3 例这种损伤，即不到 0.2%。腕掌关节骨折脱位也可能发生在第一掌骨，它们相当普遍，称为 Bennett 和 Winterstein 骨折。

对于第二到第五掌骨，损伤范围从一个或几个掌骨基底部非移位骨折的简单损伤，到腕掌关节骨折脱位的严重损伤和软组织相当大的损伤。稳定的孤立性骨折并不常见，而不稳定的骨折脱位较多见。治疗这些损伤是多方面的，涉及准确的诊断，治疗策略，精确的复位和稳定的固定。

二、创伤机制与解剖学

第二到第五的腕掌关节损伤主要是由于高能量损伤，例如冲击（54%），交通伤（23%）和跌倒（14%）引起的轴向压缩。

这些损伤中超过一半会影响第五掌骨的力线，因为它暴露在手的尺侧，并且其具有较高的活动性。然而，通常存在导致腕掌关节损伤的多个、可再现的损伤机制。即使在受控的实验室条件下，手的这个区域也会产生不同的骨折模式。

与拇指腕掌关节相反，第二到第五掌骨通过稳定的

韧带附着固定到远排腕骨。稳定性从尺侧向桡侧增大，由第二和第三掌骨的基底部形状支撑，其精确地适合小多角骨和头状骨的相应表面。掌骨通过背侧和掌侧腕掌韧带固定到腕骨远端。此外，通过掌骨间韧带增加稳定性。最坚硬的是固定第二掌骨的基底部，该掌骨将弯曲的关节面固定在小多角骨上还将坚固的韧带固定在周围的骨头上。此外，第二掌骨的桡侧和尺侧髁分别与小多角骨和第三掌骨的基底部形成关节。通过在第二掌骨的基底部植入的桡侧腕伸肌腱也增加了稳定性。由于这个原因，第二个腕掌关节很少受到骨折的影响，只有极少数情况下才能看到骨折脱位（图 20.1）。

然而，腕掌关节表现出一定的活动性，特别是对于第五和第四手指而言。El-Shennawy 等在尸体腕部的三维运动学分析中检查了这些关节的活动性。他们发现小指有相当大的运动范围可以使伸直 - 屈曲度达到 44°，而无名指则达到 20°。这种相当高的活动性保证了强有力的抓握，特别是当包围物体时，以及例如用于舀水的动作。相比之下，第二和第三腕掌关节的伸直 - 屈曲活动范围分别仅为 11° 和 20°。因此，第二和第三腕掌关节具有更稳定的功能并且被作为手的中心柱。由于这些生物力学考虑，对于第五和第四腕掌关节的损伤，由于其高活动性和握持功能的重要性，应该针对关节解剖学来讨论重建的最佳可能。

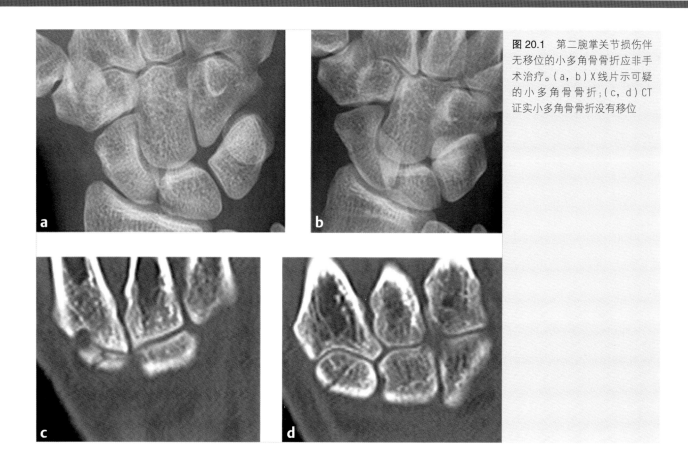

图 20.1　第二腕掌关节损伤伴无移位的小多角骨骨折应非手术治疗。(a，b) X 线片示可疑的小多角骨骨折；(c，d) CT 证实小多角骨骨折没有移位

三、分类

腕掌关节骨折脱位的典型损伤类型包括所涉及掌骨轴向近端—背侧移位，其中基底部的一个或多个骨折保留在手掌侧。此外，远排腕骨可能有骨折，最常见的是横形或撕脱性骨折。CT 可以最好地显示骨折、移位和脱位的整个范围。

对于手掌骨折的 AO/OTA 分类，掌骨和腕骨骨折均包含在手掌骨折中，但目前尚无被普遍接受和有用的骨折和骨折脱位分类。这种分类不足以体现特定损伤的所有特征。目前所有分类都没有充分考虑可能的骨折脱位和腕骨骨折。

因此，在临床路径中，已经建立了描述以下主要损伤的问题：

- 涉及掌骨的数量和位置（大多数是第五和第四掌骨）
- 单纯骨折，单纯脱位或掌骨骨折脱位（多为骨折脱位）
- 掌骨脱位的方向（多为背侧）
- 远排腕骨的额外骨折（多为钩骨）

仅对于第五掌骨基底部的骨折，存在特定的分类。

在对 64 例病例进行分析的基础上，Kjaer-Petersen 等描述了 4 种典型的骨折模式。但是，这种分类并没有被经常使用，因为它对决策的影响很小。

尽管如此，第五掌骨基底部的损伤仍显示出一些特殊性。由于尺侧伸腕肌腱施加力，一般情况下易发生移位和脱位。这导致骨折远端典型的向近端移位，而当它们的韧带及周围组织完整时，基底碎骨片可保留在掌侧和桡侧。与第一掌骨基底部的骨折相似，这些损伤被命名为婴儿 Bennett 或镜像 Bennett 的骨折。此外，骨折块的桡偏是由小鱼际肌肉引起的。桡侧腕伸肌腱的撕脱性骨折是另一种不稳定的情况。因此，第五掌骨基底部的大部分损伤需要复位和固定。

四、临床症状和辅助检查

通常，患者会报告某种类型的损伤，特别是如果由跌倒或交通伤导致的手部受到严重的钝力冲击。如果发生重击，病史可能会被掩盖，由此一些患者就医出现明显延迟。

在临床检查和 X 线片上容易忽略第二到第五掌骨基底的骨折乃至骨折脱位。没有移位的骨折临床症状可能是

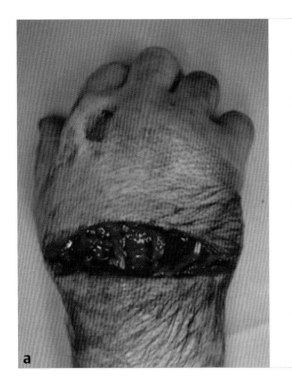
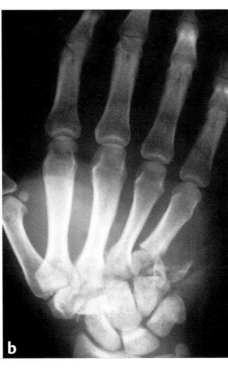

图 20.2 开放性腕骨骨折，第二到第五掌骨移位，具有相当大的软组织损伤。(a) 临床表现；(b) X 线片显示严重移位

轻微的，但即使有明显的移位，症状可能也不明显。各掌骨底部或整个手背的局部压痛和肿胀表明骨折。腕掌关节的活动受限，活动时疼痛以及抓握力的丧失应被视为阳性体征。如果肿胀不明显，则可触摸到移位。在手背桡侧"叉子样畸形"与桡骨远端骨折中的"餐叉样畸形"相似，特别是在连续的骨折脱位中。开放性损伤很少见，但需要即刻进手术治疗（图 20.2）。

五、研究性调查

如果通过病史和临床检查怀疑手部骨骼或关节受伤，则必须进行影像学检查。对于腕掌关节损伤，应牢记在所有情况下骨折和移位都不明显。一方面，这是因为这些伤害并不常见。另一方面，由于掌骨基底的叠加，它们难以在斜位和侧位影像中检测到。尽管如此，仍然应该进行完整的 X 线检查，包括 3 个标准的腕关节和掌骨：

- 正位
- 侧位
- 倾斜：第四和第五掌骨需要半旋后位，第二和第三掌骨需要半旋前位

在正位 X 线分析中，应仔细考虑腕骨和掌骨相应关节面的平行线（图 20.3）。Fisher 等已经强调了这些关节线的重要性，这些关节线在腕掌关节脱位时会重叠。然而，这需要理想的正位投影，这可能由于诊疗过程中的疼痛而难以获得。

一般而言，如果怀疑有腕掌关节损伤，当已经通过 X 线片证实时，应进行 CT 检查。CT 即排除或验证损伤并揭示骨和关节损伤的程度。这也与腕骨骨折有关，这在腕掌关节损伤中很常见。CT 应该用薄片（≤ 1mm）和多平面重建完成。

六、治疗

所有主要的治疗决策都应该依据确切的诊断上，而准确的诊断又应该建立在 CT 对损伤类型的分析上。

首先，应该确定损伤是否可以通过非手术治疗（一般不可以）。如果手术治疗是必须的，那么在入路和植入物的选择上也应考虑 CT 的结果。

（一）非手术治疗

由于第二到第五掌骨的基底部损伤通常是不稳定的损伤，保守治疗并不常见。稳定和非移位的基底部骨折可以通过非手术治疗（图 20.4）。在这些罕见的情况下，首先应用石膏或夹板，手指不一定包括在内。在肿胀和初始疼痛已减少之前，即 1 周后，应使用中手支架固定（图 20.5）由于骨折是稳定的，固定不应超过 3 周。建议仅在少数情况下，即手指关节被不必要地固定和（或）患者忽略手指

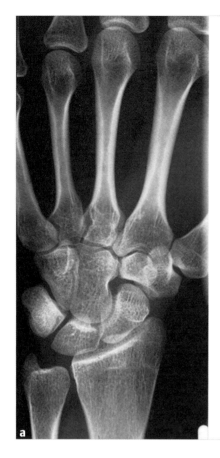

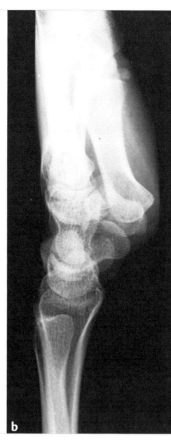

图 20.3　具有正确视图的 X 线片，显示在第二到第五掌骨的基底部没有骨折或移位。(a) 腕骨和掌骨关节线应该在正位视图上平行；(b) 在侧位视图中，第二到第五掌骨的背部与头状体和钩骨的背侧皮质成一条线

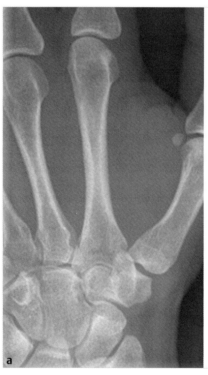

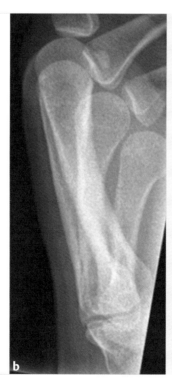

图 20.4　第二掌骨基底部的稳定和无移位骨折，仅需短时间固定。(a) 正位；(b) 侧位

运动此时需要物理治疗。通常，预期功能可以完全恢复。

对于腕掌关节脱位不通过必要的固定而使用闭合复位想达到稳定的关节这是不常见的（图 20.6）。然后将支具固定时间延长至 4~6 周，并且允许所有手指关节不受限制地

活动。

（二）手术治疗

对于腕掌关节关节和第二到第五掌骨基底部的损伤，在大多数情况下手术治疗是必要的。这些可能与移位、脱

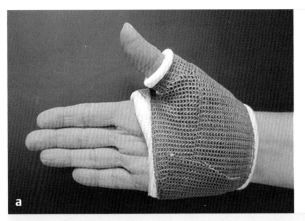
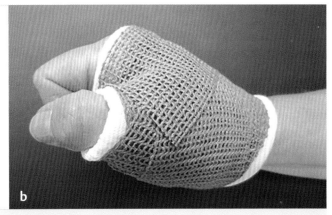

图 20.5　用于保守治疗稳定和非移位的第二到第五掌骨基底骨折的中手支具

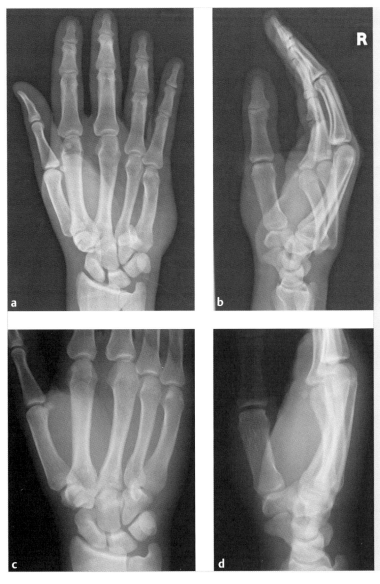

图 20.6　成功闭合复位和非手术治疗孤立性第三和第四腕掌关节脱位。(a，b) 由于冲击导致轴向创伤后完全脱位；(c，d) 正常关节解剖和闭合复位后的稳定状态

位、不稳定，软组织条件或这些组合有关。

通过对 X 线片和 CT 的全面分析，可以识别出骨和关节损伤的程度。这决定了手术方法，包括植入物的入路和选择。克氏针用于固定小碎片，腕掌关节和腕骨间关节，

螺钉对腕关节骨折的固定也很有帮助。

如果掌骨骨折线向远端延伸或向内延伸，或在罕见的例外情况下，为临时或明确的腕掌关节固定，则应使用钢板。

孤立的腕掌关节脱位并不常见，通常伴随的骨折会导致其不稳定。

闭合复位可以通过向远侧拉动相应的手指并在掌骨基底部施加背侧压力来进行。

尽管这可能是成功的，但是通过夹板固定通常会不稳定。由于再脱位的高风险，早期复位和后期固定存在争议。如果最初不能进行具有解剖固定的明确治疗，则可以推迟用于复位的疼痛操作，直到达到理想治疗的要求。先决条件是没有关键的软组织损伤和骨筋膜室综合征。闭合复位或切开解剖复位内固定的手术治疗时间不应延迟超过48h。

如果可以实现解剖复位，并且如果不存在或仅存在小的腕骨碎片，则通过克氏针进行闭合复位和固定是有利

的。在这种情况下，克氏针可以经皮放置，用于腕掌关节固定和（或）将一个掌骨固定到另一个掌骨上（图20.7）。克氏针的首选直径为1.0~1.4mm。应注意避免导致骨骼热损伤，这将导致坏死和骨折，特别是在较细的掌骨轴上。

克氏针的位置和数量取决于损伤模式、特定的术中情况以及外科医生的经验。

当闭合复位导致不令人满意的结果并且存在相关的腕骨骨折时，建议切开复位。使用背侧纵向或弧形切口很容易暴露骨折块和关节线。必须保护浅表感觉神经和伸肌腱。在不稳定的条件下，开放复位应该特别注意避免掌骨的畸形，因为手指的交指或发散畸形必然会导致手掌功能受损。掌骨基底部或相邻腕骨（大多数情况下是钩骨）的较大碎骨片可通过小螺钉固定以恢复关节解剖（图20.8）。

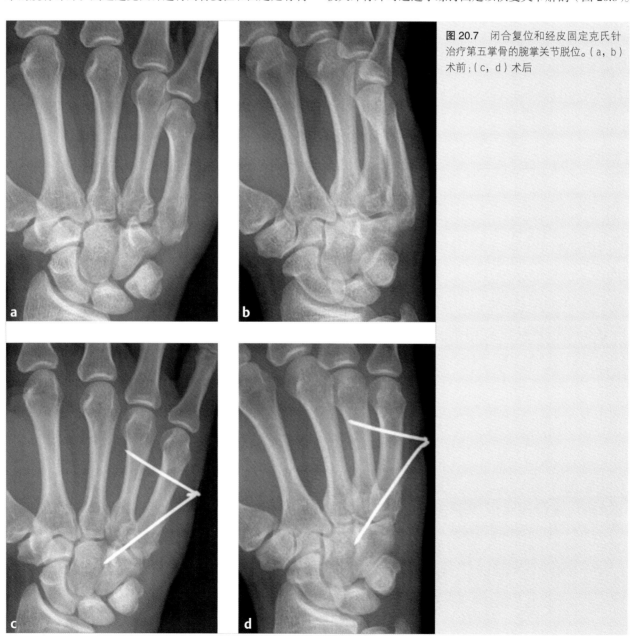

图20.7　闭合复位和经皮固定克氏针治疗第五掌骨的腕掌关节脱位。(a, b) 术前；(c, d) 术后

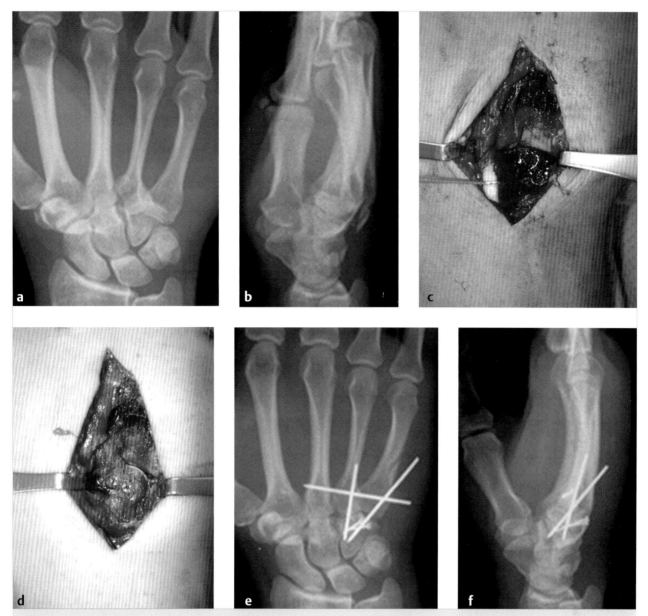

图 20.8 克氏针和螺钉的开放复位固定治疗第四、第五腕掌骨折脱位。(a，b) 术前；(c，d) 螺钉固定前后钩骨的术中情况；(e，f) 术后

钢板可以应用于掌骨骨折，包含掌骨的更远端部分（图 20.9）。在完全不稳定的情况下，钢板也可用于桥接而不直接固定掌骨的粉碎基底部。

术后治疗包括固定腕掌关节 6 周。所有手指关节，包括腕掌关节，都应尽快锻炼，以避免僵硬。在骨骼和韧带愈合后，应移除所有桥接植入物以允许活动，特别是小指的腕掌关节。6 周后可以常规去除克氏针。如果没有影响，可以将螺钉留下。

七、证据

没有足够的证据支持诊断中的特定方法，尤其是治疗第二到第五腕掌关节关节的损伤。大多数出版物都是案例报道，提供了有关种类和数量，这些伤害的特殊损伤涉及的骨骼和关节，脱位的类型，以及各自的治疗方式。然而，即使是现有存在相当大的特殊小病例系列也包含损伤。由于这些损伤的多样性，且缺乏比较研究，前瞻性随机对照试验将会极难进行。因此，给定的建议是基于最佳临床实践。

八、作者推荐的治疗方式

由于第二到第五掌骨基底部的大多数骨折和骨折脱位是闭合性损伤，因此可以彻底按计划治疗。这总是需要

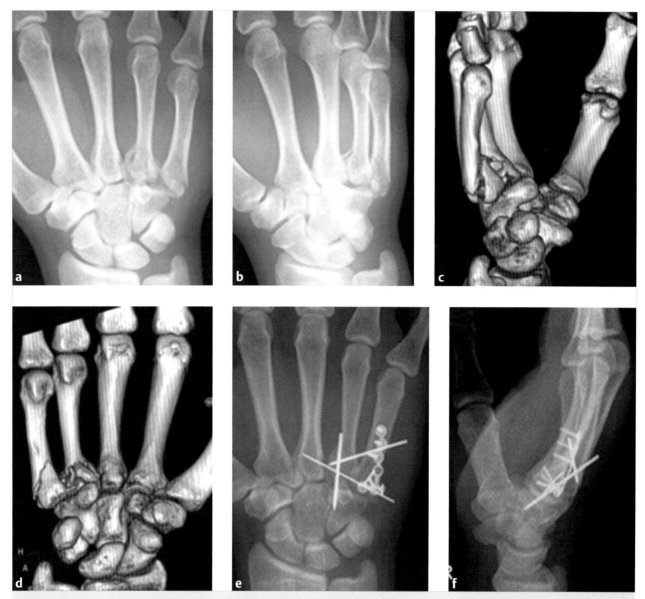

图 20.9　通过克氏针和钢板的开放复位和固定处理的第四和第五腕掌骨折脱位。(a, b) 术前；(c, d) CT 显示第四、第五掌骨的背侧移位及其基部的粉碎；(e, f) 术后

CT 来分析损伤类型并计划手术过程。通常，可以在损伤后 48h 内进行有效治疗。在此之前，为了减少肿胀，将手固定并抬高。只有在严重的移位 / 脱位，开放性损伤或筋膜间隔区综合征的情况下，才需要立即治疗。

克氏针的闭合复位和经皮固定是腕掌关节移位和小骨折块的首选。如果在这些情况下，在 X 线控制下的复位成功，并且临床检查显示没有旋转畸形，则相关的掌骨由 1.2~1.4mm 的克氏针固定。对于这些固定，通过腕掌关节，将克氏针从相应掌骨的近端1/3 放置到相邻的腕骨（主要是钩骨）中。可能很难找到克氏针的正确角度，但必须避免重复钻孔导致的热坏死。

对于第五掌骨，可以使用 1 根或 2 根克氏针，但对于所有其他掌骨，1 根克氏针通常就够了。从尺侧向桡侧放置的平行于腕掌关节线的掌骨基底部的克氏针可以实现额外的稳定性。由于掌骨基底部的拱形结构，这种克氏针也可能难以正确放置。

如果在腕骨或掌骨处有大的骨折，并且如果闭合复位不能令人满意，则需要开放复位和固定。开放式手术可以直接观察骨折线和关节线。然而，小碎骨片的复位和固定可能更加困难，因为它们的软组织附着需要被剔除，否则会使韧带嵌顿。由于开放手术必须保证精确复位，并且还需要稳定的固定，因此我研究人员更喜欢用螺钉固定腕骨和掌骨碎片。

我们使用克氏针进行额外的固定，这在大多数情况下是必须的，并且可以修复非常小的碎片。对于在掌骨中向远端延伸的骨折，钢板是一种选择。

九、技巧和窍门

- X 线检查必须包括 3 个平面的影像
- CT 检查是必须的
- 在大多数情况下，手术治疗至关重要
- 对于具有小碎骨片的移位，首选通过克氏针进行闭合复位和固定
- 对于较大的碎骨片和（或）闭合复位后效果不理想者，宜通过螺钉 / 钢板进行开放式复位和内固定
- 对于所有不稳定的损伤，都建议使用克氏针固定

十、预测

在第二到第五掌骨的基底关节内骨折和脱位后，其结果不令人满意的两个主要原因是漏诊和忽略了二次移位。另一方面，如果仔细分析了损伤类型，特别是通过应用 CT，并且在个性化治疗理念内合适地解决了损伤的所有组成部分，则可以预计取得良好且可重复的结果。手术经验和个人技术是达到治疗目标的关键，即实现手的无痛功能和预防骨关节炎。通常可以避免二次关节融合，尤其是第五和第四腕掌关节的融合。

参考文献

[1] Blandin N. Luxation incomplète du troisième métacarpien en haut. J des Connaissances Méd.- Chir. 1844; 12:177–179.

[2] Dobyns JH, Linscheid RL, Cooney WP, III. Fractures and dislocations of the wrist and hand, then and now. J Hand Surg Am. 1983; 8(5 Pt 2):687–690.

[3] Windolf J, Rueger JM, Werber KD, Eisenschenk A, Siebert H, Schädel-Höpfner M. Behandlung von Mittelhandfrakturen. Empfehlungen der Sektion Handchirurgie der Deutschen Gesellschaft für Unfallchirurgie. Unfallchirurg. 2009; 112(6):577–588, quiz 589.

[4] Yoshida R, Shah MA, Patterson RM, Buford WL, Jr, Knighten J, Viegas SF. Anatomy and pathomechanics of ring and small finger carpometacarpal joint injuries. J Hand Surg Am. 2003; 28(6):1035–1043.

[5] Fisher MR, Rogers LF, Hendrix RW. Systematic approach to identifying fourth and fifth carpometacarpal joint dislocations. AJR Am J Roentgenol. 1983; 140(2):319–324.

[6] Waugh RL, Yancey AG. Carpometacarpal dislocations with particular reference to simultaneous dislocation of the bases of the fourth and fifth metacarpals. J Bone Joint Surg Am. 1948; 30A(2):397–404.

[7] Carroll RE, Carlson E. Diagnosis and treatment of injury to the second and third carpometacarpal joints. J Hand Surg Am. 1989; 14(1):102–107.

[8] El-Shennawy M, Nakamura K, Patterson RM, Viegas SF. Three-dimensional kinematic analysis of the second through fifth carpometacarpal joints. J Hand Surg Am. 2001; 26(6):1030–1035.

[9] Takami H, Takahashi S, Ando M. Isolated volar displaced fracture of the ulnar condyle at the base of the index metacarpal: a case report. J Hand Surg Am. 1997; 22(6):1064–1066.

[10] Petracić B, Siebert H. AO-Klassifikation der Frakturen des Handskeletts. Handchir Mikrochir Plast Chir. 1998; 30(1):40–44.

[11] Kjaer-Petersen K, Jurik AG, Petersen LK. Intra-articular fractures at the base of the fifth metacarpal. A clinical and radiographical study of 64 cases. J Hand Surg [Br]. 1992; 17(2):144–147.

[12] Lundeen JM, Shin AY. Clinical results of intraarticular fractures of the base of the fifth metacarpal treated by closed reduction and cast immobilization. J Hand Surg [Br]. 2000; 25(3):258–261.

[13] Niechajev I. Dislocated intra-articular fracture of the base of the fifth metacarpal: a clinical study of 23 patients. Plast Reconstr Surg. 1985; 75(3):406–410.

[14] Bushnell BD, Draeger RW, Crosby CG, Bynum DK. Management of intra-articular metacarpal base fractures of the second through fifth metacarpals. J Hand Surg Am. 2008; 33(4):573–583.

[15] Goedkoop AY, van Onselen EB, Karim RB, Hage JJ. The 'mirrored' Bennett fracture of the base of the fifth metacarpal. Arch Orthop Trauma Surg. 2000; 120(10):592–593.

[16] DeLee JC. Avulsion fracture of the base of the second metacarpal by the extensor carpi radialis longus. A case report. J Bone Joint Surg Am. 1979; 61(3):445–446.

[17] Treble N, Arif S. Avulsion fracture of the index metacarpal. J Hand Surg [Br]. 1987; 12(1):38–39.

[18] Crichlow TP, Hoskinson J. Avulsion fracture of the index metacarpal base: three case reports. J Hand Surg [Br]. 1988; 13(2):212–214.

[19] Jena D, Giannikas KA, Din R. Avulsion fracture of the extensor carpi radialis longus in a rugby player: a case report. Br J Sports Med. 2001; 35(2):133–135.

[20] Thomas WO, Gottliebson WM, D'Amore TF, Harris CN, Parry SW. Isolated palmar displaced fracture of the base of the index metacarpal: a case report. J Hand Surg Am. 1994; 19(3):455–456.

[21] Eichhorn-Sens J, Katzer A, Meenen NM, Rueger JM. Karpometakarpale Luxationsverletzungen. Handchir Mikrochir Plast Chir. 2001; 33(3):189.

[22] Petrie PW, Lamb DW. Fracture-subluxation of base of fifth metacarpal. Hand. 1974; 6(1):82–86.

第二十一章　第一掌骨基底部的关节内骨折

Yuka Igeta，Sybille Facca，Philippe A. Liverneaux
译者：何信坤，黄剑

摘要：第一掌骨基底部的关节内骨折很常见，其后果可能影响拇指的对掌功能。骨折通常发生在创伤后，此时拇指轴向压力作用于屈曲状态拇指。在治疗这些损伤时，恢复大多角骨－掌骨关节的解剖学和生物力学是必不可少的，因此通常需要手术治疗。研究人员将骨折分为小片段和大片段 Bennett 骨折，关节三片段 Rolando 骨折和第一掌骨基部的粉碎性骨折。所有损伤都有造成虎口狭窄的风险。最近的研究表明保守治疗效果不佳。手术技术多种多样：包括经皮手术，开放手术和关节镜手术。骨连接技术也是多种多样的：包括锁定板，以及直接或间接螺钉内固定或钉扎。预后取决于大多角骨－掌骨的活动度恢复的质量。

关键词：第一掌骨，掌骨骨折，Bennett 骨折，Rolando 骨折

一、创伤机制

第一掌骨基底部的关节内骨折通常在创伤后通过沿屈曲的拇指轴线压缩而发生，估计占手部骨折的 4%。

二、分类

关节内骨折可分为 Bennett 骨折、Rolando 骨折和粉碎性骨折（图 21.1）。

1882 年，Edward H. Bennett 描述了拇指掌骨基底部

骨折脱位的发病率，并提供了对于其类型和治疗效果的广泛文献，这无疑是引人注目的。它们与单纯的大多角骨脱位相似。它们的不同之处在于存在不同大小的独特的骨折分离。最小的骨折块是位于拇指掌骨基部的前内侧角骨块，其由于附着于大多角骨的斜后内侧韧带在分离后仍能保持原位（图 21.1）。拇指掌骨的最大骨折块经受双向移动，首先是桡背侧大多角骨－掌骨半脱位，在拇长展肌作用下内收，在内侧鱼际肌肉的作用下虎口缩窄。根据小的前内侧碎骨片的大小，Gedda 提出两种类型的 Bennett 骨折：

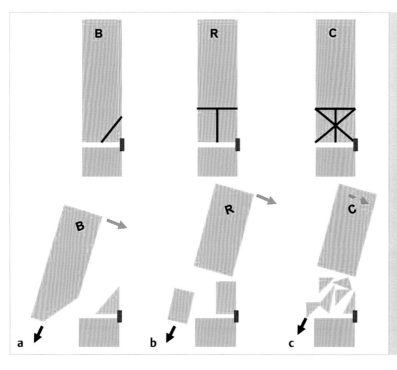

图 21.1　第一掌骨基部骨折的分类。上面的骨折线：Bennett 骨折（B），Rolando 骨折（R），粉碎性骨折（C）。小红线代表斜后内侧韧带。下方表示在拇长展肌（黑色箭头）和内侧鱼际肌（绿色箭头）影响下的位移

具有大骨折碎片（Ⅰ型）的骨折和其他具有小骨折碎片（Ⅱ型）的骨折。

Rolando 骨折与 Bennett 骨折的不同之处在于骨折线的方向、数量和移位（图 21.1）。关节外骨折线，通常是横形的，并不是骨干和骨骺分离。

第二条垂直关节内骨折线将骨骺分成两个碎片。通常存在关节中央塌陷。这些骨折块中的每一个都有明显的移位。大的远端骨干骨折块内收，从而在内侧鱼际肌的作用下闭合虎口。在拇长展肌的作用下，外侧骨骺向上和向外牵拉。内侧骨骺碎片附着于大多角骨，并在斜后内侧带作用下，保持在原位。

粉碎性骨折可视为 Rolando 骨折，其代表着最差的阶段（图 21.1）。

三、临床体征

拇内收肌和拇长展肌的动作倾向于使远端骨折块倾斜，从而造成内收（内翻）和虎口缩小（背侧半脱位）。

四、辅助检查

通过标准正位或侧位 X 线片确定诊断。可以通过 CT 三维重建或一系列 6 个 X 线项目获得更多信息（图 21.2）。

五、可能同时发生骨和软组织损伤

暂未发现。

六、证据

骨折的治疗仍有争议。虽然历史报道指出，一直到 1980 年，保守治疗仍取得了满意的结果。但最近的研究显示拇指掌骨基底部骨折经闭合复位和单独外固定疗效欠佳。急性损伤造成的第一掌骨基底部的大多数关节内骨折是不稳定的，如果采用非手术治疗，则具有发生相似的主要并发症的风险，尤其是虎口狭窄。如今已经描述了许多骨连接技术，包括经皮内固定、切开螺钉内固定、锁定板或关节镜技术。

手术适应证取决于前内侧骨折块的大小。对于大多数研究人员来说，伴有大碎片的 Bennett 骨折和 Rolando 骨折通常采用切开复位和内固定治疗。大于 1mm 的阶梯增加了创伤性关节炎发生的风险。Leclere 等报道了他们采用切开复位螺钉内固定方式治疗 21 例 Bennett 骨折的长期随访结果。

4 年后，手的整体力量为对侧的 89%，但 1 例患者在手术后 9 周出现了继发性半脱位。Lutz 等报道了他们平均 7 年的研究结果，比较了开放式螺钉固定与经皮关节内固定治疗 32 例 Bennett 骨折的大骨折块的不同结果。尽管经皮内固定组的拇指内收畸形发生率明显较高，但治疗方式并未影响最终临床结果，也未影响创伤后关节炎的患病率。术后，通常需要可拆卸的夹板固定约 4 周，如果固定强度允许，则可以进行早期活动。研究人员也开发了一种关节镜下经皮螺钉固定技术。

如果前内侧碎片太小而不能直接固定，大多数研究人员建议通过外固定架和经皮内固定来复位。推荐经皮穿针的研究人员提出了不同的穿针部位，可以是通过大多角骨关节，也可以是通过腕关节间隙穿针。关节内固定可引起关节面的进一步损伤。一些研究人员报道了他们采用过关节的经皮内固定方式后，平均随访 18 个月的结果。虽然平均力量是对侧的 80%，并且所有患者的拇指对掌都无受限，但 21 例患者中有 16 例最后出现大多角骨 - 掌骨关节变狭窄，表明出现创伤后关节炎。Iselin 技术也可能导致并发症。例如，如果远端固定从第二掌骨间隙背部穿出，则可能引起食指伸肌装置损伤。在 25 例第一掌骨基底部骨折患者中，平均随访时间为 24 个月，发现沿针道有 3 例感染，另 1 例有明显的外观异常。

七、作者推荐的治疗方式

在手动闭合复位（拇指轴向牵引和第一掌骨基底施加压力）后，使用两根 18mm 克氏针来保持最大的虎口（图 21.3，图 21.4）。将近端克氏针放置成使其向远侧和内侧倾斜进针方向，穿过第一掌骨基部的两层皮质，并且仅穿过第二掌骨的第一层皮质，但不穿过第二层皮层，正如 Iselin 在其最初技术中描述的那样（图 21.2）。对于 Bennett 骨折，近端克氏针要远离骨折碎片。与最初技术不同，远端克氏针向近侧和内侧倾斜，首先通过第一掌骨头部的两层皮质，然后是第二掌骨的第一层皮质但不突破第二掌骨。通过 X 线透视检查 2 根针固定位置是否正确。与最初技术不同，2 根针都穿透皮肤外 1~2cm，弯曲 90°，并通过连接器在外部固定在一起，类似于外部固定器。根据虎口开大的要求将内固定分开或并拢。然后使用专用钳子加压锁住连接器。锁定后，两个内固定在连接处被切断，以防止拥挤。

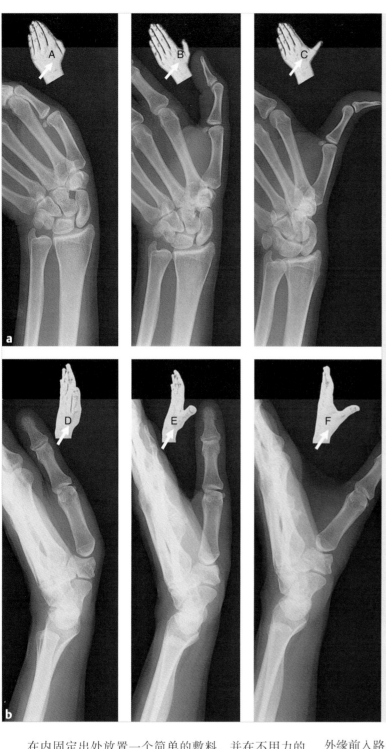

图21.2　根据Kapandji术式，腕骨－掌骨的影像学投影。箭头表示X线照射的方向。(a) 3张正位的X线片（A=静态，B=动态屈曲，C=动态伸展）；(b) 3张侧位的X线片（D=静态，E=动态重新定位，F=动态前位）

在内固定出处放置一个简单的敷料，并在不用力的情况下立即活动。患者在1周内进行复查，然后以2周的间隔复查，进行继发性移位的影像学评估。

术后6周可在门诊取出克氏针，并在8周时进行握力训练。

八、替代治疗方案

所有技术，包括关节镜和经皮方法，都有神经血管损伤和继发性移位的风险。在Gedda-Moberg沿拇指掌骨外缘前入路中，必须保护正中神经掌侧皮支。背侧入路容易损伤桡神经的感觉分支：比如后外侧入路；位于拇长展肌和拇短伸肌之间的Cantero背侧入路；以及Neidhart的横形入路。钢板固定的主要风险是损伤桡动脉。针道感染是闭合复位经皮克氏针内固定的常见并发症。骨折复位不彻底可能导致内收位畸形愈合。比起钢板内固定，经皮克氏针更容易发生这种情况。尽管如此，这种畸形通常不会影响临床结果。

关于Bennett骨折脱位，第一阶段是拇指掌骨复位。

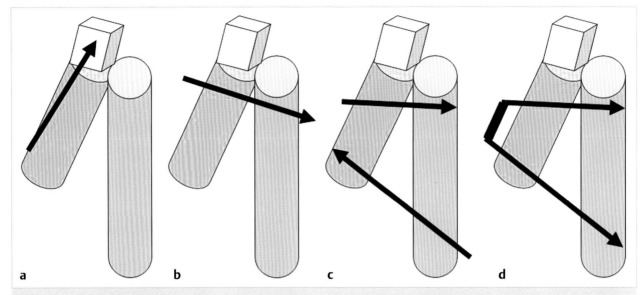

图 21.3　Bennett 骨折直接固定的 4 个例子。(a) 根据 Wiggins–Budens 进行掌骨固定，其中单根克氏针从第一掌骨的远端部分进入，穿过大多角骨－掌骨关节，至大多角骨为止；(b) 根据 Wagner，掌骨间简单固定，以避免穿过大多角骨－掌骨关节；(c) 根据 Iselin，为增加稳定性，掌骨间应行双针固定。第一根近端的针从第一掌骨到第二掌骨固定，而不穿透第二掌骨内侧皮质，第二针与第一针相倾斜，并从第二掌骨到第一掌骨而不穿透其外侧皮质；(d) 根据 Adi，双针位于掌骨间，但不穿透第二掌骨皮质进行固定，可增加固定的稳定性，并防止损伤示指伸肌腱。第一根近端针从第一个掌骨到第二个掌骨穿透，没有穿透第二掌骨内侧皮质，第二针与第一针相倾斜，从第一个掌骨到第二个掌骨而没有穿透其内侧皮质，并且两个通过外部连接器连接

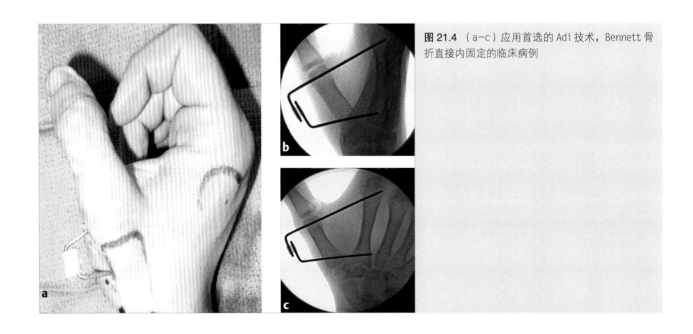

图 21.4　（a~c）应用首选的 Adi 技术，Bennett 骨折直接内固定的临床病例

"脱位"的复位通常通过外部操作来获得，首先将拇指外展以矫正虎口缩小并放松拇长展肌，然后在 X 线透视下通过直接用力作用于掌骨基底部，即解剖学的鼻烟窝位置。这种关节骨折复位通常是简单的。为了避免关节不平整，这个关节骨折的复位应该是完美的。第二阶段是维持复位状态。已经有超过 20 多种不同的方法，从进行早期活动的保守治疗，到切开复位内固定，有着多种闭合内固定技术。但是由于缺乏共识，没有完全令人满意的治疗方案。虽然关节畸形愈合与功能不良的结果之间的关系仍有争议，关节复位的质量仍然是主要目标。即使使用石膏固定的保守治疗，也常常不能维持这种不稳定损伤复位后的位置。使用外部固定的连续牵引很难实现，会令患者感到不舒服，并且需要非常密切的监测。手术治疗通常能够恢复关节一致性和稳定性。

Bennett 骨折脱位的固定可以通过经皮内固定，开放手术，或在关节镜下手术。有多种固定方式：钢针、螺钉或钢板。

经皮骨连接技术大多使用克氏针直接或间接固定，可穿过或不穿过骨折部位。经皮钢针固定（图 21.3）被广泛使用是因为它们降低了伸肌腱粘连的风险。在这些技术中，Iselin 方法采用双重掌骨间关节外的固定，被认为是最可靠的治疗方法之一。然而，它可能导致并发症，如继发性移位、假关节、畸形愈合、创伤后关节炎、浅表和深部感染，拇指活动受限和虎口缩窄。后者通常与钢针的移位有关。为避免此问题，研究人员建议将针脚用连接器互连。有些人使用经皮螺钉固定。所有经皮骨连接术技术都有感染或神经损伤的风险，所有穿过大多角骨－掌骨关节的方式都有关节僵硬、化脓性关节炎或创伤后骨关节炎的风险。

切开复位和内固定（ORIF）提供了修复关节囊和韧带的优点，可在直视下解剖复位关节骨折，并最终进行骨连接。手术方法可以是背侧（Cantero 方法），也可以是手掌侧（Gedda-Moberg 方法）。至于经皮技术，可以使用钢针，但是骨折端暴露后宜使用更稳定的技术，例如钢板或螺钉，螺钉可使用简单的螺钉或加压螺钉，并且可应用空心钉。

关节镜下复位和内固定（ARIF）似乎是最成功的，这有两个原因。首先，它是一种微创技术，能最大限度地减少对软组织和骨碎片血供的损伤，从理论上降低了肌腱粘连和骨坏死的风险。其次，它允许直视下控制复位关节面，这在理论上与创伤后关节炎的发生成反比。它还有助于清理任何韧带或囊膜嵌入骨折端。该技术的主要缺点是单根克氏针不稳定并且不能防止再次位移的发生。研究人员用双螺钉固定取代了单根克氏针，认为 2 枚加压螺钉提高了固定的稳定性并防止了小骨折块的旋转。一些人认为通过闭合操作无法复位骨折是经皮螺钉固定技术的局限性。在研究中使用镜下钢针操作骨折以复位，而不是采用外科手术，以空心加压螺钉固定的胫骨平台骨折方式来操作。根据 Gedda，在 Bennett Ⅰ 型骨折中，如 Ⅰ 型胫骨平台骨折，通过韧带牵引获得关节复位，并且通过用螺钉压缩骨折来减小骨折间隙。根据 Gedda，在 Bennett Ⅱ 型骨折中，就像在 Ⅲ 型胫骨平台骨折中，沿着螺钉通道用钢针进入到软骨下位置，解除骨折压缩，防止骨折塌陷以复位关节面。ARIF 在 Bennett 骨折治疗中的缺点是与学习曲线

相关的并发症，延长的准备时间和止血带时间，以及经济成本。ARIF 的好处远远超过了这些缺点：拇指轴向牵引方便了复位，并且更好地控制关节复位的质量。

对于 Rolando 骨折，作为一个三片段关节内骨折，复位必须是完美的，以避免关节不协调，防止关节炎。由于骨折的复杂性，通常不可能通过外部操作进行复位。保守治疗和直接经皮连接术通常不会得到良好的效果。一些研究人员已经表明，大多角骨－掌骨关节内固定并不能进行满意的关节复位，但也不会导致进一步的医源性关节损伤。

建议采用关节入路，通过开放手术或关节镜方式，恢复关节一致性和稳定性。无论采用何种技术，关节入路均可清除嵌入的韧带或关节囊，识别可能的关节塌陷，并在直视下进行骨折的解剖复位，以及临时克氏针固定，然后通过钢针或小钢板进行骨骺与骨干的固定。可在术后 4 周拆卸夹板固定。如果材料的强度允许，建议立即开始活动。

关于粉碎性骨折，手术治疗方式取决于粉碎程度。目前没有达成共识的治疗方案，但主要的挑战是保持虎口的开放，最好间接的通过掌骨间阻挡钉撑开，最差的是通过外固定。

另外，大多角骨－掌骨的关节镜检查可用于切除游离骨软骨碎片或进行韧带修复。

九、预后

在治疗急性期 Bennett 骨折脱位，预后良好，特别是对于小碎片骨折来说。关节面持续存在一个大于 1~2mm 的台阶是大碎片骨折的不良预后因素。

恢复拇指的对掌功能至关重要。根据经验，这通常需要手术治疗而不是保守治疗。恢复第一次腕掌关节的活动仍然是主要目标。

十、手术技巧

第一掌骨基底部的关节内骨折很常见其并发症可能会影响拇指的对掌功能。

治疗方法根据与大多角骨－掌骨的关节的接近程度而异。与手指掌骨的病变不同，由于相邻关节的补偿效应，第一掌骨基底部的关节在正面和矢状面上的旋转或倾斜可以接受中度的畸形愈合。由于掌骨的缩短和内翻角度小于 30°，虎口狭窄可以通过掌指（MCP）关节过伸来补

偿。然而，不完全复位的关节骨折是短期内关节僵硬和不稳定，以及长期的关节炎的来源。

参考文献

[1] Stanton JS, Dias JJ, Burke FD. Fractures of the tubular bones of the hand. J Hand Surg Eur Vol. 2007; 32(6):626–636.

[2] Surzur P, Rigault M, Charissoux JL, Mabit C, Arnaud JP. [Recent fractures of the base of the 1st metacarpal bone. A study of a series of 138 cases] Ann Chir Main Memb Super. 1994; 13(2):122–134.

[3] Liverneaux PA, Ichihara S, Hendriks S, Facca S, Bodin F. Fractures and dislocation of the base of the thumb metacarpal. J Hand Surg Eur Vol. 2015; 40(1):42–50.

[4] Bennett EH. Fractures of metacarpal bone of the thumb. BMJ. 1886; 2(1331):12–13.

[5] Hove LM. Fractures of the hand. Distribution and relative incidence. Scand J Plast Reconstr Surg Hand Surg. 1993; 27(4):317–319.

[6] Gedda KO, Moberg E. Open reduction and osteosynthesis of the so-called Bennett's fracture in the carpo-metacarpal joint of the thumb. Acta Orthop Scand. 1952; 22(1–4):249–257.

[7] Edmunds I, Trevithick B, Honner R. Fusion of the first metacarpophalangeal joint for post-traumatic conditions. Aust N Z J Surg. 1994; 64(11):771–774.

[8] Kapandji A, Moatti E, Raab C. [Specific radiography of the trapezo-metacarpal joint and its technique (author's transl)] Ann Chir. 1980; 34(9):719–726.

[9] Cannon SR, Dowd GS, Williams DH, Scott JM. A long-term study following Bennett's fracture. J Hand Surg [Br]. 1986; 11(3):426–431.

[10] Kjaer-Petersen K, Langhoff O, Andersen K. Bennett's fracture. J Hand Surg [Br]. 1990; 15(1):58–61.

[11] Oosterbos CJ, de Boer HH. Nonoperative treatment of Bennett's fracture: a 13-year follow-up. J Orthop Trauma. 1995; 9(1):23–27.

[12] Livesley PJ. The conservative management of Bennett's fracture-dislocation: a 26-year follow-up. J Hand Surg [Br]. 1990; 15(3):291–294.

[13] Foucher G. [Injuries of the trapezo-metacarpal joint] Ann Chir Main. 1982; 1(2):168–179.

[14] Stern PJ. Fractures of the metacarpals and phalanges. In: Hotchkiss G, Pederson, WC, eds. Green's Operative Hand Surgery, 5th ed. Philadelphia, PA: Elsevier Churchill Livingstone; 2005: 277–341.

[15] Greeven AP, Alta TD, Scholtens RE, de Heer P, van der Linden FM. Closed reduction intermetacarpal Kirschner wire fixation in the treatment of unstable fractures of the base of the first metacarpal. Injury. 2012; 43(2):246–251.

[16] Leclère FM, Jenzer A, Hüsler R, et al. 7-year follow-up after open reduction and internal screw fixation in Bennett fractures. Arch Orthop Trauma Surg. 2012; 132(7):1045–1051.

[17] Diaconu M, Facca S, Gouzou S, Liverneaux P. Locking plates for fixation of extra-articular fractures of the first metacarpal base: a series of 15 cases. Chir Main. 2011; 30(1):26–30.

[18] Soyer AD. Fractures of the base of the first metacarpal: current treatment options. J Am Acad Orthop Surg. 1999; 7(6):403–412.

[19] Zemirline A, Lebailly F, Taleb C, Facca S, Liverneaux P. Arthroscopic assisted percutaneous screw fixation of Bennett's fracture. Hand Surg. 2014; 19(2):281–286.

[20] van Niekerk JL, Ouwens R. Fractures of the base of the first metacarpal bone: results of surgical treatment. Injury. 1989; 20(6):359–362.

[21] Lutz M, Sailer R, Zimmermann R, Gabl M, Ulmer H, Pechlaner S. Closed reduction transarticular Kirschner wire fixation versus open reduction

internal fixation in the treatment of Bennett's fracture dislocation. J Hand Surg [Br]. 2003; 28(2):142–147.

[22] Wagner CJ. Method of treatment of Bennett's fracture dislocation. Am J Surg. 1950; 80(2):230–231.

[23] Wiggins HE, Bundens WD, Jr, Park BJ. A method of treatment of fracture dislocations of the first metacarpal bone. J Bone Joint Surg Am. 1954; 36-A(4):810–819.

[24] Iselin M, Blanguernon S, Benoist D. First metacarpal base fracture. Mem Acad Chir (Paris). 1956; 82:771–774.

[25] Brüske J, Bednarski M, Niedźwiedź Z, Zyluk A, Grzeszewski S. The results of operative treatment of fractures of the thumb metacarpal base. Acta Orthop Belg. 2001; 67(4):368–373.

[26] Foster RJ, Hastings H, II. Treatment of Bennett, Rolando, and vertical intraarticular trapezial fractures. Clin Orthop Relat Res. 1987(214):121–129.

[27] Proubasta IR. Rolando's fracture of the first metacarpal. Treatment by external fixation. J Bone Joint Surg Br. 1992; 74(3):416–417.

[28] Cullen JP, Parentis MA, Chinchilli VM, Pellegrini VD, Jr. Simulated Bennett fracture treated with closed reduction and percutaneous pinning. A biomechanical analysis of residual incongruity of the joint. J Bone Joint Surg Am. 1997; 79(3):413–420.

[29] Capo JT, Kinchelow T, Orillaza NS, Rossy W. Accuracy of fluoroscopy in closed reduction and percutaneous fixation of simulated Bennett's fracture. J Hand Surg Am. 2009; 34(4):637–641.

[30] Bennani A, Zizah S, Benabid M, et al. [The intermetacarpal double pinning in the surgical treatment of Bennett fracture (report of 24 cases)] Chir Main. 2012; 31(3):157–162.

[31] Culp RW, Johnson JW. Arthroscopically assisted percutaneous fixation of Bennett fractures. J Hand Surg Am. 2010; 35(1):137–140.

[32] Strömberg L. Compression fixation of Bennett's fracture. Acta Orthop Scand. 1977; 48(6):586–591.

[33] Tourne Y, Moutet F, Lebrun C, Massart P, Butel J. [The value of compression screws in Bennett fractures. Apropos of a series of 44 case reports] Rev Chir Orthop Repar Appar Mot. 1988; 74(suppl 2):153–155.

[34] Meyer C, Hartmann B, Böhringer G, Horas U, Schnettler R. [Minimal invasive cannulated screw osteosynthesis of Bennett's fractures] Zentralbl Chir. 2003; 128(6):529–533.

[35] Uludag S, Ataker Y, Seyahi A, Tetik O, Gudemez E. Early rehabilitation after stable osteosynthesis of intra-articular fractures of the metacarpal base of the thumb. J Hand Surg Eur Vol. 2015; 40(4):370–373.

[36] Page SM, Stern PJ. Complications and range of motion following plate fixation of metacarpal and phalangeal fractures. J Hand Surg Am. 1998; 23(5):827–832.

[37] Huang JI, Fernandez DL. Fractures of the base of the thumb metacarpal. Instr Course Lect. 2010; 59:343–356.

[38] Adi M, Miyamoto H, Taleb C, et al. Percutaneous fixation of first metacarpal base fractures using locked K-wires: a series of 14 cases. Tech Hand Up Extrem Surg. 2014; 18(2):77–81.

[39] Sidharthan S, Shetty SK, Hanna AW. Median nerve injury following K-wire fixation of Bennett's fracture-lessons learned. Hand (NY). 2010; 5(4):440–443.

[40] Sawaizumi T, Nanno M, Nanbu A, Ito H. Percutaneous leverage pinning in the treatment of Bennett's fracture. J Orthop Sci. 2005; 10(1):27–31.

[41] Holzach P, Matter P, Minter J. Arthroscopically assisted treatment of lateral tibial plateau fractures in skiers: use of a cannulated reduction system. J Orthop Trauma. 1994; 8(4):273–281.

[42] Burdin G. Arthroscopic management of tibial plateau fractures: surgical technique. Orthop Traumatol Surg Res. 2013; 99(suppl 1):S208–S218.

[43] Schatzker J, McBroom R, Bruce D. The tibial plateau fracture. The Toronto experience 1968–1975. Clin Orthop Relat Res. 1979(138):94–104.

[44] Vichard P, Tropet Y, Nicolet F. Longitudinal pinning of fractures of the base of the first metacarpal. Ann Chir Main. 1982; 1(4):301–306.

[45] Keramidas EG, Miller G. The Suzuki frame for complex intraarticular fractures of the thumb. Plast Reconstr Surg. 2005; 116(5):1326–1331.

[46] Giesen T, Cardell M, Calcagni M. Modified Suzuki frame for the treatment of a difficult Rolando's fracture. J Hand Surg Eur Vol. 2012; 37(9):905–907.

[47] Moutet F, Bellon-Champel P, Guinard D, Gérard P. [Synthetic ligament reconstruction of the thumb metacarpophalangeal joint. 21 cases] Ann Chir Main Memb Super. 1993; 12(3):196–199.

[48] Ozer K, Gillani S, Williams A, Peterson SL, Morgan S. Comparison of intramedullary nailing versus plate-screw fixation of extra-articular metacarpal fractures. J Hand Surg Am. 2008; 33(10):1724–1731.

第二十一章　第一掌骨基底部的关节内骨折

第二十二章　掌骨干骨折

Pierluigi Tos, Simona Odella, Ugo Dacatra, Jane Messina, Emilio Pedrini
译者：何信坤，方炫量

摘要：本章的目的是了解在掌骨骨干骨折的情况下哪些必须要手术治疗，而当必须手术治疗时何种是最佳手术方案。掌骨骨折占手部骨折的30%，占非拇指骨折的88%。大多数患者（70%）骨折发生于20~30岁。骨干受到轴向负荷、扭转、直接跌落或挤压的伤害。初步评估侧重于骨折稳定性，以确定是否需要手术或保守治疗；旋转畸形是不能被接受的，因为它会导致手指交叠。较为推荐的技术是通过钢针和髓内固定，以获得良好的稳定性，并避免在解剖过程中损伤软组织。在长螺旋骨折的情况下，可以进行切开复位和螺钉内固定，仅在横形、倾斜或多个掌骨骨折的情况下，可以使用钢板和螺钉进行切开复位内固定。

如果采用保守治疗或手术治疗，掌骨骨折预后良好；而在非手术治疗的指征不正确的情况下，并发症通常与骨不连、缩短和旋转不良有关；当进行手术时，僵硬、肌腱粘连、运动范围的丧失和浅表感染都是最常见的并发症。

在治疗掌骨骨折方面，没有任何一种手术方法被证明是优越的。同样在这种背景下，许多研究记录了各种手术方法的价值，并报道了良好的长期疗效。

关键词：掌骨骨折，掌骨骨折治疗，掌骨钢板或螺钉固定，掌骨外固定

一、创伤机制

掌骨骨折占手部骨折的30%，占非拇指骨折的88%。大多数患者（70%）骨折发生于20~30岁。骨干受到轴向负荷、扭转、直接跌落或挤压的伤害。掌骨骨折可分为横形骨折、斜形骨折、螺旋形骨折和粉碎性骨折。如果创伤直接作用于手，则骨折模式通常是横形骨折或粉碎骨折，而手臂伸直状态摔倒时，主要导致螺旋或斜形骨折。大多数掌骨骨折是孤立、简单而稳定的，不需要手术治疗。影响拇指轴线的最常见的是螺旋或斜形骨折。

二、分类

掌骨骨折可以根据解剖学区域进行分类。本章探讨了骨干骨折。掌骨骨折有4种主要类型：横形骨折、斜形骨折、螺旋形骨折和粉碎性骨折。AO分类确定了6种主要类型：头下型、头部关节内型、掌骨干斜形、掌骨干横断型、掌骨干多块骨折和基底部骨折。

三、临床症状

初步评估侧重于骨折稳定性，以确定是否需要手术或保守治疗。

从第一到第五掌骨骨折，都以肿胀和畸形为特征；在斜形或螺旋状骨折中，手指可能会旋转并缩短。拇指在这种情况下，更难以检测其是否对准，因为它不能直接与手指进行比较。

检查时，手部出现肿胀和背侧畸形；当要求患者将手握拳时，骨间肌牵拉掌骨头部并且掌骨头部消失（指关节下垂）。通过让患者将手指弯曲成拳头，这样可以容易地识别旋转问题，这可以显示指甲重叠或指甲旋转。如果患者不能弯曲手指，则需要在骨折部位进行局部麻醉以评估它们是否旋转不良。

缩短需通过X线检测，这种现象在小指和食指中以及在多个骨折的情况下更常见。掌骨间韧带可防止中央手指出现超过3~4mm的缩短；缩短超过5mm会降低内在肌肉收缩的效率，且背伸会受损。

四、检查

诊断需要3个影像学视图：正位、侧位和斜位。半旋前位视图可以评估食指和中指；半旋后位视图可以评估环指和小指。CT很少被应用，多应该用于复杂骨折。

五、可能同时发生骨和软组织损伤

如果涉及软组织并且骨折是开放的，则标准治疗方法包括清创和应用抗生素。如果可能的话，广泛的软组织缺损需要覆盖局部组织，或者使用游离皮瓣。伤口需要手术探查和检查伸肌腱（并根据需要进行修复）。克氏针或髓内固定在开放性骨折中是首选的，关注软组织愈合是其受关注的原因。在患有骨质缺损的开放性骨折和多发掌骨骨折的住院患者中，如果覆盖的软组织条件允许，认为锁定钢板固定在保持长度和对齐方面更有效。在患有骨质缺损和（或）软组织损伤的患者中，则首选外固定。如果要预防挤压伤引起隔室综合征，则需要行背侧筋膜切开术。在严重粉碎性骨折伴骨质缺损的情况下，有人已发表使用骨水泥替代骨质缺损，然后进行二期骨碎片填塞（诱导膜技术）或骨移植。

六、证据和解剖学考虑

Daniel Winston 在 2017 年 FESSH 教学课程章节"掌骨 – 干骨折"（手外科手术和治疗中的证据基础数据 FESSH IC 书）中称缺乏随机对照试验和非随机对照研究。两项随机对照试验为保守治疗方案提供了有力证据。根据文献，应用功能性固定来控制横形掌骨骨折可显著改善预后。需要固定的掌骨骨折的治疗方案的选择不明确，并且使用任何一种固定技术都没有显著的优势。

治疗的目标是恢复长度，纠正旋转畸形，并进行早期活动以防止僵硬。

详细的解剖学知识对于了解局部生物力学和选择正确的治疗方法至关重要；食指和中指固定在腕骨上，而无名指和小指可以移动，其在腕掌（CMC）关节处屈曲度数为 15°~20°。

掌指关节侧副韧带（MCP）在关节伸直时松弛，关节可尺偏和桡偏；在屈曲时，在屈曲位时韧带紧张，只允许最小的横形运动；增加的稳定性提供更大的握力和关键的稳定性。掌骨间韧带连接相邻手指之间的掌板并稳定手指，以最大限度地减少骨折的缩短和旋转；掌侧板稳定背伸时的 MCP 关节。骨间肌由掌骨产生并插入伸肌和近端指骨；近端，桡侧腕长和短伸肌附着在中指和食指的基部；尺侧腕伸肌附着于小指掌骨的基部。无名指是唯一没有肌腱附着的手指，因此在骨折的情况下不易发生变形。掌骨形成掌侧凹弧，为指骨和神经血管结构提供稳定的平台。矢状带稳定掌骨头上的伸肌腱，并使侧副韧带和掌侧的掌骨间韧带结合。

当进行背侧入路手术时，应始终牢记手部解剖结构的复杂性，以防止损伤 / 缺失背伸或造成僵硬。

大多数掌骨骨折可以在不进行手术的情况下进行治疗。纤维软骨掌板和掌骨间韧带在骨之间形成坚固的结构，并且在单个掌骨骨折的情况下防止缩短。由于骨间肌的牵引力不均匀，以及外部伸肌腱对远端骨折节段施加压力，横形骨折显示背侧成角。

七、手术适应证

每个掌骨对背侧成角的允许度是不同的：由于第二、第三掌骨的移动性差，食指掌骨最大成角 10°，中指最大 20°；由于第四、五掌骨 CMC 关节有更大活动度，无名指和小指各自最大值成角分别为 30° 和 40°。每 2mm 的缩短产生 7° 的背伸缺失。由于 MCP 关节有 20° 的自然过伸，MCP 关节可以容许 6mm 缩短，尽管它会导致近端指间（PIP）关节乏力，以及背伸缺失（假爪）。在螺旋形或斜形骨折中，旋转畸形是最明显和最不能容忍的问题：旋转 1mm 引起 5° 旋转，这导致 1.5 个手指在屈曲时重叠。考虑到大多数掌骨骨折是稳定的，它们可以通过各种夹板和石膏固定技术进行保守治疗。通常，拇指骨干骨折也可以保守治疗；因为 CMC 关节可以弥补运动的不足，旋转不良和成角畸形很少是一个功能性问题。可以容忍最多高达 30° 的成角或旋转。75% 拇指骨干骨并置的患者可能会有美观上的考虑。在 30° 的背侧成角后，MCP 关节补偿性的掌板背伸，允许其过度伸展。

有几种方法可用于恢复正常的解剖结构并提供稳定性。髓内固定、外固定、螺钉和钢板的使用取决于骨折类型、所涉及的掌骨数量和受影响的手指。

不同类型的骨干骨折用不同的内固定处理。

横形骨折采用髓内固定技术，顺行或逆行（螺钉、克氏针、无头螺钉）进行治疗，如此造成的解剖损伤最小。这些技术也可用于治疗多发横形骨干骨折。因为周围支撑结构的破坏，有时这些骨折需要切开复位和内固定，特别是对于掌骨间韧带而言。

对于第四掌骨和第五掌骨干的骨折患者，有时还有其他掌骨干骨折的患者，使用克氏针内固定和（或）外固定是避免软组织、骨组织血供损伤的最佳手术方案，并且能提供牢固的复位和早期活动。

在长斜形骨折线的情况下，骨折长度是骨直径的 2 倍，是使用骨折加压螺钉的指征。这需要至少植入 2 枚螺钉。解剖复位时需要解剖分离软组织，并且在技术上要求压缩骨折端。

简而言之，对于斜形骨折或横形骨折，钢板和螺钉可以提供稳定的固定并确保早期活动。可以应用各种钢板和螺钉，其中钛和锁定板是过去几年中使用最广泛的。该技术还涉及软组织解剖。一些系列报道称，由于内固定失效、感染和骨折愈合不良，并发症发生率高达 35%。

使用石膏进行固定不会引起僵硬；据报道，用克氏针固定以支持软组织和骨愈合，在最初几周并不会引起功能障碍，但是，当切开复位内固定后，未应用石膏而造成功能受损需要再次手术治疗。

第一掌骨关节外骨折通常可以通过保守治疗，但是螺钉和钢板固定能够允许早期活动。超过 30° 的成角通常需要闭合复位和克氏针内固定，通过小多角骨或外部固定提供稳定性。第一掌骨干骨折的主要问题是屈肌和拇长伸肌造成的内收畸形可能导致虎口缩小，这降低了手的捏力和握力。

八、作者推荐的治疗方式

研究人员总是试图对所有掌骨骨折进行复位和保守治疗，也包括涉及两个掌骨骨折的患者。在稳定的骨折中，建议采用石膏固定，其中夹板需要弧度，即 MCP 关节弯曲到 30°~40°；在不稳定的骨折中，或在可能缩短的情况下，除了石膏固定外，还应持续进行手指牵引（见下文）。

如果不能用保守方式控制排列或旋转畸形，则倾向于采用掌骨间固定和髓内固定技术来提供骨折稳定性，而不会在解剖过程中影响伸肌腱或其他软组织。长螺旋骨折可通过开放复位和螺钉固定来控制；钢板固定用于横形、短斜形、粉碎性骨折，或在其他方法不可行时，也可用于多个掌骨骨折。对于严重创伤和多发骨折的患者，需要进行筋膜切开术，并根据组织状况进行外固定或内固定。

下面简要描述这些方法。

（一）非手术治疗

在可能的情况下，选择保守治疗掌骨干骨折，以保持伸肌机制的复杂解剖结构，防止僵硬或伸展受限；固定并不会引起僵硬。

掌骨干骨折的闭合复位包括局部麻醉（5mL 1% 利多卡因注射到骨折线和皮下组织中），纵向手指牵引，骨折部位背侧施压，以及根据需要进行 MCP 关节屈曲以矫正旋转。在横形骨折中，三点加压模式，包括骨折部位背侧挤压和掌侧的近端及远端挤压，都是重要的。

已经有几种不同的夹板和石膏固定技术被设计出来。我们描述了其中 5 种主要方法：

1. MCP 关节屈曲，IP 关节全范围活动（图 22.1a）。

2. MCP 关节背伸，IP 关节全范围活动（图 22.1b）。

3. MCP 关节屈曲，以及 IP 关节背伸位固定（图 22.1c）。

4. 与上述相同，但使用管状手指绷带和胶水进行"持续牵引"（图 22.1e），研究人员倾向于该固定方案。

5. 使用小"掌骨石膏"进行功能性治疗并且并指固定（图 22.1d）。

固定期为 5 周。

二次移位的可能性非常高，至少 3 周每周应进行 X 线检查。任何移位都应进行重新复位和石膏固定，必要时行手术治疗。

Tavassoli 等报道，MCP 关节位置和固定期间 IP 关节运动的存在/不存在，对于握力和骨折排列影响轻微。这些发现与 MCP 关节必须固定屈曲以防止长期背伸功能丧失的常见观点相矛盾。这样的结果可能是由于患者的年龄小，通常会受到这些骨折影响，其中软组织是光滑的并且不易于发生僵硬。

图 22.2 示专业钢琴演奏者用"连续牵引"方法保守治疗伴有 3mm 短缩的第四掌骨骨折愈合。

（二）手术治疗

髓内固定方式

钢针

简单的钢钉固定、顺行或逆行，应用 1 根或 2 根钢丝/钢钉交叉固定，这种方法已经被使用多年，并且仍然用于固定掌骨骨折。该技术的优点在于它避免剥离骨膜，造成最少的血供损伤并且能够进行非常早期的运动。仍然可以单独使用钢针（克氏针/螺钉，直径 1mm，1.2mm，1.4mm 及 1.6mm）。可以通过顺行方式的多个钻孔将 2~4 根预弯的克氏针（1mm）插入髓腔。通过克氏针填充髓管可以获得更大的稳定性。钢针可以在皮肤外弯曲并切断或埋在皮肤下，并在局部麻醉后取出。逆行技术不太受欢迎，因为它可能损坏伸肌装置并且可能留下一些残余的 MCP 关节僵硬。如果不能获得稳定性，可以使用石膏

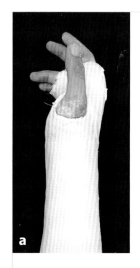
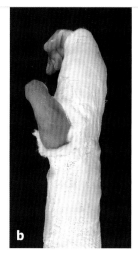
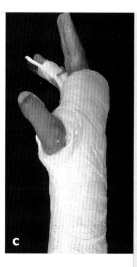
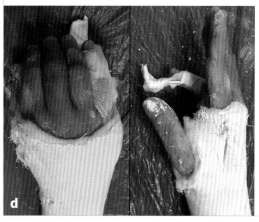
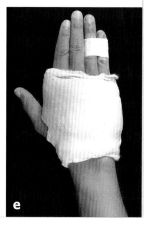

图 22.1　不同的石膏固定。(a)掌指关节弯曲，允许近端指间关节的全范围运动；(b)掌指关节处于伸展状态，允许近端指间关节的全范围运动；(c)掌指关节固定在屈曲状态，近端指间关节固定在伸展状态；(d)掌指关节固定屈曲，并且近端指间关节固定在伸展状态，管状绷带用胶水（Mastisol）固定在皮肤上，铝制手指夹板提供持续牵引；(e)掌骨骨折的功能性夹板，使手腕和手指可以自由活动

固定。

克氏针或外固定是第一掌骨横形骨折的最佳解决方案。

髓内阻挡钉

可以应用阻挡钉阻挡近端部分的装置，以增强稳定性。它也可用于不稳定骨折和多掌骨骨折的患者。在 X 线透视下植入阻挡钉，并且在距离 CMC 关节 1cm 远的掌骨基部处制造皮质窗口。背侧皮质穿孔以植入阻挡钉。然后在 X 线透视引导下将阻挡钉植入骨髓腔，以固定骨折部位。在手术结束时，在掌骨基底上引入垂直于指甲的锁定系统并切开。它的末端覆盖盖子以覆盖金属部分。然后骨折愈合后，在局部麻醉下取出阻断钉（图 22.3）。

髓内螺钉

逆行髓内固定也可以用无头螺钉进行。

近节指骨最大限度地弯曲以暴露掌骨头。做横切口（1cm），并沿着中线切割伸肌腱。在 X 线透视引导下沿着掌骨的纵轴植入 1mm 的导丝。螺钉长度根据术前图像计算。直径 3mm 螺钉适用于大多数掌骨骨折，除了第五掌骨（图 22.4）。

外固定

通常主张通过外固定来治疗掌骨干的粉碎性骨折，伴有或不伴有软组织损伤。在某些情况下，当手指难以获得适当旋转和长度时，它也可以用于保守治疗的病例。从第五掌骨尺侧开始横向植入螺钉或克氏针固定第三、第四、第五掌骨（图 22.5）。它也可以用于第二和第三掌骨，其中对于第二掌骨可以从桡侧植入；它也可用于第一掌骨骨折治疗（图 22.6）。该技术容易、安全且快速，因此经常用于具有轻微粉碎的简单闭合性骨折的患者。

开放性骨折复位后也可以使用外固定。然而它不应用于固定具有间隙的横形骨折，而是应用于需要压缩裂缝处。在这种情况下，钢板和螺钉固定更适用。MCP 关节和手指自由移动时就通常实现了骨折稳定。最常见的并发症是针道感染；应该警告患者避免弄湿固定器。在保守治疗的情况下，5 周后去除克氏针或钢针。

切开复位和内固定

螺钉

非粉碎性的长斜形骨折适用 2~3 枚螺钉固定。骨折暴露如下所述，要小心避免软组织损伤。通过骨折复位

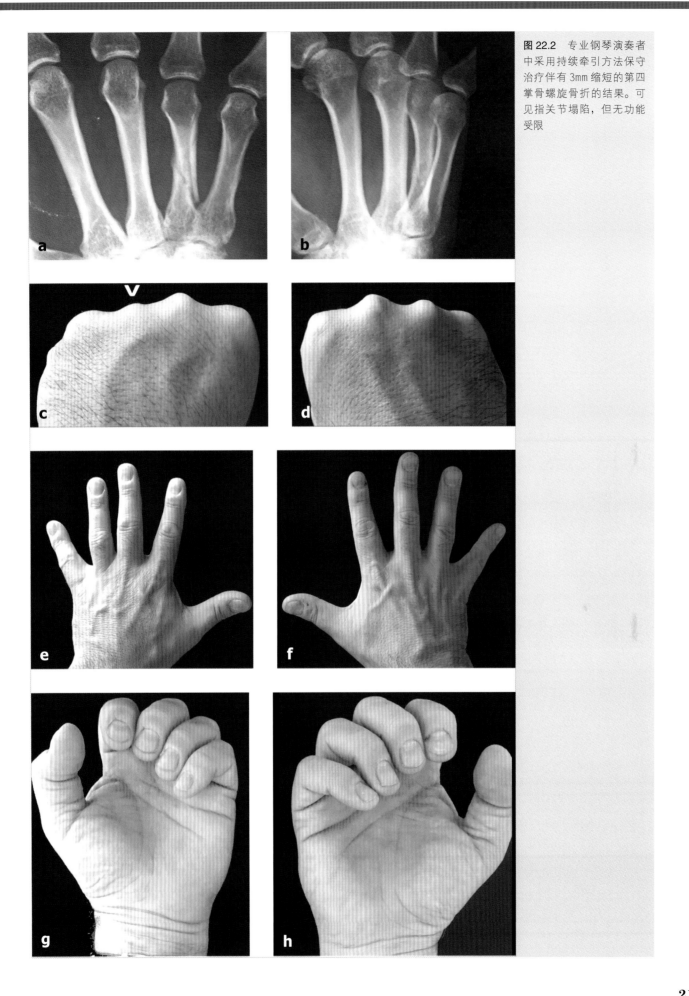

图 22.2　专业钢琴演奏者中采用持续牵引方法保守治疗伴有 3mm 缩短的第四掌骨螺旋骨折的结果。可见指关节塌陷，但无功能受限

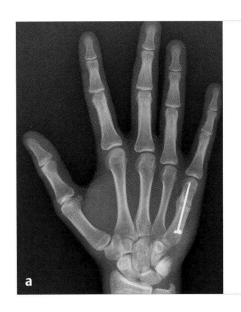
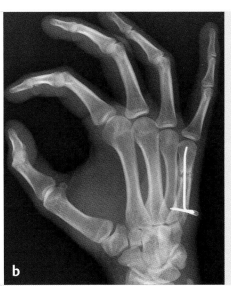

图 22.3　髓内近端阻挡钉

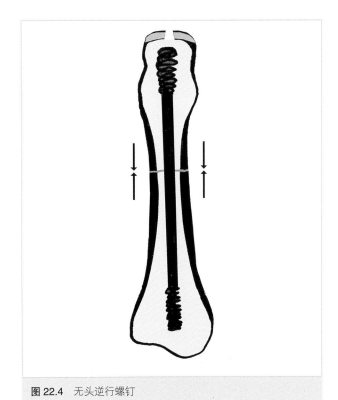

图 22.4　无头逆行螺钉

钳或克氏针实现并保持复位。X 线透视检查后，植入压缩钉。为了承受轴向和扭转载荷，螺钉应横向放置在断裂平面上。可以使用 2 枚 2.4mm 螺钉或 3 枚 2mm 螺钉。这种技术不允许出错。如果使用 2mm 螺钉，则适用 1.5mm 的双皮质钻孔。近孔是埋头孔，用以植入螺钉头，避免突出。用深度计测量螺杆长度。靠近"滑动孔"的钻孔采用 2mm 钻头。然后将螺钉植入与远孔衔接并实现骨折断裂压缩。该技术允许早期手指活动，但是需要 4 周的掌侧夹

板，以保持 MCP 关节自由活动，直到 X 线检测到初始骨折愈合（图 22.7）。

钢板

近年来，内固定术迅速发展。钢板固定可以实现最佳的骨折稳定性，手指和手腕的早期活动，以及迅速恢复轻微活动，并获得可靠的结果。许多不同的内部固定系统是可用的，并且已经使用非常低的轮廓以避免与伸肌腱冲突。沿着骨折的掌骨背部皮肤的纵轴做切口。如果涉及两个掌骨，则在它们之间做切口，以同时操作两处骨折并只留下单一的瘢痕。注意分离表面的感觉神经，并且不要损伤伸肌腱腱旁组织。有时，为了更好地进行骨折的识别和管理，需要对骨折部位进行分类。固定应在修复腱联合之前进行。从骨膜上轻轻切除背侧骨间肌，并尽可能保留骨膜。分离骨折片段并且清除血肿、粘连和初始纤维连接。通过纵向牵引来复位骨折。

可以临时用克氏针或骨折复位钳进行稳定。在 X 线透视检查后，用克氏针或复位钳定位位板。现代的内部固定系统允许通过钢板进行钢针固定，从而便于随后将螺钉固定到钢板上。根据 AO 技术（图 22.8）植入螺钉。在横形骨折线的患者中，可以用椭圆形钢板孔压在骨折线上，但如果是粉碎性骨折，可将钢板置于中立位（不要加压，加压会导致骨折移位）。在倾斜 / 螺旋形骨折线的情况下，可以使用内螺钉固定和钢板固定。钢板可以用锁定或非锁定螺钉固定，螺钉通常是双皮质螺钉；单皮质螺钉必须锁紧螺钉，以避免植入失败。

有时需要将钢板移除，而螺钉不需要拆除。

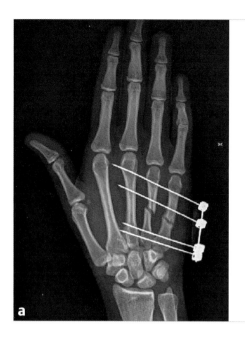
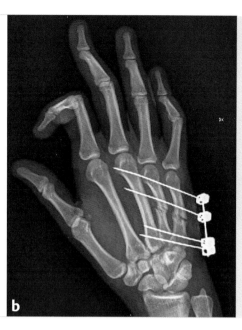

图 22.5 第四和第五掌骨骨折的横向外固定

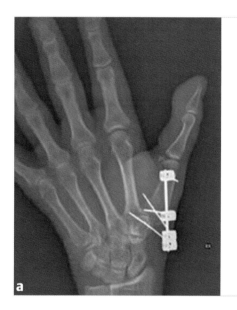
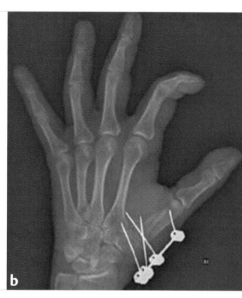

图 22.6 第一掌骨骨折的外固定

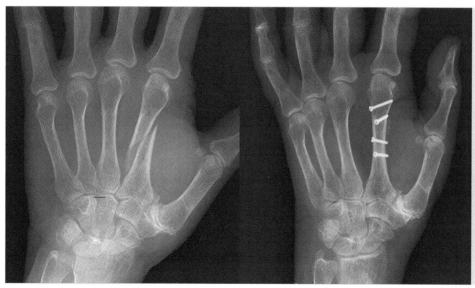

图 22.7 螺钉固定

215

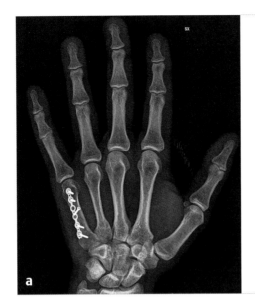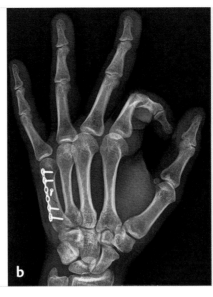

图 22.8 钢板和螺钉固定

九、替代治疗方案

通常用于部分或完全断指的患者和具有长斜 / 螺旋骨折的患者的固定技术是钢丝环扎。该方法实用，并能实现稳定固定。横形骨折患者在处理后可以轻度活动。单皮质骨间钢丝在治疗螺旋骨折过程中可用可不用。

可吸收钢板是颅脑手术中常用的工具。用于手部手术的可吸收钢板在动物和尸体模型的初步研究中同样取得令人振奋的结果。这些钢板比一般的金属板厚，以提供额外的强度。可吸收的髓内杆确保掌骨干骨折的稳定固定，避免肌腱损伤，并减少再次手术移除植入物的范围。

十、预后

无论是保守治疗还是手术治疗，这些骨折通常都有良好的预后。保守治疗孤立性骨折的患者很少发生并发症。其中畸形愈合（异常旋转、缩短、屈曲）是最常见的并发症，通常与不正确的随访复查（每周 X 线检查）或不正确的适应证（不稳定、旋转、缩短）有关。

当需要手术时，内部或外部稳定避免了解剖并且遵循骨愈合的生物学，减少了与固定物和外科手术相关的并发症。如果需要钢板，最常见的并发症是肌腱粘连（伸肌腱鞘炎）和 MCP 关节屈曲 / 伸展受限，这通常靠取出内固定、肌腱松解或关节松解来解决。

僵硬是由于克氏针顺行固定，且 MCP 关节功能（关节应始终弯曲）受到限制。与克氏针相关的其他并发症包括浅表切口感染，需通过口服抗生素进行治疗。

一些研究支持不同治疗方式的价值，并报道令人满意的长期结果。大多数研究人员推荐手术固定后早期活动；并且，保守治疗和 5 周固定不会导致 MCP 关节僵硬。

由于没有高水平的比较研究，骨折治疗主要基于外科医生的训练和经验。

根据最近几项循证治疗的观点，在治疗掌骨骨折方面，没有一种可行的手术方法被证明是最优越的。同样在这种背景下，许多研究记录了各种手术方法的价值并报道了良好的长期结果。

十一、手术技巧

非手术治疗
- 用局部麻醉复位和测试长度和旋转
- 横向断裂需要牵拉复位和三点固定
- 持续牵引可防止缩短
- 对于不完全的稳定骨折，建议每周进行 X 线检查，并至少持续 3 周

外固定或钢针
- 避开伸肌腱装置，允许肌腱移动

髓内稳定
- 优选逆行或内固定
- 髓腔内应填充粗钢丝以确保稳定性
- 用克氏针顺行固定骨折，需要 MCP 关节屈曲

螺钉选择与应用
- 不少于 2 枚螺钉
- 滑动孔在第一层皮质

钢板

- 避免软组织损伤
- 轮廓小，早期主动运动有良好的稳定性

参考文献

[1] Diaz-Garcia R, Waljee JF. Current management of metacarpal fractures. Hand Clin. 2013; 29(4):507–518.

[2] Loryn PW, Hanel DP. Metacarpal fractures J Am Soc Surg Hand. 2002; 4(2):168–180.

[3] Moris V, Guillier D, Rizzi P, et al. Complex reconstruction of the dorsal hand using the induced membrane technique associated with bone substitute: a case report. JPRAS Open. 2015; 6:31–39.

[4] Giddins G, Leblebicioğlu G. Evidence based data in hand surgery and therapy. In: Winston D, ed. Metacarpal Shaft Fractures. Budapest: FESSH; 2017.

[5] Ben-Amotz O, Sammer DM. Practical management of metacarpal fractures. Plast Reconstr Surg. 2015; 136(3):370e–379e.

[6] Kahler DM. Fractures and dislocations of the base of the thumb. J South Orthop Assoc. 1995; 4(1):69–76.

[7] Haughton D, Jordan D, Malahias M, Hindocha S, Khan W. Principles of hand fracture management. Open Orthop J. 2012; 6:43–53.

[8] Tavassoli J, Ruland RT, Hogan CJ, Cannon DL. Three cast techniques for the treatment of extra-articular metacarpal fractures. Comparison of short-term outcomes and final fracture alignments. J Bone Joint Surg Am. 2005; 87(10):2196–2201.

[9] Konradsen L, Nielsen PT, Albrecht-Beste E. Functional treatment of metacarpal fractures 100 randomized cases with or without fixation. Acta Orthop Scand. 1990; 61(6):531–534.

[10] Orbay JL, Touhami A. The treatment of unstable metacarpal and phalangeal shaft fractures with flexible nonlocking and locking intramedullary nails. Hand Clin. 2006; 22(3):279–286.

[11] Ruchelsman DE, Puri S, Feinberg-Zadek N, Leibman MI, Belsky MR. Clinical outcomes of limited-open retrograde intramedullary headless screw fixation of metacarpal fractures. J Hand Surg Am. 2014; 39(12):2390–2395.

[12] del Piñal F, Moraleda E, Rúas JS, de Piero GH, Cerezal L. Minimally invasive fixation of fractures of the phalanges and metacarpals with intramedullary cannulated headless compression screws. J Hand Surg Am. 2015; 40(4):692–700.

[13] Pennig D, Gausepohl T, Mader K, Wulke A. The use of minimally invasive fixation in fractures of the hand—the minifixator concept. Injury. 2000; 31(suppl 1):102–112.

[14] Jupiter J, Ring DC. Manual of Fracture Management—Hand. New York, NY:Thieme; 2016:67–97.

[15] Ochman S, Doht S, Paletta J, Langer M, Raschke MJ, Meffert RH. Comparison between locking and non-locking plates for fixation of metacarpal fractures in an animal model. J Hand Surg Am. 2010; 35(4):597–603.

[16] Al-Qattan MM, Al-Lazzam A. Long oblique/spiral mid-shaft metacarpal fractures of the fingers: treatment with cerclage wire fixation and immediate post-operative finger mobilisation in a wrist splint. J Hand Surg Eur Vol. 2007; 32(6):637–640.

[17] Dumont C, Fuchs M, Burchhardt H, Appelt D, Bohr S, Stürmer KM. Clinical results of absorbable plates for displaced metacarpal fractures. J Hand Surg Am. 2007; 32(4):491–496.

[18] Kollitz KM, Hammert WC, Vedder NB, Huang JI. Metacarpal fractures: treatment and complications. Hand (NY). 2014; 9(1):16–23.

[19] Bannasch H, Heermann AK, Iblher N, Momeni A, Schulte-Mönting J, Stark GB. Ten years stable internal fixation of metacarpal and phalangeal hand fractures-risk factor and outcome analysis show no increase of complications in the treatment of open compared with closed fractures. J Trauma. 2010; 68(3):624–628.

[20] Bloom JM, Hammert WC. Evidence-based medicine: metacarpal fractures. Plast Reconstr Surg. 2014; 133(5):1252–1260.

[21] Wong VW, Higgins JP. Evidence-based medicine: management of metacarpal Fractures. Plast Reconstr Surg. 2017; 140(1):140e–151e.

第二十三章　掌骨颈骨折

Hebe Désirée Kvernmo

译者：殷杰，丁文全

　　摘要：掌骨颈骨折是常见的损伤。最常见的是第五掌骨，占所有掌骨骨折的 1/4~1/3。关于治疗方法的选择存在争议，但大多数掌骨颈骨折的保守治疗效果良好。可接受的畸形程度取决于其涉及第几掌骨。尽管文章收集的数据还有待完善，但是对于小于 50°~70° 掌侧成角的第五掌骨颈骨折最好采用早期活动的保守治疗。运用功能治疗时，不应进行复位，因为活动取决于嵌入性骨折的稳定性。然而，最初始的治疗会是用石膏托持续固定直到疼痛消退，然后利用绑带与无名指固定进行活动。骨折成角超过 50°~70° 的极少。对于具有旋转对位不良或小指假爪畸形的骨折，需考虑手术治疗。顺行髓内（花束）钉是一种很好的选择，且它允许尽早活动。而对于其他掌骨颈，可以接受较小的角度，其中对于第二和第三掌骨低至 15°~20°，而第四掌骨则是 30°~40°。

　　关键词：掌骨颈骨折，拳击手骨折，掌骨颈定义，角度和缩短测量，保守治疗，手术治疗，证据

一、创伤机制

　　掌骨颈骨折是常见的骨折。它们最常发生在第五掌骨上，占所有手部骨折的 10%，占所有掌骨骨折的 25%~36%。第二、第三和第四掌骨颈骨折分别占所有掌骨骨折的 6%、2% 和 5%。第五掌骨颈骨折通常被称为拳击手骨折。其实用词欠妥，因为专业拳击手的骨折通常发生在食指的掌骨颈部。第五掌骨颈骨折最常发生在斗殴者身上，他们用拳头冲动地撞击固体物体或其他人。直接打击导致通过关节的纵向压缩，进而导致掌骨颈部骨折（图 23.1）。这种受伤通常与饮酒和暴力有关。

二、分类

　　对于掌骨颈骨折，文献中没有常用的定义。虽然掌骨颈的骨折成角以后导致掌骨短缩程度比掌骨干骨折成角轻（图 23.2），但是掌骨干和远端段之间的过渡区域尚未被一致的定义。这可能导致难以比较不同研究的结果。骨科创伤协会（OTA）将掌骨分为远端、轴和近段。然而，在掌骨颈骨折中采用这种分型并不合适。在 Sletten 等的一项研究中，使用逻辑回归和内部系数，根据专家意见测试了 9 种不同颈部骨折定义的有效性和可靠性。基于这项研究，研究人员指出掌骨颈部区域最好定义为掌骨头部侧副韧带止点之间的平方距离（图 23.3），75% 或更多的骨折线位于颈部区域近端边界的远端。该定义用于研究人员后来的随机对照试验（RCT），其中功能性治疗与花束钉进行比较。

三、临床症状和辅助检查

　　掌骨颈骨折的典型症状是指关节周围的疼痛和压痛。手指活动可能会有疼痛。手可能会肿胀，并且可能会看到

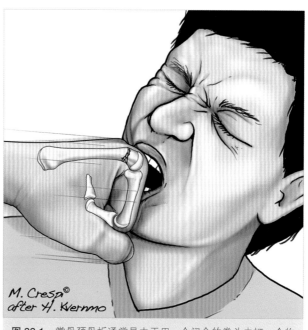

图 23.1　掌骨颈骨折通常是由于用一个闭合的拳头击打一个物体或另一个人，导致关节的纵向压缩

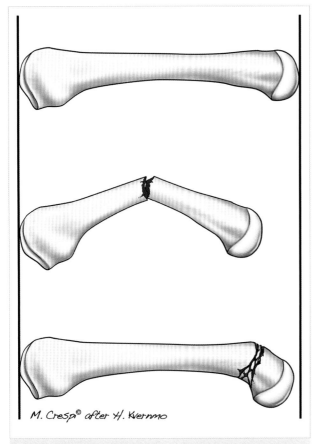

图 23.2 该图显示了掌骨的缩短，相比颈部骨折成角，掌骨干骨折成角骨干短缩更为明显

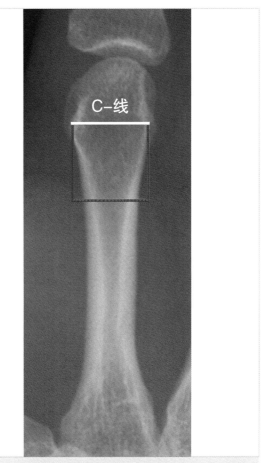

图 23.3 掌骨颈被定义为 C-线的平方距离，C-线代表掌骨头结节间最宽处之间的线

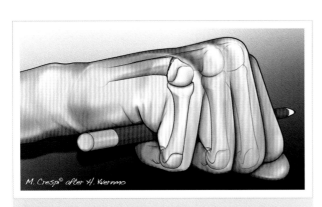

图 23.4 拳击手骨折的典型临床表现，失去指关节正常外观

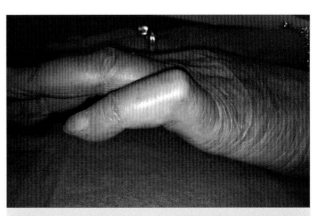

图 23.5 小指假性爪形，是一种代偿性掌指关节过伸和近端指间关节屈曲

受损区域皮肤有变色和（或）瘀斑。掌骨在矢状面上是凹下去的，在背侧则是相对平坦的。掌骨颈部的正常掌侧成角度为 14°。引起骨折的直接暴力导致掌骨颈的额外的掌侧屈曲。正常指关节外观消失（图 23.4），手掌可以感觉到硬块。由于掌骨缩短，指屈肌对手指来说相对过长，进而导致屈肌力下降。随着代偿性掌指关节（MCP 关节）过伸和近端指间关节屈曲，伸展也可能受到影响，被称为

假性爪形（图 23.5）。然而假性爪形比较少见。骨折还可能导致指体的旋转不良，导致手指在屈曲时剪切或重叠。这可能会导致患者的不适、握力下降和对外观产生不满。此外，还可能看到皮肤撕裂，这表明一种更严重的掌骨颈部骨折。

辅助检查

影像学有助于评估成角、短缩，潜在的累及掌骨头以及其他相关的骨折。

四、X 线片

用于评估掌骨骨折的标准 X 线片包括正位（图 23.6）、侧位（图 23.7）和斜位视图。正位片应从掌侧拍摄，因为它提供了更好和更对称的第五掌骨的正面投影。掌骨成角及短缩是评估是否进行手术治疗的两个重要决定因素。决定这两个测量结果的因素在现有文献中有很大差异。

（一）角度的测量

很难一致地测量掌骨颈骨折的角度。在侧位片或斜位片上，测量穿过掌骨头部中心和骨干背侧、骨髓正中线或掌侧的线。在一项尸体研究中，侧位片中的髓中线测量被证明是最有效的。这一结果得到了最近的一项临床随机

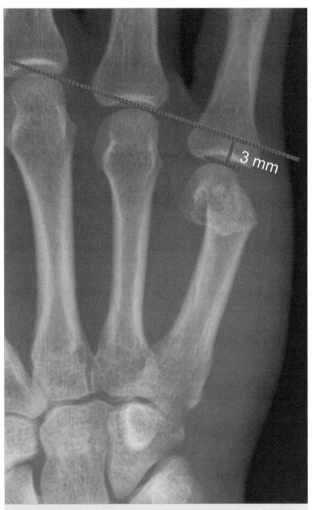

图 23.6　小指掌骨骨折的掌骨缩短最好测量穿过邻近中指和无名指掌骨头的线与小指掌骨头之间的距离，这两条线都位于头部的最远点

对照试验的支持，其中 6 项试验研究了 4 种不同角度测量方法的观察者间和观察者内的可靠性。侧位片中的掌骨髓正中线的测量被证明是最可靠和有效的（图 23.7）。

（二）短缩的测量

掌骨颈骨折的角度导致掌骨颈缩短（图 23.2）。可以通过两种不同的方法测量该短缩。首先，可以通过对侧手 X 线片的测量来评估长度。另一种方法，只需要受伤手的 X 线片，就可以通过在相邻两个手指头部的最远端画一条线来测量缩短长度。

CT 检查

对于涉及复杂掌骨骨折的不确定 X 线片不能明确，CT 可能是必要的。

五、可能并发骨与软组织损伤

高能损伤可导致粉碎性骨折或伴掌骨头状骨折复合伤。也可能有伤口，表明有开放性骨折和相关损伤。在这些情况下，这可能是由于受伤的人被对手的牙齿击中而导

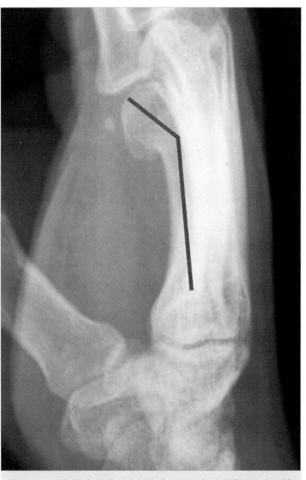

图 23.7　掌侧成角是通过在侧位片上测量穿过掌骨头部中心的线与掌骨髓正中线之间的夹角而测量出的

致对掌指关节的直接打击。人咬伤病例中，掌骨头的软骨可能受伤并且可能看到残留的牙齿印记（图23.8）。除非立即治疗，否则人类咬伤可能会导致口腔中毒性微生物引起的化脓性关节炎。而且，伸肌腱可能受伤和缩回，使手指伸指功能丧失。

六、证据

2017年FESSH教学课程书中公布了治疗掌骨颈骨折的证据。包括13项关于掌骨颈骨折保守治疗或手术治疗的现有RCT或伪RCT。结果测量未得到一致报道，因此未进行进一步的Meta分析。13个随机对照试验中有7个仅评估保守治疗，2个比较手术与保守治疗，4个比较不同手术技术的使用。只有4项研究报道了患者报道的结果指标。

（一）保守治疗

Yum Man和Trickett的研究总结，大多数掌骨颈骨折可以保守治疗。研究工作一直致力于确定最佳的保守治疗方法。之前关于保守治疗小指掌骨颈骨折的Cochrane评价表明，保守治疗策略没有在统计学上优于其他治疗策略，并且由于数据的异质性，没有给出明确的治疗方法建议。然而，将功能治疗与石膏固定相比较的7项研究都倾向于邻指的捆绑和早期活动的功能治疗，这对运动范围（ROM）和握力都有好处。van Aaken等的研究，包括高达70°掌侧成角畸形的骨折，显示功能治疗的工作量比石膏固定少11天。功能治疗包括不复位和早期活动，这取决于嵌插骨折的稳定性，因为它能减少疼痛。通常，使用软

性固定来提醒患者他/她的骨折，并且邻指捆扎可以防止患指外展。由于穿过掌指关节的手内在肌的屈曲力，而且它们位于旋转轴的掌侧，因此短缩的骨折很可能会重新复位。

（二）保守治疗与手术治疗

保守治疗与手术治疗的问题在两项RCT中进行评估，均将花束髓内钉固定与保守治疗进行比较。活动度和握力在统计学上无差异。第一项研究也测量了Quick-DASH评分，但发现两组之间没有显著差异。研究建议对掌侧成角50°以下的骨折进行早期活动的保守治疗。在手术组中，手部外观有更好的满意度，但病假延长，且并发症更多。后一项研究发现，手术组的满意度和外观优于保守治疗组，并得出结论，手术治疗提供了美学上的优势，但没有功能上的优势。

（三）何时考虑手术治疗

手术干预的门槛尚未确定。研究人员得出结论，与保守治疗相比，大多数骨折的外科固定似乎不太可能提供额外的益处。在决定可能从手术治疗中获益的骨折时，这些因素可能值得考虑：

1.成角的程度

对于影像参数，何种程度的掌侧成角和掌骨短缩可以被忍受仍然存在争议。对于小指，可接受的极限可达70°，对于环指掌骨颈骨折，可接受的成角可达30°~40°。小指和无名指掌骨在矢状平面的腕掌关节中具有高达20°~30°的活动度，并且与具有较小移动性的食指和中指掌骨相比，可以更好地补偿骨折角度。后者的掌骨颈骨折

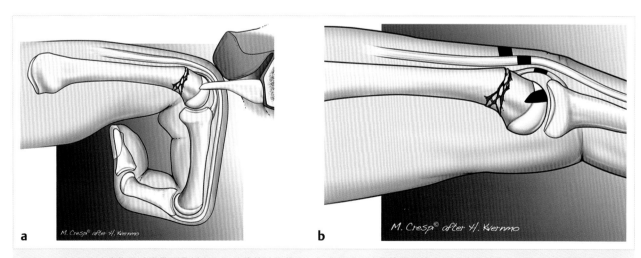

图23.8　（a）战斗咬伤导致掌骨颈骨折和MCP关节伴随损伤；（b）注意MCP关节伸展时软组织层位置的变化。因此，在检查患者时，将关节置于与骨头受伤时相同的位置（弯曲位置）是很重要的

可以承受低至 15°~20° 的掌侧成角。

2. 短缩的程度

已经有人提出短缩超过 3mm 的掌骨会影响治疗效果，但是对于掌骨短缩可接受度没有相关指南。然而，每缩短 2mm 掌骨，伸展度就减少 7°。由于大多数掌指关节都具有 10°~20° 的过伸能力，这可以补偿最多 2~4mm 的缩短。

3. 存在旋转畸形

由于手指在屈曲期间可能会出现剪切，因此难以接受旋转不良，应考虑手术治疗。

4. 开放性损伤和相关损伤（例如，打架咬伤、掌骨头部骨折、伸肌腱受伤）

MCP 关节上有裂伤的骨折是开放性骨折，应进行手术。可能伴有掌骨头部骨折和（或）伸肌腱撕裂，这很可能导致需要手术治疗，且很可能发生感染。

5. 多处受伤

高能损伤可导致多处和（或）复杂骨折，手术指征更强。

（四）手术治疗

还评估了最佳手术技术的问题。两项研究比较了花束钉（髓内）固定与横向固定。第一项研究显示髓内钉固定的功能效果更好，但随访时间仅为 3 个月。然而，髓内钉固定在技术上要求更高，也更耗时。后一项随访时间为 24 个月的研究表明，这两种方法对小指掌骨颈部骨折的手术技术具有同等的良好性和安全性。

七、作者推荐的治疗方式

研究人员使用掌骨颈骨折的定义，定义为掌骨头侧副韧带止点之间的平方距离，其中 75% 或更多的骨折线位于颈部近端边缘的远端。骨折的掌侧成角在侧位图上测量为穿过掌骨头部中心的线与掌骨髓正中线之间的角度。

（一）保守治疗

对于掌侧成角小于 50°~70° 的小指掌骨颈部骨折，除非存在旋转错位或小指的假性爪形，作者的首选治疗方法是保守治疗。研究人员同样接受食指和中指掌骨的 15°~20°，无名指掌骨 30°~40° 掌侧成角的掌骨颈部骨折。然而，由于职业、爱好和（或）偏好的不同，患者之间可接受的角度程度可能不同。尽管畸形可能不会导致任何功能限制，但患者必须愿意接受关节美观的丧失。由于这些伤害通常发生在年轻男性身上，他们在挫败中因打架或撞墙或门而受伤，他们可能会容忍相当大的畸形。如

果患者理解并同意保守治疗，则给予患者夹板直至疼痛稳定，通常直至伤后 1 周。此后，给予邻指绑带固定（图 23.9）4~6 周或直到患者有信心停止使用它。不需要随访，因为患者的满意度更高，且病假仅为 2.7 周，而接受石膏治疗的患者则要 5 周。

（二）手术治疗

适应证

如果掌侧角度超过 50°~70°，骨折不稳定，有任何临床重要的旋转不良，或是骨折涉及掌骨头部并存在假性爪形，或是开放性骨折，由打架咬伤造成，又或是禁止石膏固定的（即多发伤），研究人员主张手术治疗。此外，如果骨折是掌骨颈部临界线骨折（图 23.10），则认为其受嵌插较少且较不稳定，此时研究人员更喜欢手术治疗。

定位

将患者置于手术台上的仰卧位。手放在手桌上，呈俯卧姿势。如果患者不是完全清醒的，则上臂使用止血带。由于手部略尺侧倾斜，外科医生坐在靠近患者头部的手台上，以便最佳地观察掌骨。

复位

进行闭合复位并在透视下确认还原。采用 Jahss 动作，手指向手掌弯曲，MCP 关节弯曲 90°。然后，通过近端指骨施加背向力，同时稳定掌骨轴（图 23.11）。在操作过程中持续施加该力，直到克氏针植入维持复位。通过临床和 X 线透视验证可能的旋转畸形和缩短的矫正。

暴露

花束针固定

颈部骨折可采用花束髓内固定治疗，使用弹性针（0.8~1.2mm），顺行置于掌骨基部（图 23.12）。对于小指掌骨，在小指的基部上切口 1~2cm 的背侧切口。识别并保护背部感觉神经分支。进针点最好位于小指掌骨最近端的背侧。使用 3.5 号钻头或锥子打开皮质。植入 2~4 根克氏针，这些克氏针在尖端略微倾斜，并通过轻轻敲击穿过髓内管的针进入掌骨头，从不同的方向进入掌骨头（图 23.12）。透视下控制复位和克氏针位置（图 23.13）。如果计划将克氏针永久留置，则针与骨头齐平地切割，但如果计划拔除，则将针尾留在皮肤外面。患者通常需要夹板固定 1 周，但可以在术后立即活动。如果计划将针拔除，则在 4~6 周后进行，这取决于 X 线片和临床评估结果。

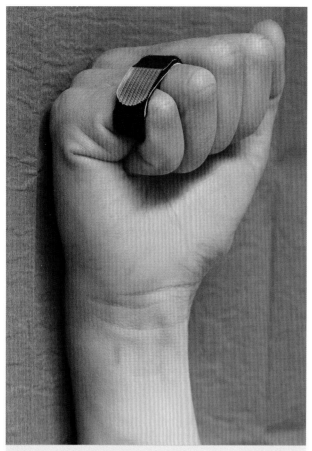

图 23.9 将小指绑在无名指上进行功能治疗。也可额外增加一个邻指绑带到指骨中节水平

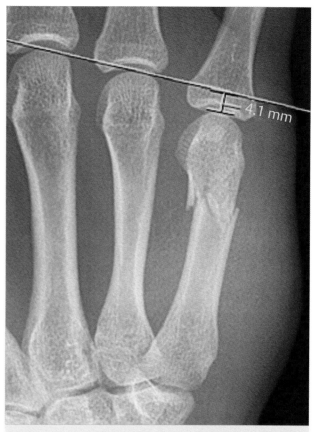

图 23.10 靠近近端边界的颈部骨折（由 C- 线的平方距离定义）嵌插较少，因此稳定性较低，研究人员更喜欢对这种边界骨折进行手术治疗

切开复位螺钉或钢板固定

长斜形骨折伴掌骨头受累是不稳定骨折，因为它们没有像横形骨折那样的骨支撑。这些骨折是用螺钉或钢板固定的。在掌骨远端做背侧切口。伸肌装置在伸肌腱（EDC）和小指伸肌（EDM）之间切开，肌腱向两侧牵开（图 23.14）。在某些情况下，需要通过矢状带进行治疗。关节囊被纵向切开并剥离掌骨头。在掌骨头部暴露时保护侧副韧带。在任何程度的关节位移的情况下，碎骨块减少，并且可能需要使用复位钳来确保复位固定。在副侧隐窝或掌骨头部碎片中的多个小螺钉或角度稳定板可用于保留复位。由于关节僵硬是进行开放复位时最常见的并发症，理想的固定应该允许早期活动。如果切开矢状带，则在手术结束时进行修复，因为它有助于伸肌腱的稳定性。内固定后，患者应立即在保护下开始关节活动度锻炼。

八、替代治疗方案

尽管由于并发症的发生存在争议，但也可以采用其

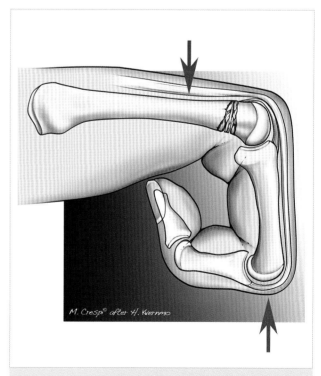

图 23.11 Jahss 手法用于掌骨颈骨折的复位手术。箭头表示在何处施加压力以复位骨折

他的克氏针植入方式。与髓内钉固定相比，横向钉固定骨折的技术要求较低。1 根克氏针植入于邻近掌骨骨折的近端，2 根放在远端。两项随机对照试验研究比较了花束髓内钉固定与横向钉固定技术。最高 Coleman 方法学分析评分的研究报告显示，术后 6 周和 3 个月的关节活动度，握

力和疼痛无统计学差异。对于骨折的交叉逆行克氏针固定与花束髓内钉或横向钉固定的比较，没有随机对照试验研究。交叉逆行和横向钉扎技术都可能导致掌指关节僵硬，因为钉可能会穿过侧副韧带来稳定骨折。因此，在 MCP 关节完全弯曲时植入是至关重要的。否则，在 MCP 关节弯曲的情况下，将手固定在石膏中 3 周，针会导致疼痛，而这是确保关节无挛缩的最安全位置。通常在 3~4 周后拔出钉。石膏应释放 PIP 关节使其自由活动。鼓励 PIP 关节运动。

九、预后

无论骨折角度和治疗方法如何，在几个随机对照试验中显示了足够的短期和长期结果。骨折通常在 4~6 周内愈合良好。与复位和夹板固定相比，使用软包裹和邻指绑带进行功能性治疗可获得更好的掌指关节活动度、更强的力量和更少的肿胀。一些患者抱怨对失去关节的美观不满意。在手术治疗的骨折中，可能发生僵硬，尤其是逆行和横向钉固定。一些繁重的体力劳动可能需要最多 6 周的休息时间才能进行。在早期阶段，骨头很容易再次受伤，最好在 3~6 个月内避免接触运动。骨不愈合是不常见的。可能会出现畸形结合，但可能不会影响功能结果。

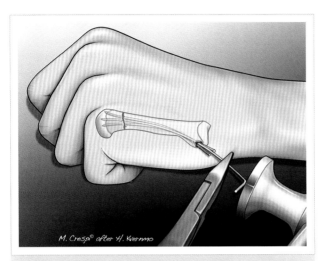

图 23.12 花束髓内针。第五掌骨针的起点最好在掌骨近端的背侧。用 3.5 号钻头或锥子打开皮层。将略微预弯的克氏针（2~4 根）轻轻地锤入掌骨头部，使其穿过髓内管，指向不同的方向

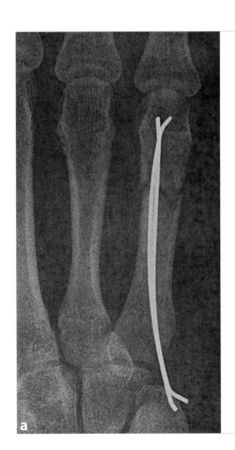

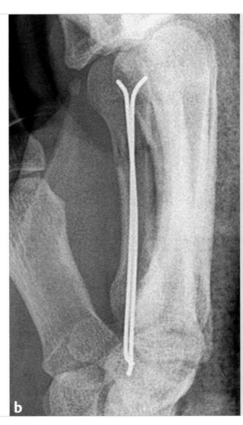

图 23.13 花束髓内针。交界性第五掌骨颈骨折术后 X 线片显示（a）正位视图；（b）侧视图

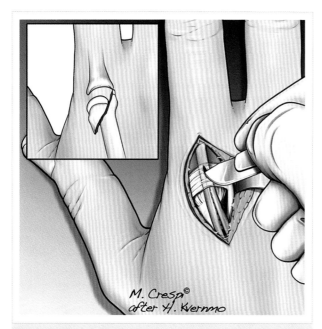

图 23.14 开放复位和内固定。该图说明了食指掌骨颈部的颈部和掌骨颈部的入路

十、提示和技巧

保守治疗：

• 不要对成角小于 50°~70° 的掌骨颈部骨折进行复位。通过使用软邻指捆绑带早期活动

• 通知患者以下情况：

○骨折通常在 4~6 周内愈合良好，活动和握力恢复正常，但关节突出部分会丢失

○大多数患者在 3 周后重返工作岗位，但繁重工作建议在 6 周左右进行

○在 3~6 个月内最好避免接触性运动，因为骨骼在早期可能容易受到反复伤害

手术治疗：

• 具有不可接受的骨折角度或过度缩短，旋转不良，假性抓握或伴随性损伤的患者最好进行手术治疗

• 选择的治疗方法是花束髓内针固定，因为患者可以进行早期运动。然而，对于第三和第四掌骨，可能需要施用石膏外固定以避免伸肌腱刺激

• 在做切口时要注意尺神经和桡神经的背侧分支。在尖端预弯克氏针，并将其插入指向掌骨头的不同方向的尖端。如果之前有骨折，可能会遇到穿越该区域的问题。因此，横钉固定可能是更好的选择

参考文献

[1] Hove LM. Fractures of the hand. Distribution and relative incidence. Scand J Plast Reconstr Surg Hand Surg. 1993; 27(4):317-319.

[2] Poolman RW, Goslings JC, Lee JB, Statius Muller M, Steller EP, Struijs PA. Conservative treatment for closed fifth (small finger) metacarpal neck fractures. Cochrane Database Syst Rev. 2005(3):CD003210.

[3] Gudmundsen TE, Borgen L. Fractures of the fifth metacarpal. Acta Radiol. 2009; 50(3):296-300.

[4] Marsh JL, Slongo TF, Agel J, et al. Fracture and dislocation classification compendium—2007: Orthopaedic Trauma Association classification, database and outcomes committee. J Orthop Trauma. 2007; 21(suppl 10):S1-S133.

[5] Sletten IN, Nordsletten L, Holme I, Hellund JC, Hjorthaug GA, Kvernmo HD. Definisjon av collum metacarpale og collumfrakturer. En metodologisk studie. Høstmøteboken 2011, Abstract 37, 127.

[6] Sletten IN, Hellund JC, Olsen B, Clementsen S, Kvernmo HD, Nordsletten L. Conservative treatment has comparable outcome with bouquet pinning of little finger metacarpal neck fractures: a multicentre randomized controlled study of 85 patients. J Hand Surg Eur Vol. 2015; 40(1):76-83.

[7] Abdon P, Mühlow A, Stigsson L, Thorngren KG, Werner CO, Westman L. Subcapital fractures of the fifth metacarpal bone. Arch Orthop Trauma Surg. 1984; 103(4):231-234.

[8] Ali A, Hamman J, Mass DP. The biomechanical effects of angulated boxer's fractures. J Hand Surg Am. 1999; 24(4):835-844.

[9] Frere G, Hoel G, Moutet F, Ravet D. Fractures of the fifth metacarpal neck. Ann Chir Main. 1982; 1(3):221-226.

[10] Leung YL, Beredjiklian PK, Monaghan BA, Bozentka DJ. Radiographic assessment of small finger metacarpal neck fractures. J Hand Surg Am. 2002; 27(3):443-448.

[11] Lamraski G, Monsaert A, De Maeseneer M, Haentjens P. Reliability and validity of plain radiographs to assess angulation of small finger metacarpal neck fractures: human cadaveric study. J Orthop Res. 2006; 24(1):37-45.

[12] Sletten IN, Nordsletten L, Husby T, Ødegaard RA, Hellund JC, Kvernmo HD. Isolated, extra-articular neck and shaft fractures of the 4th and 5th metacarpals: a comparison of transverse and bouquet (intra-medullary) pinning in 67 patients. J Hand Surg Eur Vol. 2012; 37(5):387-395.

[13] Yum Man W, Trickett R. Metacarpal neck fractures. In: FESSH Instructional Course Book 2017. http://www.fessh2017.com/ down/Evidence Based Data In Hand Surgery And Therapy.pdf. Accessed November 10, 2017.

[14] Hofmeister EP, Kim J, Shin AY. Comparison of 2 methods of immobilization of fifth metacarpal neck fractures: a prospective randomized study. J Hand Surg Am. 2008; 33(8):1362-1368.

[15] Kim JK, Kim DJ. Antegrade intramedullary pinning versus retrograde intramedullary pinning for displaced fifth metacarpal neck fractures. Clin Orthop Relat Res. 2015; 473(5):1747-1754.

[16] van Aaken J, Fusetti C, Luchina S, et al. Fifth metacarpal neck fractures treated with soft wrap/buddy taping compared to reduction and casting: results of a prospective, multicenter, randomized trial. Arch Orthop Trauma Surg. 2016; 136(1):135-142.

[17] Hansen PB, Hansen TB. The treatment of fractures of the ring and little metacarpal necks. A prospective randomized study of three different types of treatment. J Hand Surg [Br]. 1998; 23(2):245-247.

[18] Harding IJ, Parry D, Barrington RL. The use of a moulded metacarpal brace versus neighbour strapping for fractures of the little finger metacarpal neck. J Hand Surg [Br]. 2001; 26(3):261-263.

[19] Konradsen L, Nielsen PT, Albrecht-Beste E. Functional treatment of

metacarpal fractures 100 randomized cases with or without fixation. Acta Orthop Scand. 1990; 61(6):531-534.

[20] Kuokkanen HOM, Mulari-Keränen SK, Niskanen RO, Haapala JK, Korkala OL. Treatment of subcapital fractures of the fifth metacarpal bone, a prospective randomised comparison between functional treatment and reposition and splinting. J Plast Reconstr Surg Hand Surg. 1990; 33:315-317.

[21] Statius Muller MG, Poolman RW, van Hoogstraten MJ, Steller EP. Immediate mobilization gives good results in boxer's fractures with volar angulation up to 70 degrees: a prospective randomized trial comparing immediate mobilization with cast immobilization. Arch Orthop Trauma Surg. 2003; 123(10):534-537.

[22] Hofmeister EP, Kim J, Shin AY. Comparison of 2 methods of immobilization of fifth metacarpal neck fractures: a prospective randomized study. J Hand Surg Am. 2008; 33(8):1362-1368.

[23] Strub B, Schindele S, Sonderegger J, Sproedt J, von Campe A, Gruenert JG. Intramedullary splinting or conservative treatment for displaced fractures of the little finger metacarpal neck? A prospective study. J Hand Surg Eur Vol. 2010; 35(9):725-729.

[24] Strauch RJ, Rosenwasser MP, Lunt JG. Metacarpal shaft fractures: the effect of shortening on the extensor tendon mechanism. J Hand Surg Am. 1998; 23(3):519-523.

[25] Winter M, Balaguer T, Bessière C, Carles M, Lebreton E. Surgical treatment of the boxer's fracture: transverse pinning versus intramedullary pinning. J Hand Surg Eur Vol. 2007; 32(6):709-713.

[26] Wong TC, Ip FK, Yeung SH. Comparison between percutaneous transverse fixation and intramedullary K-wires in treating closed fractures of the metacarpal neck of the little finger. J Hand Surg [Br]. 2006; 31(1):61-65.

[27] Westbrook AP, Davis TR, Armstrong D, Burke FD. The clinical significance of malunion of fractures of the neck and shaft of the little finger metacarpal. J Hand Surg Eur Vol. 2008; 33(6):732-739.

[28] Bansal R, Craigen MA. Fifth metacarpal neck fractures: is follow- up required? J Hand Surg Eur Vol. 2007; 32(1):69-73.

[29] Jahss P. Fractures of the metacarpals: a new method of reduction and immobilization. J Bone Joint Surg Am. 1938; 20:178-186.

[30] Coleman BD, Khan KM, Maffulli N, Cook JL, Wark JD; Victorian Institute of Sport Tendon Study . Group. Studies of surgical outcome after patellar tendinopathy: clinical significance of methodological deficiencies and guidelines for future studies. Scand J Med Sci Sports. 2000; 10(1):2-11.

第二十四章　掌指骨骨折愈合不良的矫正

Hermann Krimmer
译者：殷杰，范学锴

摘要： 研究认为使用特殊的旋转板来纠正旋转不良的技术是安全可靠的，它使困难的手术变得容易。准确的手术加上钢板的预安装、正确位置的截骨术和早期康复训练是取得良好临床疗效的关键。

关键词： 畸形愈合，掌骨骨折，指骨骨折，矫正截骨术，旋转钢板

一、创伤机制

有症状的掌骨或指骨畸形愈合的骨折可显著影响手功能。单独的掌骨和指骨骨折是上肢最常见的损伤，一般占骨骼骨折的10%，占上肢骨折的40%。这些失败案例包括骨不愈合或畸形愈合，它们影响手的功能或是手部外观而不被接受。通常情况下，这些失败会伴随着手指运动的减少，邻近关节的退行性改变，以及骨痛退化症。治疗掌骨和指骨不连和不连受到多个滑动结构和僵硬倾向的影响，使这种手术具有挑战性。因为处理掌骨和指骨骨不连和畸形愈合时累及多个滑动结构并容易发生僵硬，使得这种手术具有挑战性。

与这些骨折相关的并发症也普遍存在，并可能在保守和手术治疗手部骨折中同时出现，使得治疗并发症成为治疗这些损伤的重要组成部分。保守治疗失败的原因可能是仅看了X线片而忽略了临床情况，主要是忽视了旋转不良。手术并发症通常是因为在错误的位置进行骨折固定或稳定性不足导致二次错位。

二、分类

旋转和轴向畸形是矫正截骨术的指征。在严重畸形导致功能严重受限时，应进行矫正截骨术。如果只有轻微的畸形，则取决于患者的诉求和外观情况。

三、临床症状和查体

虽然轴向畸形是明显的，但旋转畸形需要通过检查从伸展到完全屈曲的手指运动来进行精确的临床测试。掌骨位置10°旋转不良导致指尖2cm移位（图24.1）。

四、证据

可以在畸形愈合部位或掌骨基部进行近节指骨旋转畸形愈合的矫正。畸形愈合部位的截骨术为完全矫正畸形提供了最佳条件，但增加了肌腱粘连的风险，导致近端指间关节（PIP关节）甚至掌指关节（MCP关节）挛缩。掌骨侧截骨术的肌腱粘连风险较低，但可能导致手内在肌肉失衡，另外，轴向畸形也存在于某些"Z"形畸形。如今对于低位侧面的植入物，完全建议在畸形愈合部位进行截骨术，因为只有这样才能完全矫正畸形。

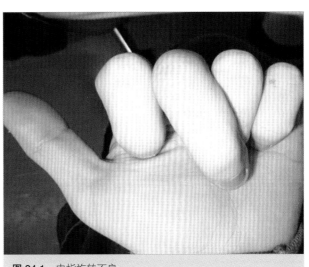

图24.1 中指旋转不良

五、作者推荐的治疗方式

（一）手术时机

早期重建或截骨术比晚期手术更有可能获得良好的效果。然而，如果 MCP 关节和 PIP 关节出现严重肿胀和运动受限，应首先进行物理治疗，改善软组织状况，并等待手术。如果出现骨不愈合，早期手术当然是必要的。

（二）技术

对于旋转不良的矫正，有两个要点：一是在截骨术前预先安装钢板；二是精确控制矫正量和矫形后的结果。有一种特殊的旋转板，其远端有一个长方孔，可在截骨后进行控制矫正，便于矫正旋转不良（图 24.2）。

在指骨矫正时，更倾向于采用背侧入路切开伸肌腱，从尺骨或桡骨切取骨膜瓣，以便稍后至少能部分覆盖植入物（图 24.3）。在掌骨矫正时，将伸肌腱移动到一个部位。

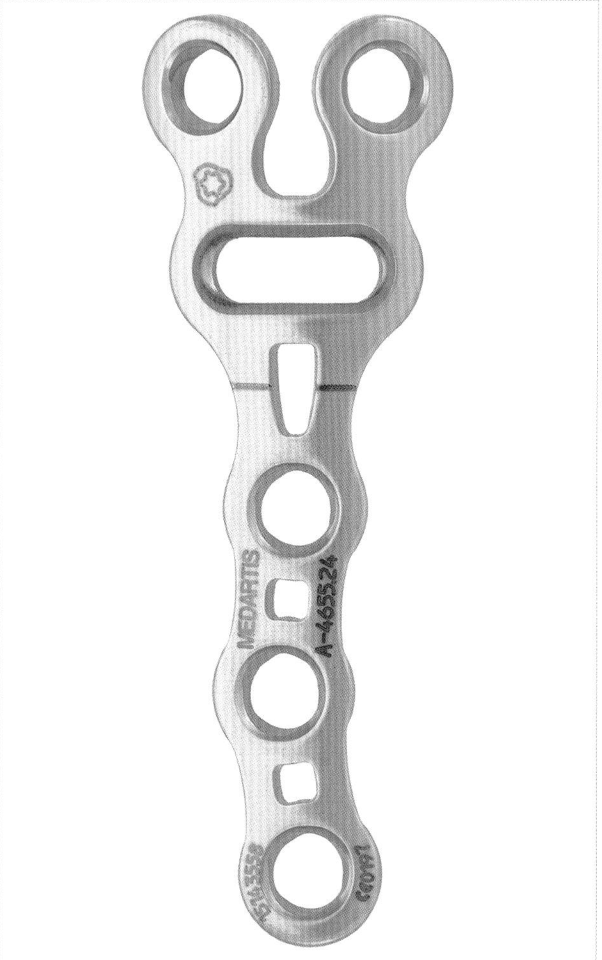

通常情况下，可以进行一个完整的横向截骨术。首先，如果需要对桡骨部位进行矫正，则在近端部分中用 2 枚螺钉固定板并且在椭圆形孔中固定 1 枚螺钉，而对于尺骨位置也是如此。钢板上有一个标记，取下钢板后必须进行截骨术。截骨术完成后，再次固定钢板，用螺钉固定在长圆孔内，引导矫正直至达到正确的位置（图 24.4）。

为了精确检查旋转弯曲，手掌中的相邻手指是有帮助的（图 24.5）。植第一枚螺钉后，再植入其他螺钉，每个部位上有 3 枚螺钉（图 24.6）。该板还提供锁定螺钉，这些螺钉在骨质量差的情况下可取。在掌骨上进行矫正，通常使用 2mm 螺钉，但是对于指骨矫正，需使用 1.5mm 螺钉。必须在真实的侧位图上精确检查螺钉长度，以避免屈肌腱摩擦断裂。在指骨轴向畸形的情况下，更重要的是在畸形处进行截骨术，以避免 "Z" 形畸形。可以通过背侧入路和侧入路，行开窗楔形截骨术并用一块小钢板固定（图 24.7）。

术后应立即开始活动，在手部矫正的情况下，在固

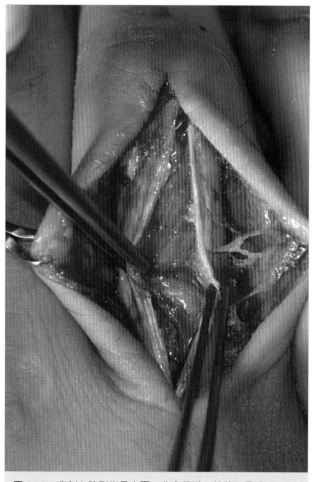

图 24.2 旋转板带有偏心孔，可防止骨分裂和螺钉碰撞。截骨标记处，1.5mm 板 0.8mm 厚度用于指骨矫正，2.0mm 板 1.3mm 厚度用于矫正，使用 1.5mm 和 2.0mm Trilock 螺钉多轴，保持 15° 自由度

图 24.3 背侧入路到指骨表面，分离肌腱，并获取骨膜

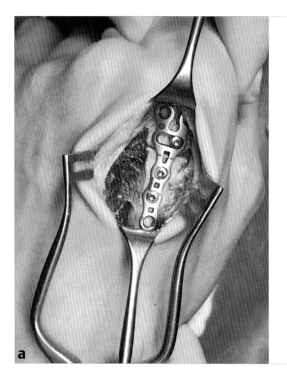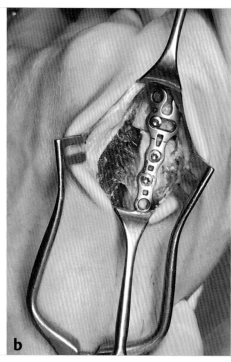

图 24.4 （a）术中掌骨旋转钢板的矫正前视图；（b）矫正后视图

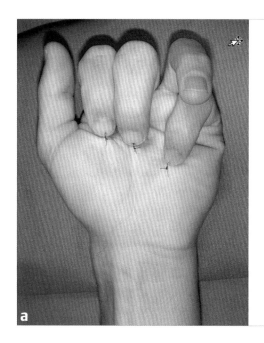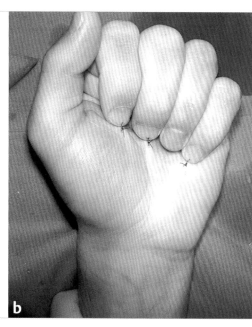

图 24.5 （a）固定在手掌上的相邻手指；（b）矫正后检查准确度

有位置固定保护手 2 周，而在掌骨矫正的情况下，尺侧夹板能使手指自由运动就足够了。

六、临床结果

采用旋转钢板联合截骨技术，7 例患者均在正确的位置进行了截骨，且所有患者均对结果满意。这证实了文献中的数据，研究人员发现手部畸形矫正后满意率很高。如果存在运动障碍，则需要行肌腱松解术或甚至关节松解术

去除障碍，但先决条件是坚固的骨性愈合，并且至少与之前的手术相隔 6 个月。

七、手术技巧

在轴性和旋转性畸形并存的情况下，穹顶（弯曲）截骨术可能是一种允许所有平面矫正的替代方法。无论采用何种技术，均应在截骨远端预制钢板。

231

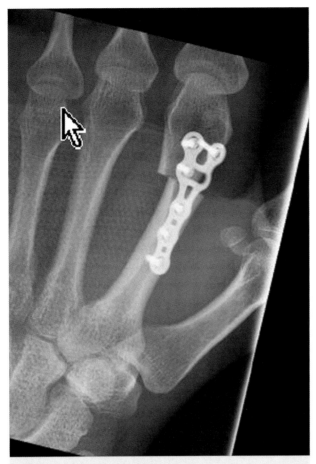

图 24.6　掌骨矫正截骨术后的 X 线片

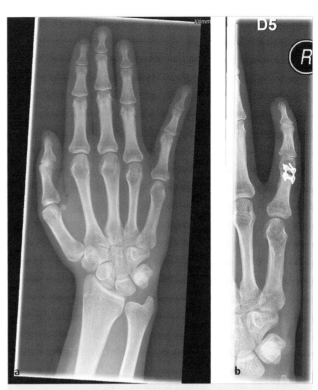

图 24.7　切开楔形截骨，1.5mm 网格板固定，矫正指骨轴向畸形

参考文献

[1] Freeland AE, Lindley SG. Malunions of the finger metacarpals and phalanges. Hand Clin. 2006; 22(3):341-355.

[2] Balaram AK, Bednar MS. Complications after the fractures of metacarpal and phalanges. Hand Clin. 2010; 26(2):169-177.

[3] Büchler U, Gupta A, Ruf S. Corrective osteotomy for post-traumatic malunion of the phalanges in the hand. J Hand Surg [Br]. 1996; 21(1):33-42.

[4] Karthik K, Tahmassebi R, Khakha RS, Compson J. Corrective osteotomy for malunited metacarpal fractures: long-term results of a novel technique. J Hand Surg Eur Vol. 2015; 40(8):840-845.

第四部分 腕关节骨折

4

第二十五章　急性舟状骨骨折

Joseph J. Dias, Lambros Athanatos

译者：殷杰

摘要：本章介绍急性舟状骨骨折的"医疗服务价值链"。最常见的损伤机制是手腕过伸和径向偏离时的轴向负荷。如果解剖鼻烟窝和（或）触诊舟状骨粗隆时出现触痛，桡侧或尺侧偏斜疼痛加剧和（或）拇指纵向压迫疼痛，则应怀疑是舟状骨骨折。需要对手腕进行适当的 X 线检查，通常为 4~5 次，另一种方法是使用 MRI 或 CT 检查。无移位的舟状骨骨折用肘部以下释放拇指活动的石膏固定，可以在解剖学上愈合，可能只需要 4 周。几乎从未使患者使用石膏固定超过 6~8 周。如果骨折发生最小移位（≤1mm），外科医生也可以考虑采用经皮螺钉内固定。内固定的好处是骨折通常足够稳定，可以避免外部固定，但同时患者也面临着手术风险。移位 ≥2mm 的骨折和近端舟状骨骨折，其不愈合（30%）或无血管坏死的风险较高，可能需要内固定。医疗服务的价值链描述了治疗此类骨折的 6 个临床阶段。

关键词：舟状骨骨折，诊断，治疗，预后

一、简介

"舟状骨"一词来源于希腊语"σκαφωιδες"一词，意思是"船形"。舟状骨骨折发病率为 0.124%~0.43%。奇怪的是，如此小的骨头骨折会引起如此多的麻烦。在英国，手部受伤每年使纳税人损失超过 1 亿英镑。

表 25.1 描述了急性舟状骨骨折的医疗服务价值链，这是对 Michael Poter 医疗条件价值链的一种改编。这说明了患者在急性舟状骨骨折后治疗的流程。它包括 6 个阶段：预防、诊断、准备、干预、恢复/康复，最后是监控/管理。

每个阶段包括：患者参与（需要对患者进行教育的内容）、需要收集的措施、进行的患者医疗活动，以及最终提供医疗（发生了哪些医疗活动）。

Porter 强调：

医疗服务价值链强调的问题包括：医疗周期中的每项活动是如何最好地执行的，由谁执行；一项活动的有效性如何受到其他活动的影响；哪些活动最好在单个医疗中心内执行，哪些活动可以在多个地方分开执行；随着时间的推移，如何最好地接近患者，以达到最佳效果；应如何告知患者并使他们参与进他们自己的医疗中，以及需要测

量哪些患者总体结果和风险因素来指导医疗决策。

本章将描述急性舟状骨骨折医疗服务价值链的各个阶段。

二、创伤机制

最常见的损伤机制是腕关节过伸和径向偏离的轴向负荷。这一点最能通过运动中发生的骨折来说明，腕关节损伤的发生率占所有运动损伤的 3%~9%。舟状骨骨折是一种常见的损伤，尤其是在美国足球和篮球中，据统计每 100 名大学足球运动员中就有 1 人会遭受舟状骨骨折。最近的研究表明，使用腕带可以降低腕关节骨折的发生率。武术中使用的各种"落地策略"对减少跌倒时的冲击力有显著效果，并可能有效地预防腕关节受伤。接触类运动的运动员应接受伤害预防教育。

三、临床症状和查体

在受伤后，患者到急诊科，由医生或没有独立行医学资格但受过训练的临床医学生进行仔细的病史询问和体格检查。需要回答的第一个问题是损伤的严重程度。越严重，就越有可能发生骨质损伤。第二个问题是桡侧腕关节是否有疼痛。第三，疼痛的确切位置在哪里。年轻患者常

医疗服务价值链：急性舟状骨骨折

	预防	诊断	准备	干预	康复	监测管理
告知参与 患者需要接受什么样的教育	·运动时多加注意是非常重要的 ·佩戴腕部护员	·诊断的意义 ·短期/长期的预后 ·停止吸烟 ·治疗措施：石膏/手术（获益/风险）	·患者信息表 ·设定期望值 ·解释术前计划 ·同意—第一阶段（获益/风险）	·书写关于石膏的说明 ·再次确认同意—第二阶段 ·出院前在日常生活中创口护理的说明 ·术后康复	·建议恢复活动并尽可能地工作 ·手部锻炼 ·戒烟 ·改为健康生活方式	·告知疼痛可能和创伤性关节炎
措施 对患者需要采用什么措施	·舟状骨骨折的概率	·骨折的表现 ·位置 ·移位 ·全身情况	·健康状况 ·适合手术（ASA）	·透视暴露 ·手术时间 ·并发症 ·住院时间	·感染 ·PROM评分 ·恢复到正常生活/运动	·PROM评分 ·手功能 ·骨折不愈合（部分愈合）或者不愈合）关节炎
评估 患者诊疗活动在哪里进行	·运动/健康俱乐部 ·工作场所	·急诊室 ·骨折诊室 ·影像科	·骨折诊室 ·术前准备室（如果可以）	·石膏室 ·手术室 ·日间病房	·骨折诊室 ·物理治疗 ·家中	·最后一次随诊的骨折护理室 ·运动/健康俱乐部 ·工作场所
患者通道	预防	诊断	准备	干预	康复	监测管理
医疗服务 在每一阶段需要实施哪些诊疗活动	监测 ·运动/健康俱乐部 预防 ·佩戴腕部护员 ·安全着陆的策略	临床评估 ·Q1：损伤严重性 ·Q2：疼痛是否在鼻烟窝 ·Q3： 放射学 ·Q4：采用和评估足够的 舟状骨X线片 ·骨折表现 ·位置 ·移位 ·韧带损伤	骨折诊室 ·讨论 ·（预后） ·准备 术前评估 ·既往病史 ·麻醉病史 ·血/心电图/肺活量	石膏室 ·石膏固定 ·讨论石膏固定的护理和卫生事项 ·嘱咐注意事项 ·评估和建议 麻醉 ·全麻/区域阻滞麻醉 手术 ·确定入路（例如经皮） ·置入螺钉/移植物 ·石膏或支具固定 止痛治疗 ·根据WHO止痛阶梯用药	手术 ·对于下列情况再次手术：感染 ·植入物不足 ·植入物位置不正确或太长 物理治疗 ·功能锻炼	监测 ·部分愈合 ·不愈合 ·关节炎 影像学 ·检查和评估X线CT/MRI 管理 ·对于下列情况再次手术： ·不愈合 ·SNAC

创伤和骨科团队

流程图

外伤 → 复查 / 调查 → 骨折 / 无骨折 → 出院

骨折 → 无移位 / 移位 / 近端的 → 石膏 / 固定 / 移植 → 愈合 / 部分愈合 / 不愈合 → 支具固定 / 自由活动 → 观察 / 固定 / 移植

表 25.1 急性舟骨骨折的医疗服务价值链显示了该链各个方面的相应决策流程图

常低估损伤，认为是"扭伤"，很快就会痊愈。检查舟状骨骨折的主要特征包括解剖鼻烟窝（ASB）的压痛和（或）触诊舟状骨粗隆（ST）时的压痛，桡侧疼痛随着尺桡偏斜增加和（或）拇指纵向压迫（LC）疼痛增加。这些临床症状单独使用时是舟状骨骨折的"不充分指标"，应结合使用以获得更准确的临床诊断。

Parvizi 等还表示，在最初的评估中，损伤后 24h 内，所有舟状骨骨折的病例都有 ASB 和 ST 压痛和纵向压迫疼痛，敏感性为 100%。这些体征在初次检查时的相应特异性分别为 19%、30% 和 48%（ASB、ST 和 LC）。

当 3 种体征在初检时均为阳性时，特异性提高到74%，意味着 3/4 的患者可能有骨折。

四、辅助检查

第四个问题是需要什么样的影像学检查。在评估舟状骨损伤的影像学时，临床医生必须思考以下问题。首先，舟状骨骨折了吗？这可通过腕关节的适当视图（通常为 4 或 5 个）进行验证［图 25.1；正位和（或）舟状骨长轴位视图，通常与手旋前尺偏位、侧位、半旋前斜位和半旋后斜位视图一起获得］。第二，骨折的"状态"是什么？

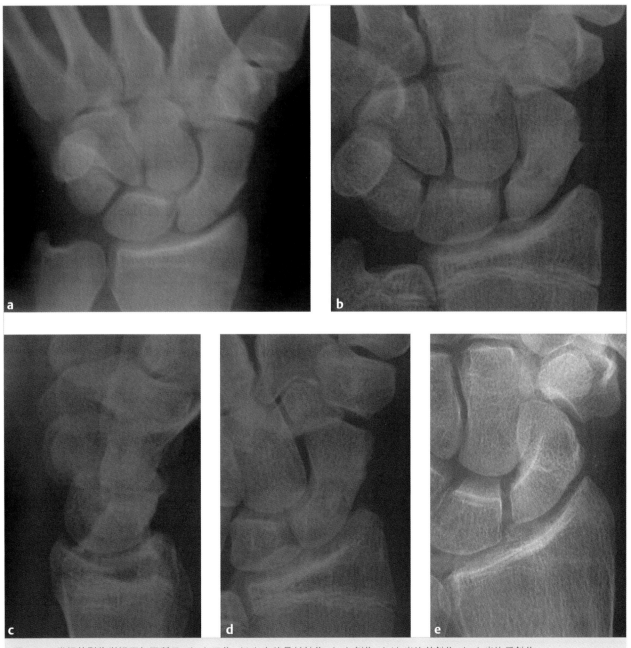

图 25.1　常规的影像学视图如图所示。(a) 正位；(b) 舟状骨长轴位；(c) 侧位；(d) 半旋前斜位；(e) 半旋后斜位

它是无移位、移位还是复杂的？第三，复杂骨折的原因是什么？它是一种韧带损伤还是与另一种骨损伤有关？第四，如果是，它是否与半脱位或脱位有关？骨折脱位应在急诊室给予适当的止痛和局部麻醉阻滞（如需要）后迅速复位，本章不讨论这种损伤。

这4个影像学问题的答案证实了舟状骨骨折的存在与否。对于没有骨折的患者，这些问题决定患者是出院，还是需要进一步影像学检查或再次复查。如果临床上怀疑舟状骨骨折，定义为患有：（1）合理的损伤机制；（2）桡侧腕关节疼痛；（3）前面提到的试验中的压痛或疼痛；（4）在至少4个良好质量的X线片上没有看到明显的骨折。

临床上对舟状骨骨折的强烈怀疑应包括以上提到的迹象之一。

对于有骨折的患者，需要量化移位的位置和数量，因为这将决定治疗方法。如果台阶或间隙≥1mm，则骨折被定义为移位，且该间隙通常出现在长轴舟状骨的正位或斜位X线片的桡背侧皮质表面。只有部分分类，Herbert分型适用于急性骨折。类型A和B描述了前面讨论的一些属性。B1型和B2型以骨折线为基础，而近端骨折（B3）、骨折–脱位（B4）和粉碎性骨折（B5）则是其他类型的骨折。这些描述并不能清楚地帮助决策。

五、替代治疗方案

舟状骨骨折处理的基础是稳定。这可以通过石膏或螺钉固定来实现。目的是限制骨折部位的活动，使其愈合。

（一）临床疑似舟状骨骨折

在急诊部接受检查后，如果临床上怀疑有舟状骨骨折（如前所述），应告知患者骨折的可能性，将受伤部位置于可拆卸的夹板中，并在适当的诊所接受随访预约。另一种方法是使用MRI扫描或精细CT扫描进一步成像，以解决是否存在骨折的问题。在大约几周的间隔后，应在取下石膏后进行彻底检查并再次进行舟状骨X线片检查，以确定那些有持续症状和体征的患者。如果X线片不能解释疼痛的原因，可能需要进一步影像学检查。

在没有骨折的情况下，可以将患者的损伤视为腕部软组织损伤，可在进行腕部锻炼后出院，也可以在6周内安排随访，以确保不会错过重大的软组织损伤。如果没有韧带损伤的临床表现，医生通常会建议患者出院。应提供患者信息传单，以便进一步了解骨折的可能性以及在最初

几周内需要注意的事项，如果症状持续存在，患者可直接返回诊疗团队。

（二）石膏托固定

当骨折患者在骨折诊所接受检查时，更详细的病史应包括手习惯、既往病史、服药（包括类固醇）、既往受伤/骨折/手腕手术、个人史（吸烟状态、饮酒、爱好）、职业和最后的体育活动水平。由于吸烟是所有骨折不愈合的高危因素，故应再次强调患者戒烟。

无移位的舟状骨骨折使用肘部以下释放拇指活动的石膏固定，可以在解剖学意义上愈合，并且可能仅需要4周。在英国，大约50%的医院使用肘部以下的石膏，并释放拇指自由活动，这样通过允许揉捏，可以更好地发挥功能，而另外50%的单位继续使用传统的舟状骨石膏固定拇指。

在拇指固定的情况下，舟状骨运动的附加限制非常小，因此不会收益太多，但增加了患者的手部功能障碍。拇指可以固定在两个位置。一个功能位是将拇指维持在一个对掌位，以允许拇指指腹捏住和夹住物品。功能障碍的位置是指拇指被放置在不可能被捏的位置。这只允许用手辅助或钩住袋子，这种姿势不允许抓握，患者的日常活动能力也非常有限。有两组患者可能需要限制拇指的功能：依从性不确定的患者和韧带松弛明显的患者，对于这两种患者，即使是轻微捏的动作也可能导致舟状骨移动。

综上所述，使用手肘以下释放拇指活动的石膏固定，手功能良好，舟状骨骨折功能位石膏固定使手具有适当的功能，功能障碍位石膏使手功能限制受限，而肘部以上石膏固定使手功能严重受损（图25.2）。这就是为什么没有一个地方会打肘部以上的石膏固定。

应就石膏护理/卫生及可能出现的问题进行讨论，并提供书面说明。特别指出，要求患者在石膏软化致腕关节活动时返院，并解释这可能导致腕关节和舟状骨活动，并可能影响骨折愈合进程。

近极舟状骨骨折有较高的骨不愈合（30%）或缺血坏死（AVN）的风险。

（三）固定

不稳定的舟状骨骨折是指在任何视图上，骨折碎片的位移≥1mm，此时外科医生可能需要和患者讨论如何用石膏或手术治疗。

固定石膏6周可使80%~85%的舟状骨移位骨折愈合。

对于一些骨折，内固定被认为是合适的，决策必须

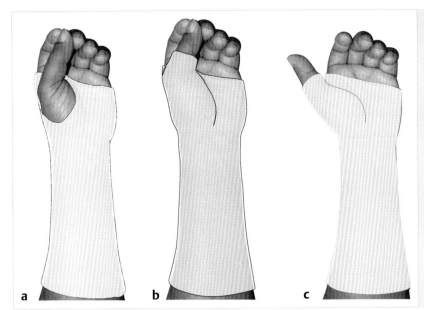

图 25.2 肘下石膏用于急性舟状骨骨折。(a) 肘部以下并释放拇指自由转动。这允许早期恢复手部功能。限制手腕运动，特别是桡尺偏斜，限制舟状骨运动；(b) 合并拇指掌指关节的舟状骨铸型。这有更多限制的，但允许一些功能，拇指捏合夹的功能被保留；(c) 拇指掌骨处于外展状态，因此现在不可能实现拇指捏夹，手也明显失去功能

与患者商定。必须向患者解释手术程序，患者应了解手术的好处和风险，清楚地知道手术的替代方法。其好处是骨折通常足够稳定，从而避免了外部固定。许多患者认为，固定骨折意味着他们可以恢复活动，而不管手腕上的活动需求如何，就好像骨折已经"愈合"，他们不明白固定只是一个内部夹板，在正常的愈合过程中支撑着骨骼的对合。

手术的风险包括感染（1%）、需要额外手术（7.7%）、慢性局部疼痛综合征（2%）和骨关节炎，如果这种方法损害关节软骨（40%）。如果螺钉定位不正、固定仍保留间隙、复位不足、近极 AVN 或植入物松动导致刚性固定失败，则可能发生内固定后延迟愈合和不愈合（3%~7%）。软骨溶解和植入物相关的问题也可能发生，尤其是当支撑力差或植入物长时间伸入关节时。

手术当天在病房对接受手术治疗的患者复查病房。此时，外科医生将决定治疗的过程和方法。经皮减压术和减压技术已被很好地描述，并被广泛应用。

手术完成后，根据固定的可靠性和外科医生对患者依从性的判断，患者要么只剩下绷带，要么用拇指夹板固定，要么用肘部以下的石膏固定。在进行适当的止痛后让患者出院，并提供出院总结，明确说明切口护理和术后指导。活动被限制在举起不超过 1kg 的物品，嘱咐患者避免手腕重复运动，但使用手进行日常生活、个人卫生和立即回到轻松的工作活动通常是被允许和鼓励的。

（四）康复

恢复 / 康复有两个目标：第一，实现骨折愈合；第二，使患者恢复功能。

（五）石膏固定

对于在石膏中保守治疗的患者，需要决定固定时间。正如上一节所讨论的，根据骨折的位移，第 4 周的非移位和第 6 周的最小移位骨折之间可能存在差异，这在大多数情况下是可以接受的。一旦石膏被移除，下一步过程可能包括使用手腕夹板或允许手腕完全自由，这取决于部分骨愈合的现状，这将在下一节中讨论。

（六）固定

手术治疗的患者在手术后 2 周内随访，以确保切口愈合。只有持续的、意外的僵硬而没有任何明显的结构原因，才需要手部治疗。如果患者术后出现感染等并发症，应立即将其带回手术室处理，但这种情况很少发生。任何螺钉固定位置错误或长度不正确，都必须立即纠正。这一方面很重要，需要做出明确的决定，因为如果不立即调整植入物长度，软骨将受到不可逆转的损伤。发现用于修复受损舟状骨的植入物位置不当、固定不足或突出的问题并不少见（图 25.3）。

恢复活动应针对骨折的特征、稳定的质量和患者进行个体化设计。通常建议患者在 2~3 个月内不要运动，并建议患者注意再骨折的风险。据报道，在一项研究中接受石膏固定治疗后的总休息时间为 144 天，而手术后的总休息时间为 33 天，但这不是这几项研究中报道的经验，也

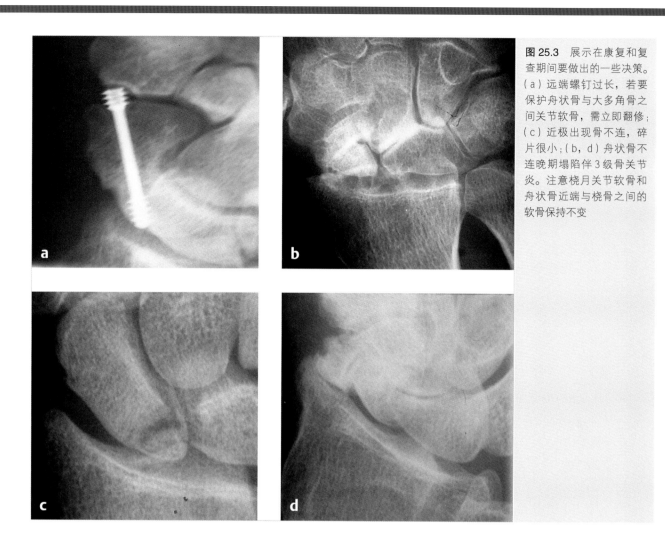

图 25.3　展示在康复和复查期间要做出的一些决策。(a)远端螺钉过长，若要保护舟状骨与大多角骨之间关节软骨，需立即翻修；(c)近极出现骨不连，碎片很小；(b,d)舟状骨不连晚期塌陷伴 3 级骨关节炎。注意桡月关节软骨和舟状骨近端与桡骨之间的软骨保持不变

不反映当前所有的治疗结果。

六、预后

在诊断舟状骨骨折的患者之后，医生需要回答一系列的问题。第一个问题是，骨折需要复位吗？如果骨折是最小位移（台阶或间隙 ≤ 1mm），答案为"否"；如果台阶或间隙 ≥ 1mm，答案为"是，可能"；如果阶跃或间隙 ≥ 2mm，答案为"是，很可能"。第二，骨折如何稳定？骨折可以用石膏、螺钉固定，但很少需要骨移植来恢复结构和稳定性。如果骨折最小移位（≤ 1mm），外科医生仍可选择经皮螺钉内固定。或者，如果骨折移位（尤其是 ≥ 2mm），外科医生可以使用无头加压螺钉（图 25.4）内固定（ORIF）进行复位（闭合、辅助、关节镜辅助或开放）。

在这个阶段，外科医生评估其他因素，以确定患者对手术的适合性，如果患者同意的话，可以安排手术。

患者下一个阶段是为治疗干预做准备，无论是石膏固定还是手术。这是一个重要的阶段，因为外科医生需要明确预期，使外科医生和患者的预期一致。舟状骨骨折面临的问题是依从性差，患者认为这是一个轻微的损伤，没有什么严重后果。但事实上，舟状骨骨折对残疾调整寿命的影响是巨大的。Raimbeau 在法国调查了受伤后的残障情况。他报道，"在所有导致超过一天不工作的工伤中，近 1/3 是工人手部受伤。"他还报道，工作事故造成的总损失天数和工作事故造成的损失中，18% 是由于手部受伤造成的。

大多数舟状骨骨折的患者年轻、活跃，且预计在受伤前手功能正常。这一点需要确认。此外，外科医生还应确定患者是否经常用手完成灵巧的任务，尤其是需要手腕运动的任务。对于损伤前手功能的评估，可以收集术前手臂、肩膀和手的功能（DASH）评分、患者评估量表（PEM）评分或患者腕关节（PRWE）评分。另一种方法是记录损伤前的功能。麻醉师可以对患者进行复查，以便就使用局部麻醉阻滞或全身麻醉进行正式的讨论和决定。

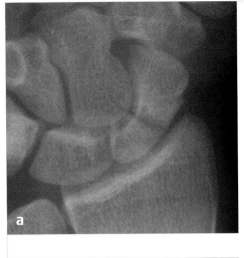
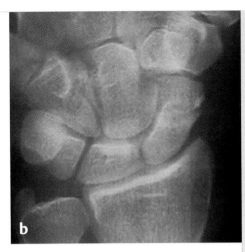
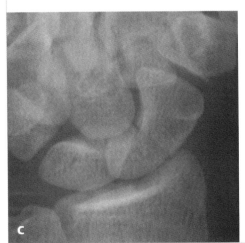
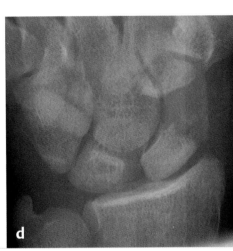

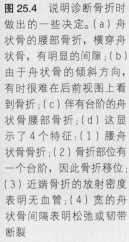

图25.4　说明诊断骨折时做出的一些决定。（a）舟状骨的腰部骨折，横穿舟状骨，有明显的间隙；（b）由于舟状骨的倾斜方向，有时很难在后前视图上看到骨折；（c）伴有台阶的舟状骨腰部骨折；（d）这显示了4个特征：（1）腰舟状骨骨折；（2）骨折部位有一个台阶，因此骨折移位；（3）近端骨折的放射密度表明无血管；（4）宽的舟状骨间隔表明松弛或韧带断裂

统一程序确保患者了解手术、术后护理、对活动的影响以及可能的并发症。外科医生应使用简单的语言，并结合使用图纸或模型来帮助患者理解手术过程。此外，还应讨论术后恢复和康复过程，这点很重要。

在所有情况下，临床医生都应强调戒烟的重要性，因为吸烟会显著增加骨折不愈合的风险，并与既定的骨折不愈合手术治疗失败有关。

正是在患者所处的这个阶段，外科医生可以通过教育患者损伤的影响及其预后来显著影响骨折愈合的结果。此外还应讨论恢复日常生活和工作的活动。无论采用何种稳定方法，医生都鼓励患者尽快恢复功能并重返工作岗位，但骨折的恢复率受活动、患者的职业和骨折的特点等因素的影响。

结果

这个阶段的重点和关注点是回答"骨折不愈合了吗？"因为你永远无法确定它是否已经愈合（即骨桥接和重塑发生），直到大约术后6个月到术后1年。

骨愈合

过去6周内接受石膏治疗的患者应将石膏移除，并检查是否有压痛。应采取舟状骨的影像学检查，以确定没有不利的影像特征，如骨折部位的间隙增大、断端移位，使用内植物时，很少会有内植物移动，如果有则提示骨愈合失败。如果没有这些不利特征，应该动员手腕。

舟状骨骨折12周后拍摄的X线片不能提供可靠和可重复的愈合证据。通常的建议是，只有当在X线片或CT扫描上看到整个舟状骨横截面的"桥接小梁"时，才认为是影像学上的骨愈合。这很难证实，因此诊断未愈合是合理的，而不是假设"没有间隙"意味着骨头已经愈合。在临床实践中，CT扫描仅用于识别骨不连和量化显著的部分骨结合。由于成本、容量和可用性，常规上不使用CT扫描来确认骨愈合。

局部愈合的定义是骨折部位有明显的间隙，在X线片上确定的其他区域可能存在"小梁桥"，但在CT扫描上可以量化。这是常见的（报道高达42%），并且在舟状骨横截面上 25% 以上有"小梁桥接"，在大多数患者中，它会进展到完全结合，而不需要进一步的石膏固定，尽管手腕可能需要夹板保护 4~6 周，以便进行剧烈活动。

骨不愈合

骨不愈合是指在 12 周内没有任何影像学上的愈合迹象，任何影像上都有明显的间隙，在 CT 扫描上再次得到确认。高质量的 CT（薄扫、骨窗）将有助于确定骨不愈合的诊断，确定解剖结构，并有助于术前计划。在这一点上，外科医生需要与患者进行讨论，并解释手术治疗的优缺点以及可能需要的植骨。确定患有舟状骨不愈合的患者（无论是否有症状）以及决定接受非手术治疗的患者应该被告知，很可能并发的骨关节炎是可以避免的。

手术的目的是治疗骨不愈合，防止舟状骨骨不连晚期塌陷（SNAC；图 25.4）。建议采用带或不带非血管化骨移植的内固定。此时很少需要血管化骨移植。根据骨不愈合的类型和位置，所有舟状骨不愈合骨折的非血管化植骨术后骨不愈合发生率为 6%~23%，而血管化植骨术后骨不愈合发生率为 12%~20%，但在早期发现和治疗失败时，骨不愈合发生率要高得多。

已接受手术治疗的患者应进行 X 线片检查，以确认无骨不愈合或创伤后骨关节炎。患者还应进行功能评估（使用 DASH/PEM/PRWE 评分或记录的综合判断）。如果他们出现任何并发症，他们可能需要翻修手术，并需要适当的咨询。

七、结论

舟状骨是最常见的腕骨骨折。Michael Porter 对舟状骨骨折的医疗服务价值链进行了调整，阐明了患者治疗的流程。目前关于舟状骨骨折的争议包括用石膏固定治疗非移位性骨折和经皮螺钉固定治疗。急性舟状骨骨折的治疗决定应反映患者的需要。外科医生的任务是帮助患者"越过"这道坎，避免危险。此外，对患者进行有关功能恢复的教育至关重要。Bacon 曾经说过，"知识就是力量。"这从来没有像在舟状骨骨折患者的治疗中那样真实，在这种情况下，骨不愈合的后果是深远的，应该被充分思考。

参考文献

[1] Larsen CF, Brøndum V, Skov O. Epidemiology of scaphoid fractures in Odense, Denmark. Acta Orthop Scand. 1992; 63(2):216-218.

[2] Hove LM. Epidemiology of scaphoid fractures in Bergen, Norway. Scand J Plast Reconstr Surg Hand Surg. 1999; 33(4):423-426.

[3] Duckworth AD, Jenkins PJ, Aitken SA, Clement ND, Court-Brown CM, McQueen MM. Scaphoid fracture epidemiology. J Trauma Acute Care Surg. 2012; 72(2):E41-E45.

[4] Garala K, Taub NA, Dias JJ. The epidemiology of fractures of the scaphoid: impact of age, gender, deprivation and seasonality. Bone Joint J. 2016; 98-B(5):654-659.

[5] Dias JJ, Garcia-Elias M. Hand injury costs. Injury. 2006; 37(11): 1071-1077.

[6] Kim JY, Farmer P, Porter ME. Redefining global health-care delivery. Lancet. 2013; 382(9897):1060-1069.

[7] Kawamura K, Chung KC. Treatment of scaphoid fractures and nonunions. J Hand Surg Am. 2008; 33(6):988-997.

[8] Geissler WB. Carpal fractures in athletes. Clin Sports Med. 2001; 20(1):167-188.

[9] Geissler WB. Arthroscopic management of scaphoid fractures in athletes. Hand Clin. 2009; 25(3):359-369.

[10] Schieber RA, Branche-Dorsey CM, Ryan GW, Rutherford GW, Jr, Stevens JA, O'Neil J. Risk factors for injuries from in-line skating and the effectiveness of safety gear. N Engl J Med. 1996; 335(22):1630-1635.

[11] Rønning R, Rønning I, Gerner T, Engebretsen L. The efficacy of wrist protectors in preventing snowboarding injuries. Am J Sports Med. 2001; 29(5):581-585.

[12] Moon Y, Sosnoff JJ. Safe landing strategies during a fall: systematic review and meta-analysis. Arch Phys Med Rehabil. 2017; 98(4):783-794.

[13] Parvizi J, Wayman J, Kelly P, Moran CG. Combining the clinical signs improves diagnosis of scaphoid fractures. A prospective study with follow-up. J Hand Surg [Br]. 1998; 23(3):324-327.

[14] Cooney WP, Dobyns JH, Linscheid RL. Fractures of the scaphoid: a rational approach to management. Clin Orthop Relat Res. 1980(149):90-97.

[15] Herbert TJ, Fisher WE. Management of the fractured scaphoid using a new bone screw. J Bone Joint Surg Br. 1984; 66(1): 114-123.

[16] Geoghegan JM, Woodruff MJ, Bhatia R, et al. Undisplaced scaphoid waist fractures: is 4 weeks' immobilisation in a below-elbow cast sufficient if a week 4 CT scan suggests fracture union? J Hand Surg Eur Vol. 2009; 34(5):631-637.

[17] Davis TRC. Prediction of outcome of non-operative treatment of acute scaphoid waist fracture. Ann R Coll Surg Engl. 2013; 95(3):171-176.

[18] Clay NR, Dias JJ, Costigan PS, Gregg PJ, Barton NJ. Need the thumb be immobilised in scaphoid fractures? A randomised prospective trial. J Bone Joint Surg Br. 1991; 73(5):828-832.

[19] Buijze GA, Doornberg JN, Ham JS, Ring D, Bhandari M, Poolman RW. Surgical compared with conservative treatment for acute nondisplaced or minimally displaced scaphoid fractures: a systematic review and meta-analysis of randomized controlled trials. J Bone Joint Surg Am. 2010; 92(6):1534-1544.

[20] Saedén B, Törnkvist H, Ponzer S, Höglund M. Fracture of the carpal scaphoid. A prospective, randomised 12-year follow-up comparing operative and conservative treatment. J Bone Joint Surg Br. 2001; 83(2):230-234.

[21] Rettig ME, Kozin SH, Cooney WP. Open reduction and internal fixation of acute displaced scaphoid waist fractures. J Hand Surg Am. 2001; 26(2):271-276.

[22] Steinmann SP, Adams JE. Scaphoid fractures and nonunions: diagnosis and treatment. J Orthop Sci. 2006; 11(4):424-431.

[23] Singh HP, Dias JJ. Focus on scaphoid fractures J Bone Joint Surg Br. 2011:1-7.

[24] van der Molen AB, Groothoff JW, Visser GJ, Robinson PH, Eisma WH. Time off work due to scaphoid fractures and other carpal injuries in The Netherlands in the period 1990 to 1993. J Hand Surg [Br]. 1999; 24(2):193-

198.

[25] Filan SL, Herbert TJ. Herbert screw fixation of scaphoid fractures. J Bone Joint Surg Br. 1996; 78(4):519-529.

[26] Dias JJ, Wildin CJ, Bhowal B, Thompson JR. Should acute scaphoid fractures be fixed? A randomized controlled trial. J Bone Joint Surg Am. 2005; 87(10):2160-2168.

[27] Raimbeau G. Coûts des urgences mains. Chir Main. 2003; 22(5):258-263.

[28] Hudak PL, Amadio PC, Bombardier C; The Upper Extremity Collaborative Group (UECG). Development of an upper extremity outcome measure: the DASH (disabilities of the arm, shoulder and hand) [corrected]. Am J Ind Med. 1996; 29(6):602-608.

[29] Macey AC, Burke FD, Abbott K, et al; British Society for Surgery of the Hand. Outcomes of hand surgery. J Hand Surg [Br]. 1995; 20(6):841-855.

[30] MacDermid JC, Turgeon T, Richards RS, Beadle M, Roth JH. Patient rating of wrist pain and disability: a reliable and valid measurement tool. J Orthop Trauma. 1998; 12(8):577-586.

[31] Scolaro JA, Schenker ML, Yannascoli S, Baldwin K, Mehta S, Ahn J. Cigarette smoking increases complications following fracture: a systematic review. J Bone Joint Surg Am. 2014; 96(8):674-681.

[32] Dinah AF, Vickers RH. Smoking increases failure rate of operation for established non-union of the scaphoid bone. Int Orthop. 2007; 31(4):503-505.

[33] Little CP, Burston BJ, Hopkinson-Woolley J, Burge P. Failure of surgery for scaphoid non-union is associated with smoking. J Hand Surg [Br]. 2006; 31(3):252-255.

[34] Dias JJ. Definition of union after acute fracture and surgery for fracture nonunion of the scaphoid. J Hand Surg [Br]. 2001; 26(4):321-325.

[35] Dias JJ, Taylor M, Thompson J, Brenkel IJ, Gregg PJ. Radiographic signs of union of scaphoid fractures. An analysis of inter-observer agreement and reproducibility. J Bone Joint Surg Br. 1988; 70(2):299-301.

[36] Singh HP, Forward D, Davis TRC, Dawson JS, Oni JA, Downing ND. Partial union of acute scaphoid fractures. J Hand Surg [Br]. 2005; 30(5):440-445.

[37] Ruby LK, Stinson J, Belsky MR. The natural history of scaphoid non-union. A review of fifty-five cases. J Bone Joint Surg Am. 1985; 67(3):428-432.

[38] Merrell GA, Wolfe SW, Slade JF, III. Treatment of scaphoid nonunions: quantitative meta-analysis of the literature. J Hand Surg Am. 2002; 27(4):685-691.

[39] Tambe AD, Cutler L, Murali SR, Trail IA, Stanley JK. In scaphoid non-union, does the source of graft affect outcome? Iliac crest versus distal end of radius bone graft. J Hand Surg [Br]. 2006; 31(1):47-51.

[40] Dias J, Kantharuban S. Treatment of scaphoid fractures: European approaches. Hand Clin. 2017; 33(3):501-509.

第二十六章　舟状骨骨折不愈合

Susanne Roberts, Scott W. Wolfe
译者：黄天翔，尹善青

摘要：舟状骨不愈合指的是一系列愈合失败，每一种情况都需要一个量身定制的方法。无论不愈合类型如何，刚性内固定都是取得良好疗效的关键。然而，根据骨折部位的不同，可以采用背侧或掌侧入路。舟状骨不连的大多数病例采用自体骨移植。矫正畸形应在同一手术过程中解决。血管不连通常用带血管蒂的骨移植来治疗。如果传统的治疗方法失败了，仍然存在一些补救治疗方案。

关键词：近极，舟状骨腰部，"驼背"畸形，带血管蒂骨移植，舟状骨，骨不连，内固定

一、损伤机制

舟状骨骨折不愈合常被定义为一种在石膏固定或手术治疗6个月后，影像学上不愈合的舟状骨骨折。然而，延迟诊断是舟状骨不连的主要原因。许多舟状骨骨折要么被患者或家人视为扭伤而忽视，要么可能在初级护理提供者的早期评估和影像学照片上被遗漏。足够的影像学照片和彻底的检查可能不足以诊断急性舟状骨骨折。许多舟状骨骨折在损伤后数月至数年内未愈合。最初的提供者应该对摔倒时手背伸着地的患者，或者是不太常见的握拳时有很大影响的患者有着高度的怀疑。

舟状骨的血管解剖变异被认为是导致骨不连的主要原因。舟状骨近端70%~80%的血液是基于桡动脉分支，通过狭窄、倾斜的背脊逆行血流供血。远端部分来自直接进入掌侧结节的桡动脉分支。骨间前动脉的掌侧和背侧分支与桡动脉分支相吻合，并提供侧支血流。舟状骨近端几乎完全被关节软骨覆盖，很少有穿支血管。因此，丝毫不令人感到奇怪的是，虽然只有30%的中1/3骨折与缺血性坏死有关，但几乎100%的近端骨折可能由于逆行血流不良而导致无血液供应。

骨折移位、成角畸形和粉碎性骨折也增加了舟状骨不愈合的可能性。移位≥1mm，舟状骨内侧成角大于45°，或高度与长度之比大于0.65的舟状骨骨折，显示有较高的畸形愈合和不愈合发生率。

即使在非移位性骨折中，固定不足或患者依从性差也被认为是舟状骨愈合的一个重要但难以量化的原因。一些骨折类型，如远端和结节性骨折，具有良好的血管供应，非常适合短时间的固定。在未移位的近端和腰部骨折中，精确的固定方法并没有显示出对预后的影响。然而，年轻、活跃的患者不太可能忍受长时间的固定，因此早期手术治疗可能有更好的结果。

（一）舟状骨不愈合的病史

在一项非手术治疗舟状骨骨折的长期研究中，发现骨不连的发生率为10%。在早期，舟状骨不愈合通常无症状。由于舟状骨是腕骨近端和远端之间的关键连接，因此该连接的破坏可能对腕关节力学产生重大影响。在正常情况下，当手腕和手从尺侧向桡偏斜移动时，舟月骨间韧带将月骨拉入屈曲状态。然而，随着舟状骨完整性的丧失，舟状骨无法协调近排腕骨稳定性（图26.1）。随着时间的推移，舟状骨掌侧腰部逐渐退化，远侧舟状骨塌陷成屈曲，近侧舟状骨伸展，导致舟状骨"驼背"畸形。舟状骨不愈合的这种常见的塌陷类型通常与月骨不稳定和中间体/嵌体背伸不稳定（DISI；图26.2）有关。未经治疗的舟状骨不愈合的病史是腕关节持续塌陷和骨关节炎。在一项为期30年的舟状骨骨折研究中，骨关节炎在骨不连的患者中占56%，而在愈合的舟状骨骨折中仅占2%。

创伤后关节炎的特殊类型被称为舟状骨不连晚期塌陷（SNAC）。关节炎的变化起源于桡骨茎突关节，随后是退化进入腕中关节，首先出现在舟头关节远端，然后在头月关节。由于月骨近端关节面和桡骨远端的月骨面几乎完全同心，桡月关节直到疾病晚期才会受到损害。

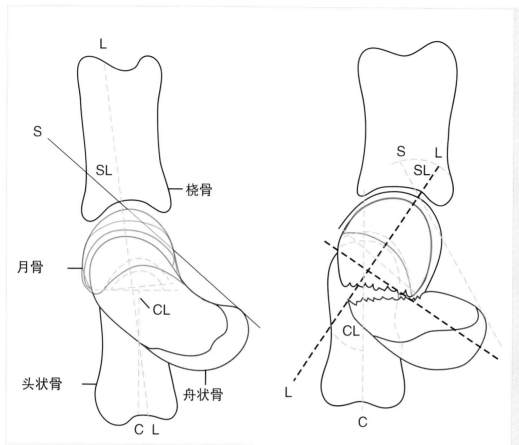

图 26.1 舟状骨和月骨之间通过骨不连部位的连接中断导致腕关节力学改变和不稳定,舟状骨的远端随着月骨的近端延伸而塌陷屈曲

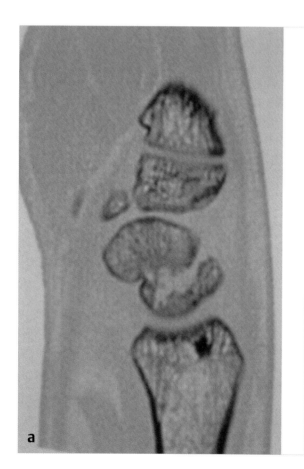
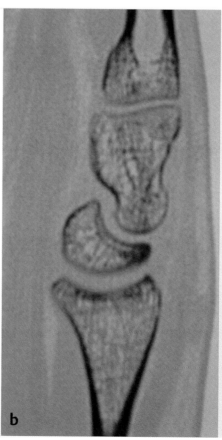

图 26.2 (a)典型的"驼背"畸形半舟状骨腰部吸收和塌陷;(b)相应的背侧插入段不稳定畸形伴月骨背倾

（二）分类

Herbert 和 Fisher 以及 Slade 和 Geissler 都提出了先进的分类方法，旨在指导舟状骨骨折和骨不连的治疗，但考虑到解剖、慢性和血管的多样性，很难就分类方法达成共识。为干预目的，以舟状骨不愈合的 4 个主要特点指导治疗。在这些广泛的类别中，碎片大小和骨折方向不同。有些不愈合可能有不止一个因素需要考虑。最直接的一类是没有畸形的不愈合。这种骨折似乎具有一定的稳定性，可能是纤维性骨不连。他们没有骨丢失的证据，无论是通过再吸收或囊肿形成，都预示着机械性不稳定，因此可以用更有限的方法管理。第二类是指那些因移位和骨缺损导致的"驼背"畸形或 DISI 畸形而失去固有稳定性的舟状骨骨不连。治疗这些骨折的重点是纠正机械失调，修复骨缺损，并提供稳定。第三类舟状骨骨不连是那些通过影像学或直接手术检查发现血液供应不良的患者。恢复近端的血流供应对愈合至关重要。最后一类是存在退行性关节炎的存在，这可能会将治疗转向挽救过程。

二、诊断技术和标准

（一）临床症状和检查

在评估舟状骨骨折不愈合的患者时，重要的是要记住，舟状骨骨折不愈合这个术语实际上适用于一系列失败的愈合，但其中每一种都需要不同的治疗方法。评估舟状骨骨折不愈合时应考虑的患者的主要因素包括受伤时间、患者年龄、患者活动水平、疼痛程度或畸形程度。毫不奇怪，受伤时间的增加与骨关节炎的发病率和严重程度增加有关。活动水平较高且关节炎变化最小的年轻患者可接受更积极的治疗，而年龄较大或需求较低的患者可能倾向于非手术治疗，直到出现更严重的功能损害而需要补救。应考虑的其他患者因素，包括吸烟和依从性评估，这甚至会使治疗中的最佳效果受到影响。患者的合并症，如炎性关节炎或类固醇依赖性，也将对愈合构成影响。

由于急性骨折可能被遗漏，早期舟状骨不愈合可能是无症状的，患者可能会出现一种潜在的疼痛发作，但没有创伤的记忆。最常见的是，患者抱怨腕关节不明原因的不适感和运动障碍。检查时，手腕桡背侧经常有局部肿胀。压痛通常局限于解剖鼻烟壶部位，对舟状骨结节压迫或进行舟状骨移位试验通常是疼痛的。根据可能存在的关节炎的程度，突然的桡侧偏斜可能会引起疼痛，腕中关节可能有压痛、肿胀或滑膜炎。

（二）影像学

如果病史和体格检查显示舟状骨不愈合，诊断的影像学检查应包括以下内容：正位、侧位和舟状骨位（尺侧偏斜下）和内旋斜位。主要目的是确定裂缝的位置并记录位移。大多数不愈合发生在舟状骨的腰部或近极，最佳治疗方法因位置而异。应注意典型的"驼背"畸形，因为这需要手术矫正。任何粉碎或囊肿形成都需要额外的植骨。应注意整个腕关节的排列和 DISI 畸形的存在，DISI 畸形定义为桡月角大于 15°，并且通常伴有舟状骨塌陷和"驼背"。如果腕关节排列不齐且长期存在，则必须注意桡腕关节和（或）腕中关节处是否存在 SNAC 骨关节炎。

当 X 线片表现不明确时，尤其是在计划手术时，应获得 CT 的高级成像。CT 可以提供更精确的骨解剖图像。这不仅可以确认可疑的舟状不愈合，而且可以更精确地确定骨缺损并精确测量舟状骨内角度。在矢状面 CT 上，腕关节塌陷可以用舟状骨内角度或高长比来量化。舟状骨内角度大于 45° 与功能损伤增加有关。高长比大于 0.65 与腕关节塌陷增加相关。虽然后一种测量具有良好的观察者的可靠性，但它尚未与结果相关。CT 是观察粉碎或空化程度的理想方法。这有助于确定骨移植的类型和位置，以及固定的类型、植入物大小、入路和螺钉轨迹（图 26.3）。获得高分辨率、薄片和连续的轴位和冠状位扫描，并将其重新格式化为长轴矢状位和冠状位视图，对于手术计划非常重要。最后，CT 被认为是评估愈合的黄金标准，可用于量化皮质桥接，并为开始康复和恢复活动提供指导。

虽然 CT 可以显示与血管功能受损相一致的特征性硬化、囊肿和碎裂，但 MRI 在评估骨片存活率方面被认为更有价值。然而，MRI 非常依赖操作者的技术，对于理想的序列算法以及对比度增强或灌注研究的作用存在着相当大的争议。在近端舟状骨不愈合中，应强烈考虑 MRI。在一项研究中，T1 低信号的近端骨折碎片与骨坏死的组织学证据和四环素摄入不足相关，而 T1 上近端信号的保留显示了组织学活性。在这项研究中，研究者发现，T1 和 T2 加权序列中低信号的骨不愈合对非带血管蒂骨移植术后的血管和愈合不良有最大的危害。然而，最近的一项研究表明，MRI 检查结果、术中有无出血、骨坏死的组织学证据之间缺乏相关性。

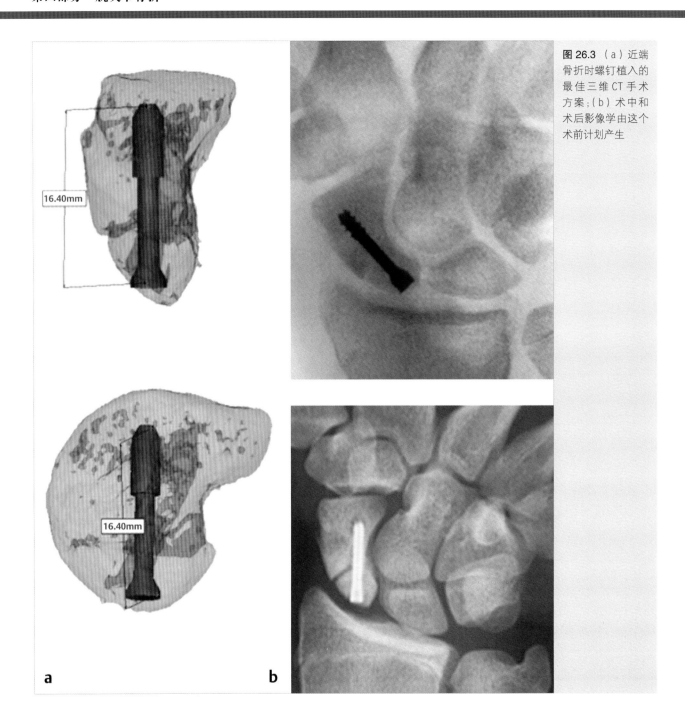

图 26.3 （a）近端骨折时螺钉植入的最佳三维 CT 手术方案；（b）术中和术后影像学由这个术前计划产生

三、治疗方案

（一）无畸形的纤维性骨不愈合的治疗适应证

由于修复过程已经停止，延迟出现的舟状骨不愈合（>6 个月）不太可能单独通过外固定治愈。电刺激可作为外科手术或外固定的辅助手段。延迟出现的患者，使用电刺激与外固定相结合的治疗方法成功率仅占 69%。因此，除非具有禁忌证，即使是无移位的舟状骨不愈合，也可采用带或不带植骨的刚性内固定。

历史上，即使在非移位骨折中，也建议在植骨和（或）固定前彻底清创非愈合部位。然而，McInnes 和 Giuffre 证明，更有限的清创（平均 50%）达到了同等的效果，因此这些研究人员得出结论，完全清创对愈合不是必要的。选择稳定的舟状骨骨折，即无骨缺损或畸形，有完整的软骨包膜，以及轻微硬化的骨折，无须自体骨移植即可进行开放、经皮或关节镜辅助螺钉固定。即使在有明显骨吸收（>2mm）但没有驼背畸形的患者中，Mahmoud 和 Koptan 报道使用无植骨的螺钉固定，在平均 11.6 周后仍能达到 100% 愈合。研究人员发现愈合时间与固定延迟有关，而与间隙大小无关。然而，比较使用更广泛的清创

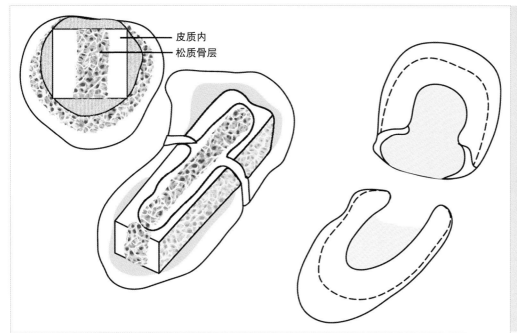

图26.4　使用 Russe 技术，在两块骨髓质中嵌入皮质骨朝外的支柱，用于恢复高度和畸形

皮质内
松质骨层

和植骨的稳定固定与使用骨稳定不愈合情况下更有限的技术的对照研究尚未进行。

舟状骨腰部骨折不愈合及"驼背"畸形

这是手外科医生面临的最常见的骨折不愈合类型，有着不同程度的骨缺损和畸形。无血管蒂骨移植最常见于近端骨折血供良好的病例。植骨的骨片可以从桡骨远端或髂嵴获得。Matti 最初描述了通过背侧入路清除所有坏死骨和纤维组织，并用松质骨填充不愈合部位的过程。Russe 后来描述了一种方法，即通过掌侧入路植入来自髂嵴的两个椭圆形皮质骨作为支柱，再填充松质骨（图 26.4）。这种掌侧入路被认为对背部血液供应的损害较小。Green 后来修改了这个过程，将桡骨远端掌侧作为移植供体部位。

Fisk 首先提出了利用桡骨远端的楔形植骨来修复长度，同时纠正屈曲畸形和 DISI 的技术。然而，他的技术使用的是从桡骨远端的茎突截骨的移植物，并且没有内固定。1984 年，Fernandez 描述了经掌侧入路，使用来自髂嵴的梯形皮质骨，并用克氏针固定的过程。髂嵴植骨比桡骨茎突植骨更受欢迎，因为前者能更好地抵抗压力。Cohen 等报道用纯松质骨植骨和螺钉固定来治疗伴有"驼背"畸形的舟状骨腰部骨折。研究人员提出，螺钉固定作为一个内部支柱，不需要皮质骨植骨作为支柱。然而，这种方法依赖于近端和远端有足够大小的碎片来支持螺钉固定，研究人员现在还未报道用这种方法纠正 DISI。

（二）近极骨折不愈合

只要近端骨片具有良好的血管和尺寸，近极骨折的手术适应证与舟状骨腰部骨折的手术适应证无明显差异。掌侧入路固定导致急性近极骨折和骨折不愈合的复位率和愈合率降低。近极骨折最适合于背侧入路，对于有空洞或囊肿形成的骨折，一般建议从桡骨远端背侧或髂嵴取松质骨植骨。Slade 和 Gillon 建议采用关节镜下经皮桡骨远端植骨术，随后用刚性螺钉固定来治疗近极骨折不愈合，他的一系列研究显示，9 个月内骨愈合率为 96%。

血管功能障碍的骨折不愈合

由于舟状骨逆行血供微弱，在术前影像或术中检查点状出血时，近极甚至偶尔舟状骨腰部骨折不愈和可能出现血管功能不良的征象。在近端无点状出血的情况下，建议采用带血管蒂的植骨术。Kuhlmann 等最初提出的技术使用了基于旋前方肌或腕掌动脉的带血管蒂的骨瓣。腕掌动脉蒂位于桡骨掌骨膜和旋前方肌浅表腱膜远端之间，和一条 5mm 宽的筋膜和骨膜一起被获得。在"驼背"畸形的情况下，获得的带血管蒂的骨瓣可以形成梯形移植物并嵌入掌侧缺损。

然而，许多血管功能障碍的骨折不愈合累及到近极，此时首选背侧入路。对此，Zaidemberg 等在 1991 年描述了来自桡骨远端背侧，以 1,2- 间室伸肌支持带上动脉（1,2-ICSRA）为血管蒂的骨瓣的解剖学和临床研究，这条动脉是桡动脉的一个分支。2006 年，Sotereanos 等报道了以桡骨远端的背侧包膜为基底的移植骨，该骨瓣由第四间室伸肌的动脉供应，可作为嵌入移植物使用。对背侧带血管蒂的骨瓣的争论主要集中在它们可能破坏舟状骨背侧的血液供应。Bertelli 等描述了以第一掌骨背侧动脉为蒂的拇指掌骨骨瓣，它在掌侧插入，且不需要穿过腕关节。

最近，人们对带血管蒂的游离骨瓣很有兴趣，特别是人们担心桡骨移植在结构上不足以矫正"驼背"畸形。Sakai 等于 1991 年首次报道了以膝降动脉关节支为蒂的股骨内髁骨瓣，Gabl 等于 1999 年报道了以旋髂深动脉为蒂的游离髂骨骨瓣。Bishop 和 Shin 进一步推广了股骨内侧髁骨瓣技术，Jones 等报道了游离股骨内髁骨瓣比 1，2-ICSRA 骨瓣有更好的疗效。Bürger 等，Higgins 和 Bürger 成功使用游离骨关节内侧股骨滑车骨瓣来替代无法修复的无血管的近极骨碎片。游离骨瓣移植的缺点包括潜在的供区发病率。目前常用的带血管蒂的骨瓣包括以 1，2-ICSRA 为蒂的骨瓣、以腕掌动脉为蒂的骨瓣和游离股骨内髁骨瓣。不常用的包括背囊蒂骨瓣、拇指掌骨骨瓣和游离髂骨或骨关节骨瓣。

Hori 等于 1979 年首次提出了血管束的移植，将此作为一种介于非血管化和血管蒂骨移植之间的中间地带。在这项技术中，血管蒂（由外周动脉、并行静脉和血管周围组织组成）被移植并直接锚定在不能存活的骨碎片上。Feandez 和 Eggli 后来报道了一个类似的手术，使用以第二掌骨间背侧动脉为血管蒂的骨瓣和髂骨皮质骨嵌入移植。在这个小系列中，11 人中有 10 人平均在 10 周内就痊愈了，但尚未对这一技术或类似技术进行进一步的研究。

对于血管功能障碍的舟状骨骨折不愈合是否需要血管移植，以及确定近端血管分布的最佳方法，仍有相当大的争议。MRI 和点状出血均未被证实为组织小梁的存活率、愈合时间或愈合本身的预测指标。Robbins 等在用髂骨皮质骨移植和刚性螺钉固定治疗无点状出血的舟状骨骨折不愈合时，得到了成功治愈，但本研究的大多数病例为腰部或远极骨折。Pinder 等最近对 48 篇文献中的 1602 例患者进行的一次 Meta 分析显示，在舟状骨骨折不愈合的治疗中，带血管蒂的移植物与无血管的移植物相比，并没有更好的疗效。

（三）外科技术

经皮内固定和植骨

在发现的稳定、无移位的舟状骨骨折不愈合患者中，经皮入路可能是合适的，尤其是近极骨折。许多外科医生更喜欢在 3-4 入口上做一个小切口，以快速暴露理想的螺钉起点，避免对伸肌肌腱造成潜在伤害。通过小切口入路，识别和径向收缩拇长伸肌肌腱，做一个小的包膜切口来暴露出近极。如果有位移，可以用 1.5mm 的克氏针作为导针，来帮助复位，并进行准确定位。在透视下，可以看到空心螺钉的导针从其近极的起点沿舟状骨的轴线，往桡侧远端穿过，与拇指成一直线。这是在手腕轻微弯曲的情况下完成的。一旦在透视下中确认骨折复位和导针位置，并测量好螺钉长度，针头就可以通过掌侧皮肤并夹紧。这是一个重要的步骤，因为导针在扩孔或植入螺钉时可能会断裂。接着在导针上进行扩孔，注意不要侵入到最远端的皮质。然后将导针的掌侧撤回到远端碎片中，并通过背部的入口探入一个刮勺来清除骨折不愈合的部位。注意不要破坏维持舟状骨稳定性的纤维软骨外壳。如果骨折片松动，可在骨折部位的远端形成一个小的皮质窗口，用于松质骨植骨。

移植骨可从髂嵴或桡骨远端获得。对于桡骨远端的移植骨，可采用小切口和钝性分离来暴露 Lister 结节上方的骨皮质。对于大量的移植骨，去除结节后，用刮匙收取大量的松质骨。Luchetti 等更喜欢将移植骨装在一个小注射器中，以便于植入在骨折不愈合部位的缺损处。或者，可打开皮质，插入 8 号规格的骨活检套管来获得大量松质骨。然后，松质骨通过骨活检套管进入骨不愈合的部位，并用套管针或刮匙将松质骨填入缺损处。之后将舟状骨导针逆行钻出背侧皮质。在植入螺钉之前，可以将手用扩孔器穿过导丝，轻轻地将移植骨包裹并推进远端。最后拧入螺钉，获得最终的 X 线片。在这些病例中，术后固定的数量和类型各不相同，但都应维持到 CT 扫描确认愈合为止。

不带血管蒂的植骨固定手术

作者推荐的治疗方式：取自桡骨的局部植骨

原始的 Matti-Russe 手术，经过 Green 的改良，采用了掌侧入路，首先确定骨不愈合部位，并移除所有坏死的骨、软骨和纤维组织。这项技术包括取桡骨远端的两块骨质骨和将之植入骨不愈合部位，植入时皮质表面朝外，以恢复高度和纠正屈曲畸形。剩下的空腔用松质骨移植填充。研究人员偏爱的治疗方案是对该技术的进一步改进，或者可称为混合 Russe，即使用单一皮质支柱和松质骨填充，并用刚性螺钉固定。

在止血带的控制下，沿着桡侧腕屈肌（FCR）肌腱做一个 4cm 的掌侧切口，并沿着鱼际肌边缘向远端延伸 2cm。在切开腱鞘后，将 FCR 肌腱拉向尺侧，将桡动脉浅支拉向桡侧或用缝线分开。接着将 FCR 腱鞘的底部纵向

切开，露出外侧的腕掌侧韧带。这些关节囊应仔细分开，露出舟状骨的近端和远端，将之标记并保存，以便在手术结束时闭合。然后用小骨刀将骨不愈合部位楔形打开，用刮匙清除骨不愈合部位，直到出现有血运的健康的骨。可以使用小拉钩或 1.5mm 的克氏针来保持骨折不愈合部位的暴露。注意不要破坏背侧皮质以保持稳定和维持血液供应。

一旦不愈合部位彻底清创，将旋前方肌从其桡骨附着处切开，暴露桡骨干骺端。在桡骨远端皮质上标记出一个长 20mm、宽 8mm 的椭圆形皮质窗（图 26.5）。用一根 1.1mm 的克氏针沿着标记线打多个孔，并用一个小骨刀将皮质掀起（图 26.6）。用咬骨钳将这块皮质骨塑造成一个"火柴棒"支柱，其大小与舟状骨的缺陷和畸形相适应（图 26.7）。用刮匙获取大量的松质骨。然后用富含凝血酶的明胶海绵填充缺损，修复缺损上方的旋前方肌。

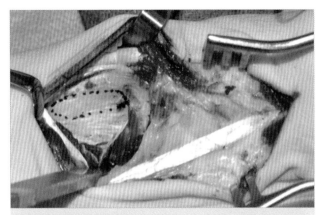

图 26.5　在桡骨远端皮质标出一个 20mm×8mm 的椭圆形皮质窗，这样就可以用 0.1cm 的克氏针沿着这条线打多个孔

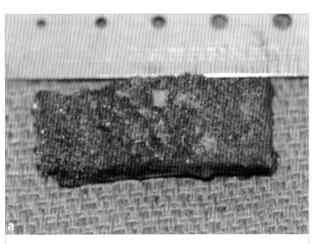

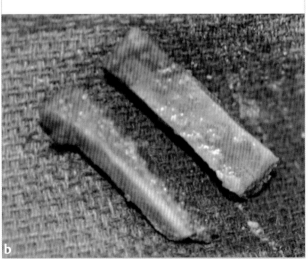

图 26.7　（a，b）皮质骨移植物用咬骨钳塑形，形成与舟状骨缺损和畸形大小适当的"火柴棒"支撑

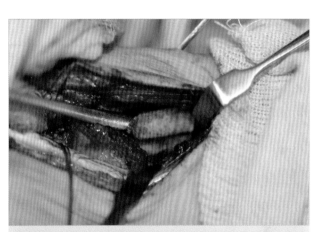

图 26.6　用一个小的升降器或骨刀轻轻地将所形成的的皮髓质支柱提出来

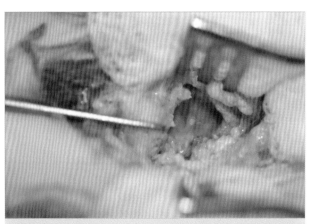

图 26.8　小钩用于打开彻底清创的骨不连部位，以便支柱移植物以髓内方式嵌入，然后将松质骨移植到支柱周围的剩余空间

然后用小拉钩子或操纵杆拉开骨不愈合部位，以髓内方式定位皮质骨作为支柱移植（图 26.8）。X 线透视检查下证实移植骨与原位的对齐。剩下的缺损用大量的松质骨填充。然后顺行或逆行植入一枚无头空心螺钉获得稳定的固定。对于近极的骨折不愈合，建议采用有限制的背部入路和顺行螺钉固定。然后修复先前标记的掌侧韧带和腕关节囊，以防止移植骨挤出，接着分层闭合皮下组织和皮肤。当出现严重的"驼背"畸形和 DISI 时，屈曲腕关节减少近排活动，同时在透视下，在桡月骨之间经皮将 1.5mm 克氏针从桡骨的干骺端－骨干的交界处穿入月骨（图 26.9）。

术后将患者的拇指用人字夹板固定 10~14 天。然后将拇指继续用人字形石膏固定 6~8 周。在前 4 周，使用桡月骨间克氏针的患者需要用长臂的拇指"人"字形石膏固定来保护克氏针，4 周后在门诊局麻下将针拔出。在 8 周的固定后，患者被放置在一个定制的塑型矫形器中，直到 CT 确认骨折愈合。

髂骨远端植骨

在进行 Fernandez-Fisk 楔形植骨时，基于对侧腕关节成像对比的术前计划被认为是至关重要的。目的是分析舟状骨的长度和角度畸形，以计划切除不能存活的骨头，并设计一个适当大小的移植骨。术前需要获得患侧和对侧的沿舟状骨纵轴下的正位、侧位和尺偏位的 X 线片或 CT 扫描。然后外科医生必须测量舟月角和舟头角，舟状骨的屈曲畸形和与未受伤一侧对比的塌陷的高度。

在止血带控制下，采用与前面描述的混合 Russe 技术类似的掌侧入路。在掌侧关节囊水平，从桡骨远端到舟大多角骨关节斜形切开这一层。根据术前计划，用摆锯切除硬化性骨不愈合部位，获得平坦的骨表面。根据硬化或空洞的程度，进行额外刮除，并利用自体松质骨移植填充空隙。然后从髂嵴获得双皮质骨或三皮质骨。然后用一个咬骨钳塑造这些皮质骨以适应切除的尺寸（图 26.10）。骨量计可用于测量梯形缺损。

如前所述，月骨的背伸可以用桡月钉矫正。然后当腕关节处于过度背伸时，用小拉钩拉开截骨术部位。将楔形移植骨嵌入缺损处，使其大的皮质面面向手掌。任何突出的骨头都需要用一个骨锉将近端和远端骨折片磨平，并且在 X 线透视下证实移植骨对齐复位。Fernandez 的原始

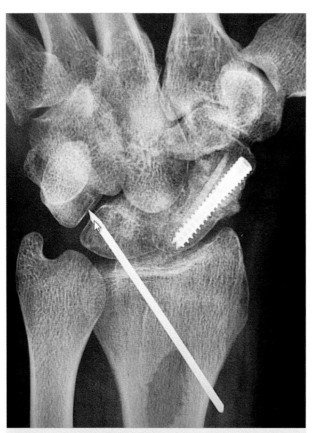

图 26.9　混合 Russe 技术的术后 X 线照片，可以看到皮质支柱与螺钉平行。通过一根桡月钉来纠正 DISI 畸形

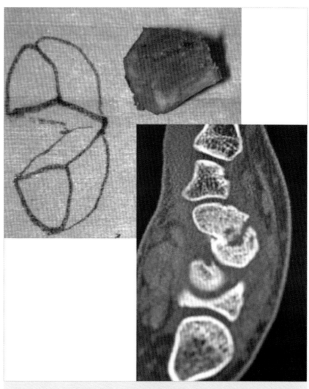

图 26.10　从髂获得皮质松质骨移植物，将其塑形为由小摆锯造成的小多角骨缺损处相适应，然后将形成的楔块嵌入缺损处纠正舟状骨塌陷

技术使用了 2~3 根克氏针进行固定，而现代技术使用了无头的空心加压螺钉。这项技术是严格的，精确的角度锯切公差是最小的。接着仔细关闭掌侧关节囊，然后将皮下组织和皮肤分层闭合。

术后将拇指用人字夹板固定 10~14 天，然后将其转换为短臂的拇指"人"字形石膏，直到影像学检查证实其愈合。如果愈合，在 4~6 周时，在门诊将桡月骨间的克氏针拔出。Fernandez 最初描述的愈合标准是无疼痛、在移植骨两侧有骨小梁桥接和在 X 线上骨折线的消失。然而，现代的治疗应包括在开始活动或恢复活动之前在 CT 扫描下确认愈合。

带血管蒂的植骨固定手术

带蒂骨瓣

以 1，2-ICSRA 为蒂的骨瓣

尽管该手术是在止血带下进行的，还是建议抬高肢体，而不是用驱血带驱赶血液，以改善小血管的后期观察。在第一和第二背侧间室和桡腕关节之间做一个桡背侧的弧形切口。然后识别并保留好浅表的桡神经。之后，在第一和第二背侧间室之间的伸肌支持带上，根据桡动脉背向走行时可以找到 1，2-ICSRA。然后在动脉两侧的第一和第二间室的骨附着处做一个切口，形成一个支持带袖带。然后小心地将 1，2-ICSRA 带蒂移动到鼻烟壶的桡动脉水平。营养血管在关节线附近 10~15mm 处穿透桡背侧的皮质，必须注意不要超过这一点。应该注意的是，1，2-ICSRA 的血管蒂相对较短，而相对较长的 2，3-ICSRA 可以以类似的方法进行。

一旦将血管蒂抬高，可通过纵向或横向切开关节囊，在背侧暴露出舟状骨，然后用刮匙彻底清创不愈合部位。将注意力转向桡骨背侧的骨瓣，其以距关节线 15mm 处的位置为中心，用小骨刀将之抬高。骨瓣可以通过镶嵌技术嵌入两块碎片的凹面，也可以用作楔形骨瓣。然后在骨瓣的近端将 1，2-ICSRA 结扎并剪开。然后将骨瓣旋转并通过桡侧腕伸肌下方进入舟状骨缺损处（图 26.11）。一旦骨瓣移植到位，就进行螺钉固定。如果骨片非常不稳定，可以在植骨前就进行螺钉固定。术后用短臂或长臂石膏固定 6 周。夹板固定应继续进行，直到影像学证实愈合。

游离骨瓣

股骨内髁骨瓣

舟状骨的暴露和骨瓣的获取通常采用这两位外科医生的方法，供体骨通常从同侧膝盖获得，以便术后健侧手

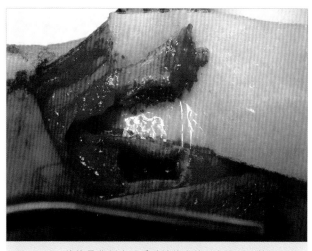

图 26.11 将桡骨背侧皮髓质移植体旋转，在桡侧腕伸肌下植入于准备好的舟状骨缺损处

使用手杖或拐杖。患者仰卧位，髋关节和膝关节屈曲并外旋。在止血带下，用先前描述的 FCR 方法暴露骨不愈合部位，如果需要，可植入 1 根固定桡月关节的克氏针。使用摆锯清理骨不愈合部位。但是，如果发现进一步的坏死，可以在移植带蒂骨瓣前将坏死骨片摘除并用松质骨填充。

在止血带控制下，切口位于股内侧肌后缘，从股骨远端关节面延伸到近端约 20cm 处。纵向切开下面的筋膜，拉开股内侧肌，暴露股骨内髁。找出膝降血管，并向远端追踪其至股骨内髁的附着点。这些血管的存在和位置可在术前用多普勒超声定位。根据膝降血管的大小（理想情况下直径＞1mm），结扎上内侧血管、肌肉和骨关节分支以及隐静脉分支。如果膝降血管不足，可以使用上内侧血管。然后用一个小摆锯和弯曲的骨刀来获取移植骨，小心地在其近端边缘收缩血管蒂。第二个 45° 的切口可以在远端进行，一块三角形的骨头可以被移除来帮助获取整个骨瓣，然后在 Hunter 管的近端剪断血管蒂。

将游离骨瓣制作成适合舟状骨梯形截骨部位的形状，并轻轻地将其骨膜朝掌侧填塞到位。通常逆行植入 1 枚无头空心螺钉来固定骨瓣。接下来，将其血管蒂与桡动脉（端对侧）及其伴行静脉（端对端）吻合。虽然这不是常规的，但可以使用一个监测的皮岛。然后修复掌侧的桡腕韧带，并将皮肤和皮下组织分层闭合。应使用长臂拇指"人"字夹板，并在 2 周时换成石膏。6 周后，在影像学确认愈合时，患者可能会换成短臂石膏。患者可以立即使用拐杖承担下肢的负重。

四、证据和预后

手术治疗骨折不愈合的预后主要与损伤时间和有无血供有关。Shah 和 Jones 对 50 例用 Herbert 螺钉固定治疗舟状骨骨折不愈合的患者进行了研究，结果显示，随着损伤时间的增加，愈合率降低。研究人员还发现无血供和既往骨折不愈合手术史是不良结果的决定因素。Inoue 等进行了一项类似的研究，回顾了用 Herbert 螺钉和植骨治疗的 160 例患者，发现治疗延迟、近端骨折片缺血性坏死、不稳定和骨折位置与持续性骨不愈合有关。2002 年的一项流行外科技术的 Meta 分析显示，对于稳定的骨折不愈合，植骨后用螺钉固定（94% 愈合）比用克氏针固定（74% 愈合）具有更好的疗效。这项研究还表明，在近端血管障碍的病例中，带蒂骨瓣植骨愈合率为 88%，而用不带血管蒂的皮质骨植骨并用螺钉固定的骨折愈合率仅为 47%。

关于畸形矫正是否对良好预后至关重要的争论仍然存在。Amadio 等的研究显示，大于 45° 的舟状骨畸形愈合仅 27% 有满意的临床效果，之后发展为创伤性关节炎的为 54%。其他较小的研究报道了对于畸形愈合的患者，先用楔形植骨和截骨矫正，患者的疼痛和活动范围会有所改善。Jiranek 等发现，不管患者活动水平如何，畸形愈合的舟状骨骨折的关节炎的严重程度更高。然而，这些患者在满意度、恢复工作或运动方面没有显著差异。Inoue 等对 Herbert 螺钉固定结果的研究并未显示剩余的屈曲畸形愈合的患者满意度有所下降。最近，Forward 等发现，畸形愈合的严重程度与运动范围、握力或主观结果评分无关。尽管这些数据相互矛盾，研究人员仍建议在手术治疗骨折不愈合的同时尝试纠正畸形。

从既往病例分析，出于担心血管不良的舟状骨不愈合，使用带蒂骨瓣植骨术一直很受欢迎。然而，近年来关于带蒂骨瓣植骨的结果的报道却不那么乐观。当一些人报道使用 1，2-ICSRA 骨瓣的治愈率高达 100%，其他人报道使用类似技术的治愈率仅为 50%~75%。既往病例对于血管不良的患者进行不带血管蒂植骨成功的报道很少。Green 在 1985 年报道了在近端完全无血供的情况下，使用 Russe 技术进行不带血管蒂植骨的疗效很差。在他的研究中，92% 的血供良好的患者持续愈合，相比之下，血供较差的患者只有 71% 持续愈合。然而，以今天的标准来看，这些历史技术中有许多都是固定不充分的。对于血供不佳的骨折的首选治疗方法是彻底清创、大量不带蒂骨移植和现代刚性螺钉固定，还是带蒂骨瓣植骨并保留坏死骨。然而，根据研究人员的经验，带蒂骨瓣植骨很少被证明是必要的。

五、补救过程

尽管之前所述的技术已经报道了良好的结果，但一些骨折仍然无法愈合。对于顽固性的，有症状的舟状骨不愈合，存在许多补救选择。补救治疗可能适用于最初选择推迟手术治疗并随后出现症状的老年或不太活动的患者。由于传统的舟状骨重建不太可能改善功能结果，这些技术通常在术前影像学表现为晚期关节炎的患者中使用。

桡骨茎突切除术单独治疗效果不佳，但在 I 期 SNAC 关节炎中可与其他手术联合应用。桡骨茎突可通过解剖鼻烟壶或背侧入路，手术可结合腕关节部分去除神经。切除超过 10mm 或更多的掌侧骨可能导致掌侧桡舟头（RSC）韧带附着点的破坏从而导致不稳定；目前建议是切除 6mm。研究人员建议茎突切除术可作为 SLAC I 期患者手术治疗的辅助手段，但仅限于中、远端第三节骨折不愈和。

舟状骨远端切除也适用于远端桡舟关节处有肥厚性关节炎改变的腕关节 I 期 SNAC。这项技术涉及背侧入路切除后部的前臂骨间神经。在舟状骨梯形关节，使用器械切除舟状骨远端骨片，同时注意不要破坏 RSC 韧带。在移除舟状骨远端骨片后，应确认远排腕骨的稳定性。如果头状骨半脱位，则转换为舟状骨切除，并进行四骨融合或近排腕关节切除。一项为期 20 年的研究结果表明，该手术在缓解疼痛、增强握力和增加活动范围方面有很大作用。

对于较晚期的关节炎患者，无论是在术前影像学发现还是在术中发现，近排腕关节切除术和腕骨融合都是首选方案。在过去，由于握力下降导致要求较低的患者行近排腕骨切除术，尽管最近的数据对此提出了质疑。这一过程几乎不需要复位和固定，并能很好地缓解疼痛。如果近端头状骨外露，则不应使用该技术，因为桡头关节炎将会过早发生。尽管长期研究表明有很高概率的桡头关节炎，但许多患者认为其对自己的功能影响很小。舟状骨切除联合四骨融合术可以治疗已经进展到桡舟关节和腕中关节的关节炎，在过去这是年轻人、高需求患者或工人的首选。

参考文献

[1] Gelberman RH, Menon J. The vascularity of the scaphoid bone. J Hand Surg Am. 1980; 5(5):508-513.

[2] Bain GI. Clinical utilisation of computed tomography of the scaphoid. Hand Surg. 1999; 4(1):3-9.

[3] Doornberg JN, Buijze GA, Ham SJ, Ring D, Bhandari M, Poolman RW. Nonoperative treatment for acute scaphoid fractures: a systematic review and meta-analysis of randomized controlled trials. J Trauma. 2011; 71(4):1073-1081.

[4] Kim WC, Shaffer JW, Idzikowski C. Failure of treatment of ununited fractures of the carpal scaphoid. The role of non-compliance. J Bone Joint Surg Am. 1983; 65(7):985-991.

[5] Düppe H, Johnell O, Lundborg G, Karlsson M, Redlund-Johnell I. Long-term results of fracture of the scaphoid. A follow-up study of more than thirty years. J Bone Joint Surg Am. 1994; 76(2):249-252.

[6] Ruby LK, Stinson J, Belsky MR. The natural history of scaphoid non-union. A review of fifty-five cases. J Bone Joint Surg Am. 1985; 67(3):428-432.

[7] Amadio PC, Berquist TH, Smith DK, Ilstrup DM, Cooney WP, III, Linscheid RL. Scaphoid malunion. J Hand Surg Am. 1989; 14(4):679-687.

[8] Mack GR, Bosse MJ, Gelberman RH, Yu E. The natural history of scaphoid non-union. J Bone Joint Surg Am. 1984; 66(4):504-509.

[9] Vender MI, Watson HK, Wiener BD, Black DM. Degenerative change in symptomatic scaphoid nonunion. J Hand Surg Am. 1987; 12(4):514-519.

[10] Herbert TJ, Fisher WE. Management of the fractured scaphoid using a new bone screw. J Bone Joint Surg Br. 1984; 66(1):114-123.

[11] Slade JF, 3rd, Geissler WB, Gutow AP, Merrell GA. Percutaneous internal fixation of selected scaphoid nonunions with an arthroscopically assisted dorsal approach. J Bone Joint Surg Am. 2003; 85-A(Suppl 4):20-32.

[12] Singh HP, Forward D, Davis TR, Dawson JS, Oni JA, Downing ND. Partial union of acute scaphoid fractures. J Hand Surg [Br]. 2005; 30(5):440-445.

[13] Murthy NS. The role of magnetic resonance imaging in scaphoid fractures. J Hand Surg Am. 2013; 38(10):2047-2054.

[14] Fox MG, Gaskin CM, Chhabra AB, Anderson MW. Assessment of scaphoid viability with MRI: a reassessment of findings on unenhanced MR images. AJR Am J Roentgenol. 2010; 195(4):W2 81:W286.

[15] Trumble TE. Avascular necrosis after scaphoid fracture: a correlation of magnetic resonance imaging and histology. J Hand Surg Am. 1990; 15(4):557-564.

[16] Rancy SK, Swanstrom MM, DiCarlo EF, Sneag DB, Lee SK, Wolfe SW; Scaphoid Nonunion Consortium. Success of scaphoid nonunion surgery is independent of proximal pole vascularity. J Hand Surg Eur Vol. 2018; 43(1):32-40.

[17] Osterman AL, Bora FW, Jr. Electrical stimulation applied to bone and nerve injuries in the upper extremity. Orthop Clin North Am. 1986; 17(3):353-364.

[18] Divelbiss BJ, Adams BD. Electrical and ultrasound stimulation for scaphoid fractures. Hand Clin. 2001; 17(4):697-701, x-xi.

[19] Adams BD, Frykman GK, Taleisnik J. Treatment of scaphoid nonunion with casting and pulsed electromagnetic fields: a study continuation. J Hand Surg Am. 1992; 17(5):910-914.

[20] McInnes CW, Giuffre JL. Fixation and grafting after limited debridement of scaphoid nonunions. J Hand Surg Am. 2015; 40(9):1791-1796.

[21] Shah J, Jones WA. Factors affecting the outcome in 50 cases of scaphoid nonunion treated with Herbert screw fixation. J Hand Surg [Br]. 1998; 23(5):680-685.

[22] Slade JF, III, Geissler WB, Gutow AP, Merrell GA. Percutaneous internal fixation of selected scaphoid nonunions with an arthroscopically assisted dorsal approach. J Bone Joint Surg Am. 2003; 85-A(Suppl 4):20-32.

[23] Slade JF, III, Gillon T. Retrospective review of 234 scaphoid fractures and nonunions treated with arthroscopy for union and complications. Scand J Surg. 2008; 97(4):280-289.

[24] Mahmoud M, Koptan W. Percutaneous screw fixation without bone grafting for established scaphoid nonunion with substantial bone loss. J Bone Joint Surg Br. 2011; 93(7):932-936.

[25] Matti H. Uber die Behandlung der Navicularefraktur und der refractura patellae durch plombierung mit spongiosa. Zentralbl Chir. 1937; 41:2353-2369.

[26] Russe O. Fracture of the carpal navicular. Diagnosis, non-operative treatment, and operative treatment. J Bone Joint Surg Am. 1960; 42-A:759-768.

[27] Green DP. The effect of avascular necrosis on Russe bone grafting for scaphoid nonunion. J Hand Surg Am. 1985; 10(5):597-605.

[28] Fisk GR. An overview of injuries of the wrist. Clin Orthop Relat Res. 1980(149):137-144.

[29] Fernandez DL. A technique for anterior wedge-shaped grafts for scaphoid nonunions with carpal instability. J Hand Surg Am. 1984; 9(5):733-737.

[30] Cohen MS, Jupiter JB, Fallahi K, Shukla SK. Scaphoid waist nonunion with humpback deformity treated without structural bone graft. J Hand Surg Am. 2013; 38(4):701-705.

[31] Slade JF, III, Jaskwhich D. Percutaneous fixation of scaphoid fractures. Hand Clin. 2001; 17(4):553-574.

[32] Kawai H, Yamamoto K. Pronator quadratus pedicled bone graft for old scaphoid fractures. J Bone Joint Surg Br. 1988; 70(5):829-831.

[33] Mathoulin C, Haerle M. Vascularized bone graft from the palmar carpal artery for treatment of scaphoid nonunion. J Hand Surg [Br]. 1998; 23(3):318-323.

[34] Kuhlmann JN, Mimoun M, Boabighi A, Baux S. Vascularized bone graft pedicled on the volar carpal artery for non-union of the scaphoid. J Hand Surg [Br]. 1987; 12(2):203-210.

[35] Braun RN. Pronator pedicle bone grafting in the forearm and proximal row. Orthop Trans.. 1983; 7:35.

[36] Zaidemberg C, Siebert JW, Angrigiani C. A new vascularized bone graft for scaphoid nonunion. J Hand Surg Am. 1991; 16(3):474-478.

[37] Sheetz KK, Bishop AT, Berger RA. The arterial blood supply of the distal radius and ulna and its potential use in vascularized pedicled bone grafts. J Hand Surg Am. 1995; 20(6):902-914.

[38] Sotereanos DG, Darlis NA, Dailiana ZH, Sarris IK, Malizos KN. A capsular-based vascularized distal radius graft for proximal pole scaphoid pseudarthrosis. J Hand Surg Am. 2006; 31(4):580-587.

[39] Bertelli JA, Peruchi FM, Rost JR, Tacca CP. Treatment of scaphoid non-unions by a palmar approach with vascularised bone graft harvested from the thumb. J Hand Surg Eur Vol. 2007; 32(2):217-223.

[40] Sakai K, Doi K, Kawai S. Free vascularized thin corticoperiosteal graft. Plast Reconstr Surg. 1991; 87(2):290-298.

[41] Gabl M, Reinhart C, Lutz M, et al. Vascularized bone graft from the iliac crest for the treatment of nonunion of the proximal part of the scaphoid with an avascular fragment. J Bone Joint Surg Am. 1999; 81(10):1414-1428.

[42] Larson AN, Bishop AT, Shin AY. Free medial femoral condyle bone grafting for scaphoid nonunions with humpback deformity and proximal pole avascular necrosis. Tech Hand Up Extrem Surg. 2007; 11(4):246-258.

[43] Jones DB, Jr, Moran SL, Bishop AT, Shin AY. Free-vascularized medial femoral condyle bone transfer in the treatment of scaphoid nonunions. Plast Reconstr Surg. 2010; 125(4):1176-1184.

[44] Jones DB, Jr, Bürger H, Bishop AT, Shin AY. Treatment of scaphoid waist nonunions with an avascular proximal pole and carpal collapse. A comparison of two vascularized bone grafts. J Bone Joint Surg Am. 2008; 90(12):2616-2625.

[45] Bürger HK, Windhofer C, Gaggl AJ, Higgins JP. Vascularized medial femoral trochlea osteocartilaginous flap reconstruction of proximal pole scaphoid nonunions. J Hand Surg Am. 2013; 38(4):690-700.

[46] Higgins JP, Bürger HK. Medial Femoral Trochlea Osteochondral Flap: Applications for Scaphoid and Lunate Reconstruction. Clin Plast Surg. 2017; 44(2):257-265.

[47] Hori Y, Tamai S, Okuda H, Sakamoto H, Takita T, Masuhara K. Blood vessel transplantation to bone. J Hand Surg Am. 1979; 4(1):23-33.

[48] Fernandez DL, Eggli S. Non-union of the scaphoid. Revascularization of the proximal pole with implantation of a vascular bundle and bone-grafting. J Bone Joint Surg Am. 1995; 77(6):883-893.

[49] Robbins RR, Ridge O, Carter PR. Iliac crest bone grafting and Herbert screw fixation of nonunions of the scaphoid with avascular proximal poles. J Hand Surg Am. 1995; 20(5):818-831.

[50] Pinder RM, Brkljac M, Rix L, Muir L, Brewster M. Treatment of scaphoid nonunion: a systematic review of the existing evidence. J Hand Surg Am. 2015; 40(9):1797-1805.e3.

[51] Luchetti TJ, Rao AJ, Fernandez JJ, Cohen MS, Wysocki RW. Fixation of proximal pole scaphoid nonunion with non-vascularized cancellous autograft. J Hand Surg Eur Vol. 2018; 43(1):66-72.

[52] Slade JF, III, Dodds SD. Minimally invasive management of scaphoid nonunions. Clin Orthop Relat Res. 2006; 445(445):108-119.

[53] Lee SK, Byun DJ, Roman-Deynes JL, Model Z, Wolfe SW. Hybrid Russe procedure for scaphoid waist fracture nonunion with deformity. J Hand Surg Am. 2015; 40(11):2198-2205.

[54] Inoue G, Shionoya K, Kuwahata Y. Herbert screw fixation for scaphoid nonunions. An analysis of factors influencing outcome. Clin Orthop Relat Res. 1997(343):99-106.

[55] Merrell GA, Wolfe SW, Slade JF, III. Treatment of scaphoid nonunions: quantitative meta-analysis of the literature. J Hand Surg Am. 2002; 27(4):685-691.

[56] Nakamura P, Imaeda T, Miura T. Scaphoid malunion. J Bone Joint Surg Br. 1991; 73(1):134-137.

[57] Lynch NM, Linscheid RL. Corrective osteotomy for scaphoid malunion: technique and long-term follow-up evaluation. J Hand Surg Am. 1997; 22(1):35-43.

[58] Jiranek WA, Ruby LK, Millender LB, Bankoff MS, Newberg AH. Long-term results after Russe bone-grafting: the effect of malunion of the scaphoid. J Bone Joint Surg Am. 1992; 74(8):1217-1228.

[59] Forward DP, Singh HP, Dawson S, Davis TR. The clinical outcome of scaphoid fracture malunion at 1 year. J Hand Surg Eur Vol. 2009; 34(1):40-46.

[60] Steinmann SP, Bishop AT, Berger RA. Use of the 1,2 intercompartmental supraretinacular artery as a vascularized pedicle bone graft for difficult scaphoid nonunion. J Hand Surg Am. 2002; 27(3):391-401.

[61] Hirche C, Heffinger C, Xiong L, et al. The 1,2-intercompartmental supraretinacular artery vascularized bone graft for scaphoid nonunion: management and clinical outcome. J Hand Surg Am. 2014; 39(3):423-429.

[62] Chang MA, Bishop AT, Moran SL, Shin AY. The outcomes and complications of 1,2-intercompartmental supraretinacular artery pedicled vascularized bone grafting of scaphoid nonunions. J Hand Surg Am. 2006; 31(3):387-396.

[63] Siegel DB, Gelberman RH. Radial styloidectomy: an anatomical study with special reference to radiocarpal intracapsular ligamentous morphology. J Hand Surg Am. 1991; 16(1):40-44.

[64] Vutescu ES, Jethanandani R, Sneag DB, Wolfe SW, Lee SK. Radial styloidectomy for scaphoid nonunion advanced collapse - relevance of nonunion location. J Hand Surg Eur Vol. 2018; 43(1):80-83.

[65] Malerich MM, Clifford J, Eaton B, Eaton R, Littler JW. Distal scaphoid resection arthroplasty for the treatment of degenerative arthritis secondary to scaphoid nonunion. J Hand Surg Am. 1999; 24(6):1196-1205.

[66] Malerich MM, Catalano LW, III, Weidner ZD, Vance MC, Eden CM, Eaton RG. Distal scaphoid resection for degenerative arthritis secondary to scaphoid nonunion: a 20-year experience. J Hand Surg Am. 2014; 39(9):1669-1676.

[67] Wagner ER, Werthel JD, Elhassan BT, Moran SL. Proximal row carpectomy and 4-corner arthrodesis in patients younger than age 45 years. J Hand Surg Am. 2017; 42(6):428-435.

第二十七章 其他腕关节骨折

Martin Richter
译者：周贤挺，黄耀鹏

摘要：不影响舟状骨的腕关节骨折，是较少见的骨折。最常见的是三角骨背侧撕脱骨折，通常可以保守治疗。在腕骨骨折中，一方面要考虑到复杂的损伤和腕骨不稳定的可能性，另一方面，要避免腕关节错位和继发性骨关节炎，需要精确恢复高度和关节表面。在诊断时，应注意的是，在普通X线片上往往很难发现骨折。因此，如果怀疑，就应该进行CT检查，通常能清楚地显示诊断结果。这是确保及时治疗的唯一方法，可以安全地避免被忽视的骨折所导致的远期后果，而这些骨折往往不能在以后得到纠正。

关键词：腕关节骨折，大多角骨，三角骨，豌豆骨，月骨，钩骨，治疗方案，诊断

一、简介

在腕部，舟状骨状骨折是目前最常见的骨折。据文献报道其发生率高达60%~85%。从这个角度来看，其他腕骨的骨折似乎只起到很小的作用，因为文献中它们的发生率仅为腕骨骨折的20%。考虑到这个数字是分布在其余7块腕骨上，发现其他腕骨的频率仅在个位数范围内，

有时仅为1%或更低，这取决于计算的腕骨和引用的文献（图27.1）。然而，应该注意的是，骨折的罕见发生往往会导致治疗的不确定性，正如日常生活中，手外科医生并不总能立即掌握类似病例的相关知识一样。同样在这方面，处理这些骨折也很有趣。

关于损伤机制，最常见的机制当然是跌倒后用手撑地。然而，在罕见的腕关节骨折病例中，挫伤和轴向力可

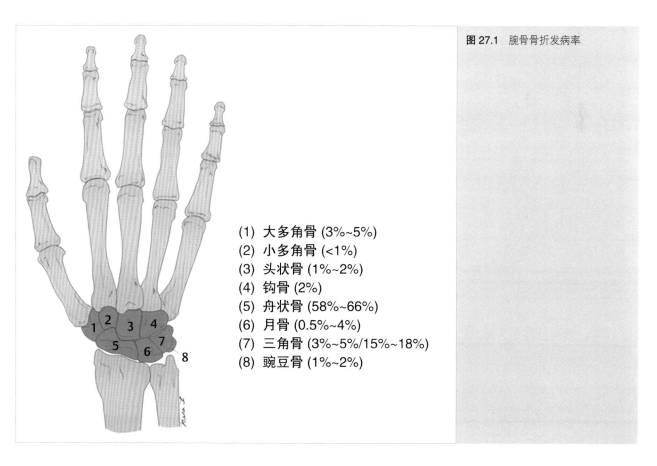

图27.1 腕骨骨折发病率

(1) 大多角骨 (3%~5%)
(2) 小多角骨 (<1%)
(3) 头状骨 (1%~2%)
(4) 钩骨 (2%)
(5) 舟状骨 (58%~66%)
(6) 月骨 (0.5%~4%)
(7) 三角骨 (3%~5%/15%~18%)
(8) 豌豆骨 (1%~2%)

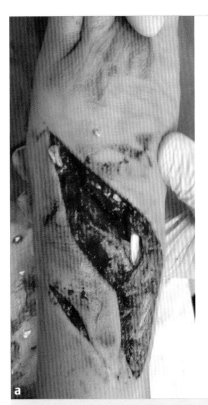
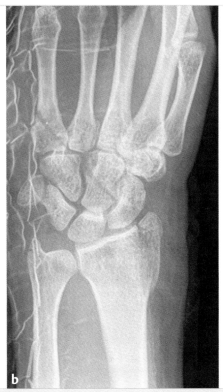
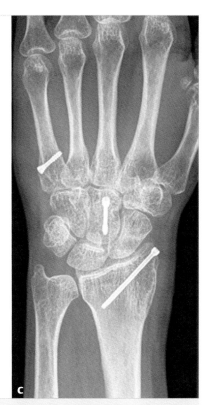

图27.2　（a，b）切割机造成腕背开放性复合伤，累及肌腱和骨骼；（c）切开复位后，用不同的空心无头螺钉内固定

导致个体创伤。复杂手部损伤中的开放性骨折可导致异常骨折类型（图27.2）。基本上，从作用力的严重程度可以区分出3种类型的腕关节骨折。在非常严重的创伤情况下，可能会发生脱位骨折，除了骨折之外，还会导致腕关节不稳定，因此被归为腕关节不稳定。典型的是月骨周围骨折脱位，如De Quervain脱位骨折，不一定影响舟状骨，但也可能涉及其他腕骨，如三角骨。这些骨折脱位可归为所谓的大弧形损伤的不稳定性。然而，腕关节骨折本身的治疗通常遵循孤立性腕关节骨折的治疗指南。第二组骨折代表剩余腕关节的骨折，贯穿腕关节本身，因此代表典型的脱位或非脱位骨折。最轻微的损伤是撕脱性骨折。这种情况并不罕见，因为在腕关节处有许多内、外韧带附着，最常见的是三角骨背侧撕脱骨折。

在诊断方面，一般来说局部疼痛和肿胀可以定位受影响的腕关节。相应的腕关节标志的解剖知识是必需的。腕关节两平面的X线图像，可能带有斜位，是腕关节骨折的基本诊断方法。在所有信息都不清楚的情况下，CT的应用应该是广泛的，在简单的X线图像中，仅在腕关节和腕掌关节（CMC）的区域，经常发生重叠，不能清楚地显示骨折。此外，腕关节镜检查有助于做出或确认诊

断，并可用于辅助闭合复位和固定（另见第八章）。

对于其他腕关节骨折的治疗，一般来说脱位骨折的复位和固定通常是在闭合或开放的情况下进行。骨折固定材料，主要是克氏针、小型螺钉或Herbert螺钉类型的无头螺钉。对于非脱位骨折或未移位的撕脱骨折，保守治疗也是可行的。这种保守治疗通常包括4周的腕关节固定，让指间关节和拇指可以自由活动。

二、三角骨骨折

（一）损伤机制

三角骨骨折是除了舟状骨骨折外最常见的腕关节骨折，占腕关节骨折的3%~5%。最常见的创伤机制是摔倒后手和腕关节的背伸着地。三角骨背侧的撕脱骨折也可归因于过度屈曲。在三角骨背侧的皮质碎片骨折处，尺骨茎突起凿子的作用，在腕关节过伸和尺偏时，切断背侧的皮质表面。

（二）分型

三角骨骨折一般分为3种不同类型。大部分骨折为三角骨背侧皮质小骨折，约占三角骨骨折的93%。第二种是三角骨体部骨折。体部骨折可按骨折线在矢状面、水

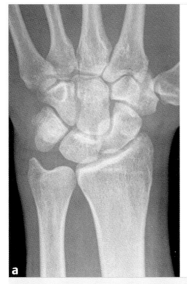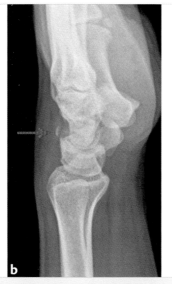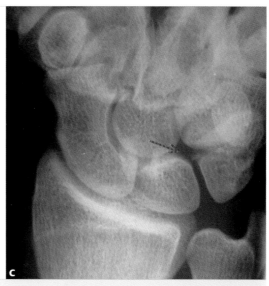

图 27.3 （a）三角骨背侧碎片骨折通常在正位片看不到；（b）但在腕关节侧位 X 线片上很容易发现；（c）在正位片上也可以看到体部骨折

平面或斜面分类。最罕见的情况是掌侧撕脱骨折，这可能是强有力的月三角韧带（LT）撕脱导致的骨折。

（三）临床症状和查体

在三角骨骨折中，疼痛通常位于腕背尺侧。利用腕豆骨和尺骨茎突的解剖标志，可以很容易找到三角骨的精确部位。

（四）辅助检查

基本的影像学检查是腕关节 X 线的正位和侧位。X 线检查在正位时通常没有帮助，因为最常见的背部皮质骨折通常隐藏在腕骨的骨结构后面。对于容易发生的背侧皮质骨折，正侧位的 X 线检查通常足以明确诊断该骨折（图27.3）。在体部骨折的情况下，建议进行 CT 扫描，以确保骨折没有脱位，并且有正常的腕骨排列。

（五）可能并发的损伤

背侧皮质骨折通常没有其他的损伤。诊断体部骨折时，应注意腕骨的其他骨折或由于较大的弧形损伤而导致的腕关节不稳定的错位。

（六）证据

暂无随机对照研究。

（七）作者推荐的治疗方式

三角骨骨折以背侧皮质片骨折和非移位性体部骨折为主。通常用前臂夹板或石膏保守治疗背侧骨折。它不应包括固定掌指关节（MCP 关节）和拇指，以便手指早期可以主动活动。对于碎片骨折，固定时间为 3 周。固定后，骨折区会有较长的压痛期。有时，碎片骨折在几个星期后没有骨愈合。有时，它仍然不愈合，但通常疼痛和压痛在 3~6 个月后消失。如果疼痛持续超过 6 个月或更长时间，治疗的选择是切除假关节碎片。然而，这确实是一种罕见的情况。如果有大量的结合面，只有非常大的背部骨片可以用一个小螺钉固定。

在非移位性的体部骨折中，研究人员用同样类型的夹板或石膏固定腕关节 4 周。伤后 2 个月，腕关节开始活动。3 个月后，腕关节可以逐渐恢复到完全活动状态。

对于移位性体部骨折，采用切开复位内固定来确保关节面完全复位。固定材料取决于骨折类型。在这些罕见的情况下，使用克氏针、小型无头压缩螺钉和微型螺钉（图 27.4）。如果使用了克氏针，根据 X 线影像片，可在 4~8 周后应将其拔出。根据固定后的功能，物理治疗是值得推荐的。

（八）替代治疗方案

对于一些小碎片，建议固定 4 周。

三角骨的脱位体部骨折也可以在闭合情况下的经皮固定来复位。对于切开复位的内固定，也可以使用微型钢板和螺钉。

（九）预后

背侧皮质骨折的预后良好。Höcker 和 Menschik 发表了一组 65 例患者的研究，这些患者在平均 47 个月后开始治疗，经过保守治疗 3 周后成功。

对于体部骨折，由于病例数量少，没有可靠的资料。如果骨折面恢复顺利，预后也会很好。

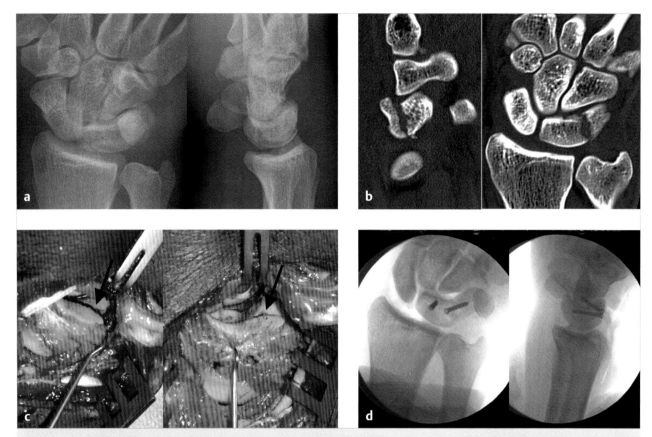

图 27.4 （a）月三角连接处的移位性骨折（X线片上难以识别）；（b）CT 检查明确诊断；（c）切开复位螺钉固定（箭头显示复位前后骨折线）；（d）术后的X线片

在腕关节骨折脱位中，骨折对预后的影响小于腕韧带损伤对预后的影响。

三、豌豆骨骨折

（一）损伤机制

豌豆骨骨折是罕见的骨折，约占腕关节骨折的 2%。大多数都是由于直接击打或是摔倒时手背伸造成的。豌豆骨是一种特殊的腕骨，因为它是唯一一个不整合在腕骨中的骨，实际上是尺侧腕屈腱（FCU）的籽骨。因此，骨折可能是由于直接暴力，或在手背伸着地时，豌豆骨被三角骨压迫，FCU 肌腱牵引而发生。

（二）分型

可分为 4 种不同类型的豌豆骨骨折。一是豌豆骨的横形骨折，二是纵形骨折，三是粉碎性骨折，四是豌豆骨向三角骨的压缩骨折。

（三）临床症状和查体

豌豆骨在腕关节远端屈曲折痕尺侧附近的腕关节掌侧面及 FCU 肌腱中很容易被触及。压迫掌侧表面会导致疼痛。同时将豌豆骨从尺侧向桡侧推向三角骨时通常会疼痛。

（四）辅助检查

腕关节两平面的标准 X 线片通常不适合检测豌豆骨骨折。与侧位相比，典型的临床疼痛触发的特殊 X 线片为旋后 40°（图 27.5）。在 X 线检查中，豌豆骨没有与其他骨重叠，通常不需要进一步调查即可做出诊断。只有在极少数情况不明的时候，才需要进行 CT 扫描。

（五）可能并发的损伤

有可能是 FCU 肌腱断裂，但这确实是一种罕见的情况。

（六）证据

文献上发表的豌豆骨骨折只有约 200 例，因此证据仍待考证。

（七）作者推荐的治疗方式

在非移位性骨折中，用前臂石膏和游离 MCP 关节和拇指治疗 4 周。在取出石膏后，在 X 线下，即使在接下来的几周内被动形态有一些压痛投影，通常也可以逐渐控制负荷。在这些情况下，通常不需要物理治疗。

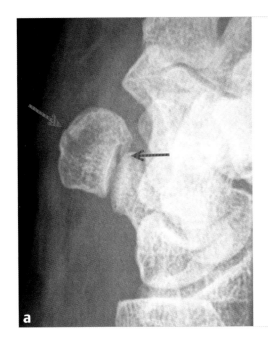
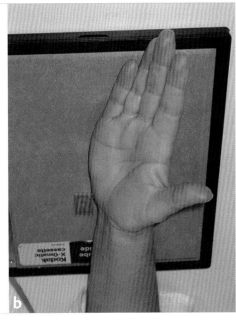

图27.5 40°旋后的斜位X线片最后能诊断豌豆骨骨折。(a)有骨折的X线片(红色箭头);(b)豌豆骨进行X线检查时手的位置

在移位的骨折和关节面粉碎性骨折中,切除豌豆骨。在豌豆骨的掌侧面做了一个有角度的切口。进行尺神经的松解及保护后,将FCU肌腱纵形切开,并在骨膜下层切除豌豆骨。FCU肌腱的纵向裂口用可吸收的缝线进行连续缝合,腕关节术后固定3周。

(八)替代治疗方案

在非移位性骨折中,除了固定腕关节外,没有其他的选择。

在简单骨折中,切开复位内固定是一种选择。

(九)预后

保守治疗后的结果通常以骨愈合结束,而且通常是好的。

在豌豆骨切除的病例中,Carroll和Coyle也报道了FCU肌腱自由功能的良好结果。

四、月状骨骨折

(一)损伤机制

月状骨骨折是一种非常罕见的情况,在腕关节骨折中所占比例不超过1%。如果诊断月状骨骨折,应该意识到大部分月状骨骨折是由Kienböck病引起的(图27.6)。另一种情况,不是真正的月状骨骨折,而是舟月背侧韧带(SL)骨性撕脱,它看起来像一个小骨折,但实际上是SL韧带断裂,会导致腕关节错位伴有中间体/嵌体背伸不稳定(DISI)畸形。由于这一事实和5种不同急性骨折类型的分类,没有明确的典型损伤机制,因此,可能存在剪切力、压缩力和过伸力。

(二)分型

根据Teisen和Hjarbaek的研究,月骨骨折有5种类型:

Ⅰ型:掌侧骨折

Ⅱ型:骨软骨片骨折

Ⅲ型:背侧骨折

Ⅳ型:纵形骨折

Ⅴ型:横形骨折

(三)临床症状和查体

腕中部疼痛,尤其是背侧疼痛,会在运动或负重时增加。

(四)辅助检查

标准的腕关节正位和侧位X线是诊断的基本手段。如果对于月状骨骨折有怀疑,CT检查和MRI检查都应进行,以排除Kienböck病或腕关节不稳定。

(五)可能并发的损伤

急性骨折不应与骨性SL损伤或Kienböck病混为一谈。

(六)证据

由于骨折数量较少,现未报道不同的治疗方案。

(七)作者推荐的治疗方式

首先,应强调排除Kienböck病和SL不稳定的重要性,因为在这些情况下,必须遵循对这些条件有效的指导方针。

对于非移位性骨折,前臂石膏固定4~6周的非手术

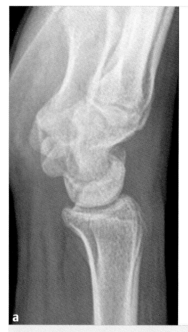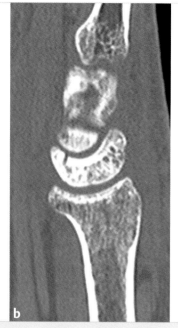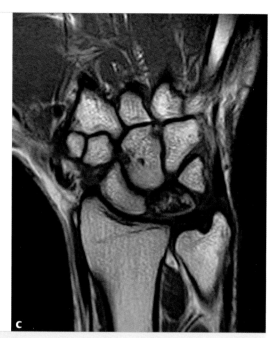

图27.6 月状骨骨折不能与 Kienböck 病混淆。(a) X 线片;(b) CT;(c) MRI

治疗是首选的治疗方法。在这些非移位性骨折中,只有当患者自身不能成功地完成康复时,才需要进行物理治疗。

在月状骨脱位骨折中,根据骨折类型,需要切开复位和内固定。可以在第三和第四间室之间使用背侧入路,或者在掌侧骨折中使用延长的腕管入路,直接进入月骨的掌侧。固定时,使用小螺钉或小无头螺钉(图27.7)。

此外,对于手术上稳定的骨折,手术后4周内使用石膏,以确保患者不会过早地持重。

(八)替代治疗方案

对于碎片的固定,也可以使用小的克氏针。

内固定后的早期活动通常是可能的。然而,必须注意患者不能过早地手腕持重,以免在关键的腕骨中出现不愈合。

(九)预后

潜在的并发症是骨折不愈合、骨坏死和骨关节炎。

由于病例数量有限,没有可靠的预后资料。然而,如果诊断正确,骨折按建议的方法治疗,通常可以预期实现骨愈合。

五、大多角骨骨折

(一)损伤机制

所有腕关节骨折中,大多角骨骨折的发生率为1%~5%。大多角骨位于第一掌骨和腕骨之间,通常受到

很好的保护。所以,通常只有主要的间接力量才会导致骨折。在这些情况下,主要的力是拇指的外部压缩力和剪切力。根据这一点,可能会产生不同类型的骨折。

(二)分型

根据 Walker 和他的同事进行的骨折分类:

1 型:跨关节的垂直骨折

2 型:水平骨折

3 型:背侧桡骨粗隆骨折

4 型:内侧脊骨折

5 型:粉碎性骨折

最常见的类型是跨关节的垂直骨折。

(三)临床症状和查体

CMC1 关节上有肿胀和血肿时,活动关节会导致疼痛。握紧手指时疼痛加重,握力也会减弱。

(四)调查性检查

诊断的基础是腕关节的正位和侧位 X 线检查。就像 Bennett 骨折一样,旋前的正位 X 线透视能很好地观察到关节间隙。如果有任何怀疑,建议进行 CT 扫描。即使在普通 X 线片中可以发现骨折,但只有 CT 扫描才能显示一个关于大多角骨骨折的三维重建影像(图27.8),这对手术计划也很有帮助。

(五)可能并发的损伤

大多角骨骨折是罕见的。大多情况下合并有其他骨

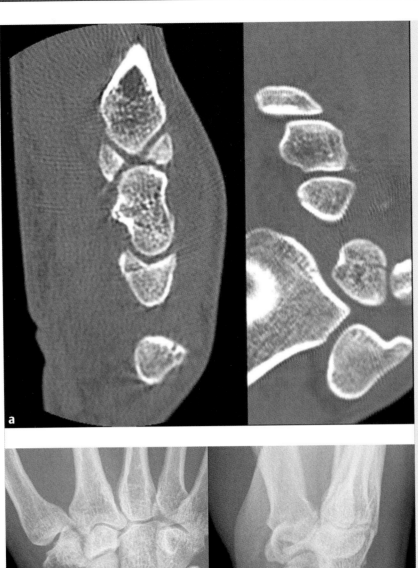

图 27.7 （a）月骨与舟状骨的掌侧联合骨折在用掌侧无头螺钉固定术后的影像学表现；（b）X 线片

折，其中大部分是合并有桡骨远端或掌骨骨折，尤其是合并有 Bennett 骨折。

（六）证据

可能是因为骨折的罕见性，目前还没有比较不同治疗方案的研究。

（七）作者推荐的治疗方式

非移位性骨折可以通过石膏固定治疗，包括拇指伸直指间关节（IP 关节），就像典型的舟状骨前臂石膏一样。然而，大部分的大多角骨骨折都是脱位的。作者推荐使用

螺钉或克氏针进行切开复位内固定。只有对复位后关节面能完全吻合的简单骨折，才使用闭合复位和克氏针固定。

然而，在大多数大多角骨骨折中，采用掌侧切开入路来处理骨折。切口纵行于第一掌骨和鱼际近端，在 CMC1 关节的掌侧投影方向上呈 90° 方向拐弯。拉开切口后，必须注意保护皮肤，以免损伤感觉神经。随后，鱼际肌由近端被拉向远端，并显露在 CMC1 关节的大多角骨。通过这种方法，可以安全地重建 CMC1 关节的关节面。对于固定，在有两个主要碎片的情况下使用小螺钉，或者在

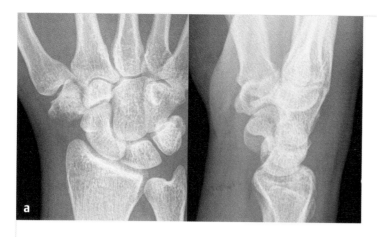
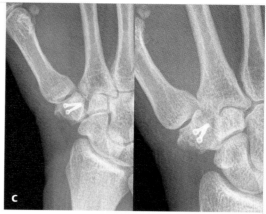
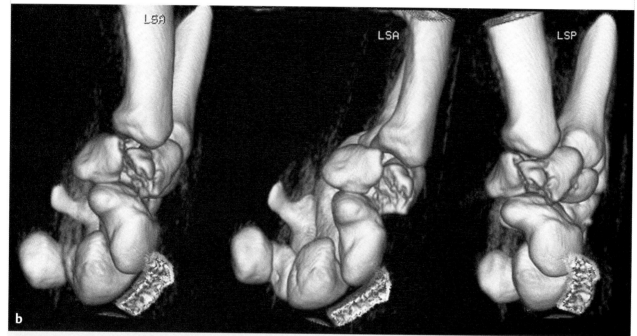

图 27.8　（a）X 线片上的位移量显示不清楚；（b）在 CT 三维重建中，可见关节内大多角骨骨折的严重位移；（c）切开复位螺钉固定术后

多个碎片的更粉碎的情况下使用克氏针（图 27.9）。在粉碎性大多角骨骨折中，研究人员推荐在第一掌骨和第二掌骨的基底部钻 1 根克氏针来贯穿固定。持续固定 4 周，以确保 CMC1 关节绝对固定和不持重。骨折的固定取决于固定的稳定性，通常在术后 4~6 周结束。

（八）替代治疗方案

有的研究人员更喜欢闭合复位和克氏针固定，有的则更喜欢切开复位和螺钉固定。

小碎片骨块的切除是可能的，特别是当它们没有其他附着的时候。

（九）预后

发表的大多数文章都是综述或病例分析。无移位或复位良好的大多角骨骨折（开放或闭合）的报道显示预后良好。McGuigan 和 Culp 报道了一系列 11 例关节移位超过 2mm 的且临床效果良好的病例。然而，11 例患者中有 5 例在创伤后 47 个月出现 CMC1 关节继发性骨关节炎。所以，即使在这些特殊的腕骨中没有证据，但最好还是像其他关节一样尽可能恢复关节面。

六、头状骨骨折

（一）损伤机制

头状骨骨折占腕骨骨折的 1%~2%。这种骨折的罕见性最可能与它处于腕骨中心且受到保护有关。不同的损伤机制可能会导致不同的骨折类型。腕关节的过伸不仅会导致横形体部骨折，也会由于第三掌骨远端的压力或直接打击而导致骨折。

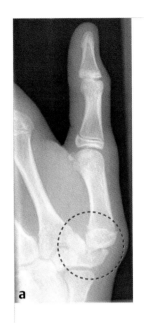
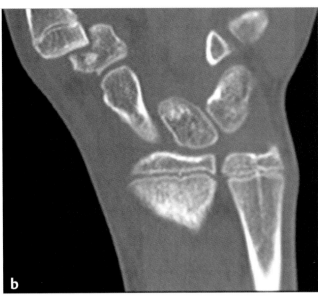

图27.9 （a）大多角骨嵌插骨折；（b）在CT被证实；（c）切开复位后，用克氏针贯穿行内固定；（d）克氏针拔除后重建大多角骨及关节

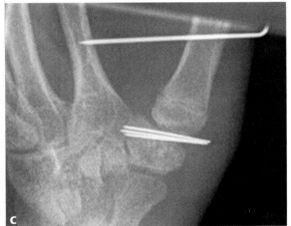
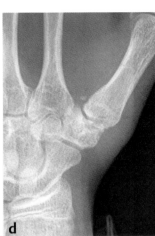

在强制过伸过程中，头状骨可能撞击桡骨的背侧缘，由此产生的进一步的弯曲力可能导致近端骨分离的横形骨折。头状骨远端骨片向后移位，在向掌部回缩过程中，可将分离的近端头状骨旋转180°。这导致近端的典型错位，即骨折面指向月骨，而关节面指向远端（图27.10）。

头状骨骨折的另一个表现是头状骨骨折合并舟状骨骨折，为经舟状骨经头状骨的月骨周围骨折脱位。这通常是由剧烈创伤引起的。根据Mayo分型，这些原发性腕关节不稳定可称之为腕关节不稳定复合体（CIC）。

（二）分类

头状骨骨折可分为以下几类：

- 体部横形骨折
- 近端横形骨折
- 冠状斜形骨折
- 纵形骨折

（三）临床症状和查体

头状骨骨折没有特殊的症状或临床检查。通常表现为疼痛、肿胀、运动无力或腕关节活动范围受限。在非移位性骨折中，有时手腕中心轻微疼痛是唯一的临床表现。

（四）辅助检查

腕关节的正位、侧位和斜位X线是诊断的第一步。如果怀疑头状骨骨折，下一个诊断工具是CT扫描。症状轻微的无移位的头状骨骨折，在普通X线片中看不到，有时在MRI检查中被偶然发现（图27.11）。

（五）可能并发的损伤

头状骨骨折，可合并舟状骨骨折，有经舟状骨经头状骨的月骨周围脱位。

（六）证据

由于病例数量较少，现暂无统一治疗方案。

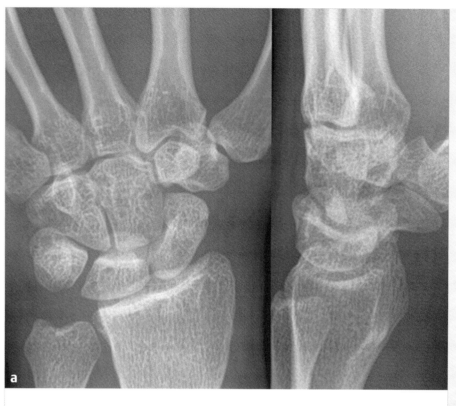

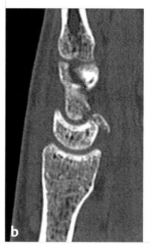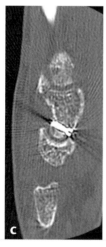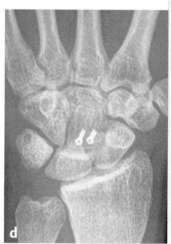

图 27.10　头状骨近端骨折伴近端骨片移位和旋转。(a)X 线片上没有证据;(b)CT 诊断;(c,d)螺钉固定术后的 CT 和 X 线片

(七)作者推荐的治疗方式

通常采取非手术方案治疗无移位的头状骨骨折，让 MP 关节和拇指活动的前臂石膏固定 4 周。在保守治疗之前，通常会做一次 CT 扫描，以确保骨折没有移位。

采用切开复位和内固定术治疗移位骨折。从背侧入路，这样很容易进入。如果可能的话，会使用同 Herbert 螺钉一样的无头骨螺钉。一个重要的手术指征是脱位的近端横形骨折，因为它最终可能导致近端头状骨的缺血性坏死。

(八)替代治疗方案

根据骨片的大小，可以使用克氏针或微型螺钉固定。

克氏针的缺点是必须被拔出，但植入物的成本较低。

在较大的弧形损伤中，闭合复位和关节镜辅助经皮螺钉固定是另一种选择。

(九)预后

大部分头状骨骨折愈合平稳，尤其是无移位性骨折。

必须注意近端横形骨折。近端几乎完全被软骨覆盖。与舟状骨骨折相似，此骨折块脱位导致骨折块的轻微血液供应或无血液灌注。因此，在这些情况下，骨折不愈合的风险更高，在随访期间应进行 X 线检查。而且，近端骨坏死也是可能的（图 27.12）。

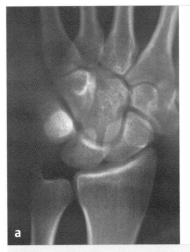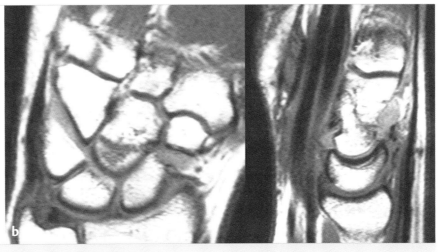

图 27.11 MRI 中冠状位的头状骨非移位性斜形骨折作为附带发现。(a)X 线片;(b)只有 MRI 证实是骨折

七、钩骨骨折

(一)损伤机制

在文献中,钩骨骨折的发生率仅为 2%。与其他腕骨骨折相比,这是一种相对较少的骨折。也许这些数据并没有涵盖所有与 CMC 脱位一起发生的钩骨骨折。这个损伤的两个主要机制是:一是通过第四和第五掌骨基部的轴向力导致的钩骨体部骨折,另一方面是直接打击手掌掌侧近端导致的钩骨钩部骨折。在手掌侧钩骨的钩骨相对突出,因此当摔倒后手掌背伸着地时容易被波及。挥动球拍、球杆或球棒(网球、高尔夫、棒球)的运动员有更大的钩骨骨折风险。在这些情况下,反复的创伤是一个潜在的原因。钩骨骨折最常表现为第四和第五掌骨 CMC 脱位的附加损伤(图 27.12)。

(二)分型

钩骨骨折的主要两类是体部骨折和钩部骨折。

钩骨钩部骨折可细分为尖端骨折、腰部骨折和钩部基底骨折。

体部骨折分为 4 种类型:背侧冠状骨折,通常伴有 CMC4/5 骨折脱位。此外,还有近端骨折、内侧结节骨折和矢状斜形骨折。

(三)临床症状和查体

在钩骨钩部骨折中,通常会有局部疼痛,痛点位于手掌侧钩骨钩部的尖端。由于屈肌肌腱使用钩骨的钩部作为滑轮,所以在腕关节尺偏位时,手指用力屈曲抵抗阻力通常会增加疼痛。Kadar 等的临床结果显示,其敏感度高于腕管位 X 线片。

对于体部骨折,疼痛和肿胀位于钩骨的背侧,通过将第五掌骨从掌侧向背侧的轻柔被动活动定位 CMC5 关节后,很容易发现。在合并 CMC4/5 脱位的病例中,其临床表现由脱位或骨折脱位决定。

(四)调查性检查

对于钩骨钩部骨折,腕关节的 X 线检查意义不大。通常,钩骨的钩部在腕关节正位图中可以被视为一个椭圆轮廓。如果无法看到,就可能怀疑是骨折。腕管位 X 线是 CT 之前的主要诊断工具。然而,今天 CT 扫描是诊断钩骨钩部骨折的最佳影像技术。

在腕关节正位 X 线中通常可以发现体部骨折。X 线正位、侧位和斜位应是首选的诊断方法。为了确认是否有骨折的嫌疑,并准确了解骨折情况,在手术方面,CT 是最好的进一步调查方法,通常不需要 MRI。

(五)可能并发的损伤

由于钩骨背侧冠状骨折几乎总是伴随着 CMC4/5 脱位而发生,因此在该骨折类型中应始终注意这些脱位。

尺神经的运动支和尺动脉的伴随深支位于钩骨钩部基底和体部掌侧面附近。因此,如果钩骨受伤或整个钩部被切除,尺神经的运动支和尺动脉的伴随深支都有受损风险。

体部骨折可能与月周较大的弧形损伤有关。

(六)证据

对于钩骨钩部的骨折,Kadar 等回顾了 51 例在 27 天内用先进的影像学进行诊断的患者。非手术治疗组有 24% 的骨不愈合,而手术治疗组没有骨不愈合。但临床结果无显著性差异。

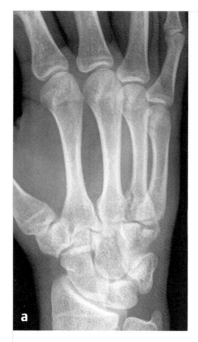
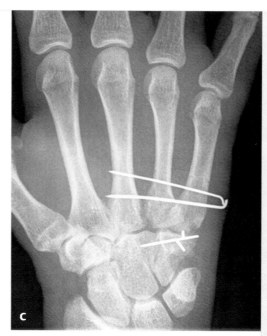
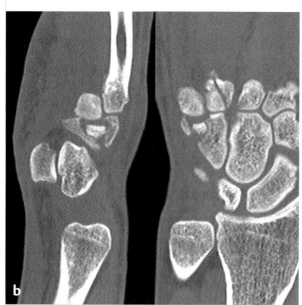

图 27.12　腕关节基底 4/5 处骨折脱位合并钩骨嵌插骨折。(a) 斜位 X 线片表现为第四掌骨骨折及钩骨嵌插;(b) CT 显示损伤的严重程度;(c) 在掌骨切开复位和内固定后

如果在有症状的骨不愈合的情况下切除钩骨的钩部,大多数都有超过 90% 的良好疗效。然而,保留钩骨钩部的争论也存在。钩部在腕管的尺侧缘起滑轮的作用,尤其是在手腕的尺侧倾斜处,可以引导第五和第四指的屈肌腱从手掌到前臂。因此,切除后其最大的作用会降低。如果在钩部基底存在不愈合,由于在不愈合的尖锐边缘的长期磨擦,第四和第五指的屈肌腱可能会断裂。

(七) 作者推荐的治疗方式

对于钩骨钩部和体部的无移位性骨折,更倾向于非手术治疗,用前臂石膏固定 4 周。

对于钩骨有移位的骨折,如果涉及基底,倾向于切开复位和用 Herbert 空心螺钉内固定。作者更期望年轻的患者要控制最大的力量,避免屈肌腱断裂,在研究中 2 例患者的基底不愈合时发现屈肌腱断裂。利用先进的成像技术,可以及时做出诊断,并对这些骨折进行初步稳定,这不是一个非常困难的手术。通过腕管切口,可以很容易地到达腕管边缘的钩骨钩部的尖端,并且通过腕管,可以很容易地进行钩骨基底的复位。由于无头空心螺钉技术,内固定也不复杂。

对移位性骨折,即使只有钩部的尖端,更倾向于非手术治疗,因为如果必要的话,延迟切除钩骨的尖端对握力没有生物力学的影响。

对于移位的体部骨折，采用开放式背侧入路，打开远端第五伸肌间室。因为通常累及到远端关节面，打开第 4 个和（或）第 5 个 CMC 关节以控制适当的复位。根据骨折情况，也可能需要检查钩骨的腕中关节面（图27.13）。对于冠状骨折，使用微型螺钉和空心微型无头螺钉固定。对于小的骨折片，克氏针是另一种选择。如果是粉碎性骨折，尤其是靠近 CMC 关节的位置，将用克氏针从第五和第四掌骨水平穿过，然后再穿过第三掌骨来确保骨的固定。因此，对钩骨的压力降低了。将保留克氏针固定 4~6 周。

（八）替代治疗方案

闭合复位和经皮克氏针固定是一种替代方法。仅在有小的背侧剪切骨折的 CMC 脱位中使用此技术，在 X 线下 CMC 关节可准确复位。

一些研究人员建议在任何情况下都可以切除钩骨的钩部，而不受骨折位置的影响，也就是说，即使骨折位于基底也要切除，也可以有良好的结果。

（九）预后

钩体的钩部和体部骨折若不移位，则预后良好。

即使经非手术治疗后有大量的骨不愈合，钩部的移位骨折在不同病例中仍显示出良好的临床效果。

其预后取决于及时诊断和正确复位钩骨的高度和关节面。

参考文献

[1] Dunn AW. Fractures and dislocations of the carpus. Surg Clin North Am. 1972; 52(6):1513-1538.

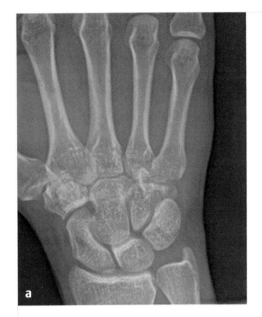
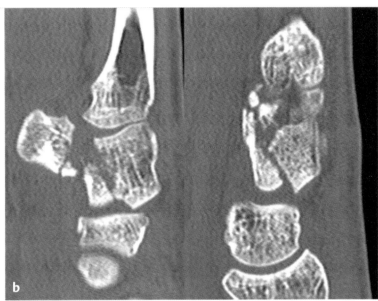
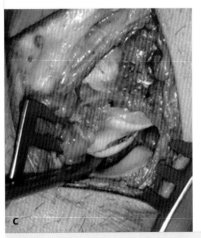
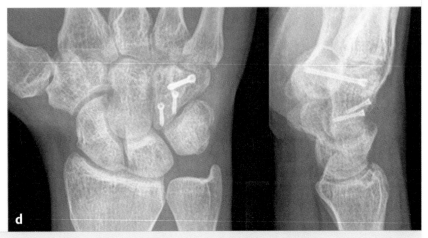

图 27.13　钩骨体部和钩部的多发性骨折。（a）X 线片仅显示一个轻微的钩骨畸形；（b）CT 表现为严重骨折类型；（c）从背侧看钩骨的关节面减小；（d）术后 X 线片

[2] Auffray Y. [Fractures of the pyramidal bone. Study of 72 cases] Acta Orthop Belg. 1970; 36(3):313-345.

[3] Garcia-Elias M. Carpal instability. In: Wolfe SW, Hotchkiss RN, Pederson PC, Kozin SH, eds. Green's Operative Hand Surgery. 6th ed. Philadelphia, PA: Elsevier Churchill Livingstone; 2011:465-522.

[4] Levy M, Fischel RE, Stern GM, Goldberg I. Chip fractures of the os triquetrum: the mechanism of injury. J Bone Joint Surg Br. 1979; 61-B(3):355-357.

[5] Höcker K, Menschik A. Chip fractures of the triquetrum. Mechanism, classification and results. J Hand Surg [Br]. 1994; 19(5):584-588.

[6] McCarty V, Farber H. Isolated fracture of the pisiform bone. J Bone Joint Surg Am. 1946; 28:390.

[7] Carroll RE, Coyle MP, Jr. Dysfunction of the pisotriquetral joint: treatment by excision of the pisiform. J Hand Surg Am. 1985; 10(5):703-707.

[8] Teisen H, Hjarbaek J. Classification of fresh fractures of the lunate. J Hand Surg [Br]. 1988; 13(4):458-462.

[9] Walker JL, Greene TL, Lunseth PA. Fractures of the body of the trapezium. J Orthop Trauma. 1988; 2(1):22-28.

[10] McGuigan FX, Culp RW. Surgical treatment of intra-articular fractures of the trapezium. J Hand Surg Am. 2002; 27(4):697-703.

[11] Adler JB, Shaftan GW. Fractures of the capitate. J Bone Joint Surg Am. 1962; 44-A:1537-1547.

[12] Stein F, Siegel MW. Naviculocapitate fracture syndrome. A case report: new thoughts on the mechanism of injury. J Bone Joint Surg Am. 1969; 51(2):391-395.

[13] Fenton RL. The naviculo-capitate fracture syndrome. J Bone Joint Surg Am. 1956; 38-A(3):681-684.

[14] Milch H. Fracture of the hamate bone. J Bone Joint Surg Am. 1934; 16:459-462.

[15] Kadar A, Bishop AT, Suchyta MA, Moran SL. Diagnosis and management of hook of hamate fractures. J Hand Surg Eur Vol. 2017:1753193417729603.

[16] Carroll RE, Lakin JF. Fracture of the hook of the hamate: radiographic visualization. Iowa Orthop J. 1993; 13:178-182.

[17] Stark HH, Chao EK, Zemel NP, Rickard TA, Ashworth CR. Fracture of the hook of the hamate. J Bone Joint Surg Am. 1989; 71(8):1202-1207.

[18] Watson HK, Rogers WD. Nonunion of the hook of the hamate: an argument for bone grafting the nonunion. J Hand Surg Am. 1989; 14(3):486-490.

[19] Aldridge JM, III, Mallon WJ. Hook of the hamate fractures in competitive golfers: results of treatment by excision of the fractured hook of the hamate. Orthopedics. 2003; 26(7):717-719.

[20] Smith P, III, Wright TW, Wallace PF, Dell PC. Excision of the hook of the hamate: a retrospective survey and review of the literature. J Hand Surg Am. 1988; 13(4):612–615.